Johann Lechner

Armlängenreflex-Test und Systemische Kinesiologie

Johann Lechner

unter Mitarbeit
von Rolf Krieger

Armlängenreflex-Test und Systemische Kinesiologie

Das Handbuch

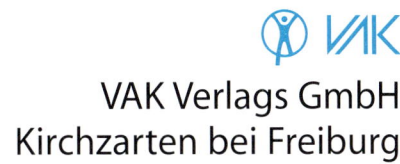

VAK Verlags GmbH
Kirchzarten bei Freiburg

Die Deutsche Bibliothek – CIP-Einheitsaufnahme

Lechner, Johann:
Armlängenreflex-Test und systemische Kinesiologie : das Handbuch /
Johann Lechner. Unter Mitarb. von Rolf Krieger. –
Kirchzarten bei Freiburg: VAK-Verl.-GmbH, 2002
ISBN 3-935767-01-3

© VAK Verlags GmbH, Kirchzarten bei Freiburg 2002
Lektorat: Jörg Ketter
Umschlag: Michael Sacherer, Freiburg
Satz: Karl-Heinz Mundinger, VAK
Druck und Bindung: J. P. Himmer, Augsburg
Printed in Germany
ISBN 3-935767-01-3

Inhalt

Vorwort 9

1.	**Neurophysiologie des Armlängenreflex-Tests**	11
1.1	**Was ist Kinesiologie?**	11
1.2	**Wie sind manuelle kinesiologische Teste zu erklären?**	13
1.2.1	Der diagnostische Aspekt manueller kinesiologischer Teste	14
1.2.2	Der therapeutische Aspekt manueller kinesiologischer Teste	15
1.2.3	Rezeptoren und ihr Effekt auf die zentrale Veränderung	17
1.2.4	Neurophysiologische Schaltstellen der Muskel- und Sehnenreflexteste von Muskelketten	18
1.2.5	Die energetische Verschaltung von Muskelketten	24
1.3	**Eigenschaften des Armlängenreflexes**	25
1.3.1	Der Armlängenreflex als qualitatives Beurteilungskriterium im bioenergetischen Test	27
1.3.2	Die Balance des Systems	30
1.3.2.1	Input – Output beim Armlängenreflex-Test	32
1.3.2.2	Die Biochemie eines Reizes	32
1.4	**Armlängenreflex-Test und Systemerkennung**	34
1.4.1	Informationsträger zur Systemerkennung	35
1.4.2	Werkzeuge zur Erkennung der Systemantwort	37
1.5	**Praktische Durchführung des Armlängenreflex-Tests**	38
1.5.1	Der relative Normalzustand	39
1.5.2	Der versteckte Armlängenreflex oder das positive Handchakra auf der Zugangsebene	40
1.5.3	Der Anfangs-Armlängenreflex	43
1.6	**Was ist Systemische Kinesiologie?**	47
2.	**Modellvorstellungen der Systemischen Kinesiologie: Systemisch, energetisch und humanökologisch**	53
2.1	**Pathogenese und Biocomputer**	53
2.1.1	Der Biocomputer	53
2.1.1.1	Input – Output beim Biocomputer	55
2.1.1.2	Aktuelle Reizverarbeitung beim Biocomputer	56
2.1.1.3	Speichern des Biocomputers	58
2.1.2	Die Adaptation	59
2.1.3	Testen auf Adaptation	63
2.1.4	Progrediente Aktivierung der Minicomputer	64
2.2	**Sensorik des bioenergetischen Testens**	66
2.2.1	Das Primärfeld	66
2.2.2	Das Dekodierungsfeld	69
2.2.3	Dekodierungsfeld und Blindtest	71
2.2.4	Dekodierungsfeld und Glaubenssystem	72

Inhalt

2.3	**Zur Phänomenologie bioenergetischer Teste**	74
2.3.1	Bioenergetische Teste und der Abgrund des Bewusstseins	75
2.3.2	Testen als beobachterintegriertes Modell	76
2.3.3	Das beste Testgerät: Unser Gehirn	77
3.	**Werkzeuge des Armlängenreflex-Tests**	81
3.1	**Das Display**	81
3.2	**Das Speichern**	83
3.2.1	Speichern eines Akupunkturpunktes (Point-lock)	86
3.2.2	Modalitäten des Speicherns	88
3.3	**Der spezifische File**	93
3.3.1	Das Mengenproblem des spezifischen Files	93
3.3.2	Das dynamische Problem des spezifischen Files	93
3.3.3	Das Öffnen eines spezifischen Files	94
3.3.4	Dauer eines spezifischen Files	95
3.3.5	Testtechnik mit spezifischen Files	96
3.4	**Die Therapielokalisation**	98
3.4.1	Was ist eine Therapielokalisation?	98
3.4.2	Grundlagen der Therapielokalisation	102
3.4.3	Besonderheiten der Therapielokalisation	103
3.4.3.1	Das Scannen	105
3.4.3.2	Die situative Therapielokalisation	105
3.5	**Die Handmodes**	107
3.5.1	Definition und Wirkungsweise	107
3.5.2	Unterscheidung der Handmodes	109
3.5.3	Ebenen-Modes	111
3.5.4	Die Priorisation beim Medikamententest	112
3.6	**Homöopathische Verdünnungen als Testpotenzen**	116
3.6.1	Homöopathische Potenzen	116
3.6.2	Organpräparate	117
3.6.3	Essentielle Stoffe	118
3.6.4	Die Doppelfunktion von Nosoden und Toxinen	119
3.6.5	Zusammenfassung zum Potenzentest mit Beispielen	121
3.7	**Arbeiten mit Filtern**	125
3.7.1	Filter nach Schimmel und anderen	126
3.7.2	Filter zur spirituellen Fehlsteuerung	128
4.	**Prozesse des Armlängenreflex-Tests**	131
4.1	**Die Klarheit des Systems**	131
4.1.1	Die Klarheit des Systems vor dem Testen	132
4.1.2	Die Klarheit des Systems während des Testens	133
4.1.2.1	Der Verlust der Klarheit während des Testens	133

Inhalt

4.1.2.2 Der Computercrash 133
4.1.2.3 Der Verlust der Klarheit durch Processing 135
4.2   Der Zugang zum System 136
4.2.1   Das Öffnen des Generalfiles 136
4.2.2   Die dominante Hand 139
4.2.3   Der Kaltstart 139
4.3   Die Bewertung der Armlänge 140
4.3.1   Sympathikotonie/Vagotonie 141
4.3.2   Akuter destabilisierender Stress 142
4.3.3   Wechsel der Armlänge während des Testens 143
4.3.4   Die Oszillation 144
4.4   Das Switching 146
4.5   Die blockierte Regulation 150
4.5.1   Was ist beim Vorliegen einer blockierten Regulation zu tun? 153
4.5.1.1 Diagnose und Therapie einer blockierten Regulation 153
4.5.1.2 Harmonisierung einer blockierten Regulation 157
4.5.2   Die totale Regulationsblockade 158
4.6   Die Segmentation 160
4.6.1   Diagnose der Segmentation 161
4.6.2   Therapie der Segmentation 161
4.7   Die Isolation 163
4.7.1   Die Diagnose der Isolation 163
4.7.2   Die Isolationsbox 163
4.7.3   Die Therapie der Isolation 165

5.   Systemische Kinesiologie und Minicomputer 167
5.1   Arbeiten mit Minicomputern 169
5.1.1   Testen der Minicomputer in der Ausgangssituation 169
5.1.1.1 Testen des Lokal-Computers 171
5.1.1.2 Testen des Spinal-Computers 173
5.1.1.3 Testen des endokrinen Computers 174
5.1.1.4 Testen des Primär-Computers 175
5.1.1.5 Testen des Master-Computers 176
5.1.2   Systemisches Minicomputer-Clearing 176
5.1.2.1 Testen der Korrektur der Minicomputer 178
5.1.2.2 Testen des Nabelvektors 180
5.1.2.3 Die Synchronisation der Pulse 181
5.1.2.4 Das Speichern der Clearing-Situation 182
5.1.2.5 Nachweis der Wirkung eines Minicomputer-Clearings 185
5.1.3   Systemische Zugangsprotokolle mit und ohne Minicomputer 186
5.1.3.1 Zugangsprozess ohne Kontrolle der Minicomputer 186
5.1.3.2 Zugangsprozess mit Kontrolle und Therapie einzelner Minicomputer 188

Inhalt

5.1.3.3 Zugangsprozess mit Kontrolle und Harmonisierung der Minicomputer 189

5.1.3.4 Zugangsprozess mit systemischem Minicomputer-Clearing 189

5.1.4 Die Anregungspunkte der Minicomputer 190

5.1.5 Reset des Biocomputers (nach Thom) 191

5.2 Die Bewertung des Medikamententests 193

5.2.1 Die Konversion 193

5.2.2 Testen auf Stress-Abwehr (nach Smith) 193

5.2.3 Ist ein Problem gelöst oder nur verschoben worden (Minicomputer-Challenge)? . . 194

6. Praxis und Beispiele zur Systemischen Kinesiologie 197

6.1 Medikamenten- und Materialteste 200

6.1.1 Erstellung eines Amalgam-Belastungs-Scores 200

6.1.2 Was kann man gegen eine Amalgambelastung tun? 202

6.2 Störfeldteste 204

6.2.1 Das Zahn-Störfeld 204

6.2.1.1 Methodische Grundsätze des Lokalisationstests 204

6.2.1.2 Testen mit der Filter-Nosode Ostitis compositum 205

6.2.1.3 Differenzierung der Einzelzahnbelastung nach Stärke und Spezifität 207

6.2.2 Das dominant störende Feld 211

6.2.2.1 Wo befindet sich das dominant störende Feld? 211

6.2.2.2 Spezifizierung des dominant störenden Feldes 214

6.2.2.3 Systemwirkung des Störfeldes über Akupunkturmeridiane 215

6.3 Spezifische Teste 219

6.3.1 Die Inversion des Generalfiles 219

6.3.2 Der Zugang zur Psyche 220

6.4 Die Harmonisierung von Dysorganisationen mit SkaSYNC® 223

6.4.1 Harmonisierung als Ordnungstherapie 223

6.4.2 Die Verarbeitungskapazität der CPU als Schlüsselgröße 225

6.4.3 Die Synchronisation der Gehirnhemisphären mit SkaSYNC® 226

6.4.3.1 Zielsetzung 227

6.4.3.2 Konstruktionsprinzip 228

6.4.3.3 Bioinformation über Skalarwellen 229

6.4.3.4 Vorgehensweise 230

6.4.3.5 Wirkungsweise 232

6.4.3.6 Einfache Beispiele zur SkaSYNC®-Anwendung 233

6.4.3.7 Klinische Ergebnisse 239

6.5 Ausblick: Die Vision eines computergestützten Testsystems 241

6.5.1 Biologische Hintergründe der Skalarwellen 241

6.5.2 SkaSys®: Ein skalarwellengestütztes Testsystem für die Praxis 242

Bezugsquellen 246

Danksagung 248

Stichwortverzeichnis 249

Über den Autor 253

Zwei Dinge liegen mir bei diesem Buch am Herzen: Zum einen möchte ich hier eine Systematik des bioenergetischen Arbeitens mit dem Körper entwickeln. Die Vielfalt der körpereigenen Reaktionen macht selbstverständlich eine differenzierte Annäherung an dieses Problem notwendig. Die bioenergetischen Testmethoden in simplifizierter Form darzustellen, kann nicht dazu dienen, ihnen in der Medizin zu mehr Akzeptanz oder höherer Wertschätzung zu verhelfen.

Die angestrebte Systematik und strenge Strukturierung der Systemischen Kinesiologie ist aber noch aus einem anderen Grunde wichtig. Gerade im bioenergetischen Bereich dominiert mancherorts eine Praxis, die dem Motto „Alles ist möglich" zu folgen scheint. Aus dieser Situation heraus hat sich eine Unzahl verschiedener Methoden und Schulen entwickelt.

Die Vielfalt der existierenden Testmethoden beweist in meinen Augen jedoch nur Folgendes: Nicht die Methoden entscheiden über die Wirksamkeit bioenergetischer Teste, sondern in erster Linie die Fähigkeiten, die dem Menschen an sich auf einer immateriellen Ebene zu eigen sind. Es sei mit Nachdruck betont, dass die vorliegende Darstellung der Systemischen Kinesiologie durchaus nicht den Anspruch erhebt, den einzigen Weg aufzuzeigen, wie man mit bioenergetischen Verfahren einen diagnostischen und therapeutischen Einblick in den Organismus gewinnen kann. Gerade in der deutschen Tradition der bioelektronischen Testverfahren – EAV, BFD und VEGA-Test – wurden in den vergangenen 40 Jahren bedeutende Überlegungen angestellt und hervorragende Testprozesse und Therapiekonzepte entwickelt. Es ist daher nicht die Absicht dieses Buches, alle anderen Testmethoden für unwirksam zu erklären. Vielmehr geht es darum, die Phänomene des bioenergetischen Testens in offener Weise zu diskutieren und in einem möglichst praktikablen Rahmen darzustellen.

Ich weiß mich besonders Raphael van Assche zu Dank verpflichtet, der die oben genannten Grundsätze stets vermittelt hat. Ihm habe ich die Vermittlung und Praktizierung des Armlängenreflex-Testes zu verdanken. Raphael van Assche hat stets die Methode vor seinen Namen gestellt und sein Wissen und Können immer frei und in bester Absicht vermittelt. Nicht nur ich, sondern auch zahlreiche andere Schüler van Assches wissen ihm dafür aufs Tiefste zu danken.

Dieses Buch soll daher auch nicht mehr und nicht weniger sein als die systematische Bestandsaufnahme einer in 15-jähriger Praxis bewährten Testmethode. Es sollte darüber hinaus auch eine Anleitung zur praktischen Umsetzung der bioenergetisch orientierten Medizin sein und deren gedankliche Hintergründe vermitteln. Damit verbindet sich schließlich die Intention, dieses Buch möge als seriöse Grundlage für eine komplementärmedizinische Ergänzung der Akutmedizin verstanden werden. Denn ungeachtet der hervorragenden Möglichkeiten, die die Akutmedizin heute bietet, wird sie von vielen, die von einem sensibleren Menschenbild ausgehen, und auch von einem Großteil der Betroffenen dennoch als defizitär empfunden.

Dr. Johann Lechner   ***München, im September 2001***

Neurophysiologie des Armlängenreflex-Tests

Lebendige Individuen – wie der Mensch – sind eine Gesamtheit verschiedener Einheiten in Wechselwirkungen, die das Programm zu ihrer eigenen Veränderung in sich tragen. Erst durch den aus innerer und äußerer Kommunikation resultierenden Informationsfluss werden Lebewesen zu einer dynamischen und sozialen Struktur organisiert. Alle biologischen Systeme sind daher auch nach außen offen und wieder mit anderen Systemen vernetzt, so dass jedes System als Teilsystem eines interaktiven Gesamtzusammenhangs gesehen werden muss. Daraus lässt sich summarisch postulieren:

- Der Körper ist so geschaffen, dass er in seinen biologischen Funktionen als ein Reiz-Reaktions-System überlebt, was sich sowohl auf seine inneren als auch auf seine äußeren und sozialen Funktionen bezieht.
- Der Körper ist ein sich selbst regulierender, sich selbst heilender, in einem dynamischen Gleichgewichtszustand befindlicher Organismus.
- Immer, wenn innere und äußere Reizeinwirkungen – Lebensstil, Ernährungsweise, bakterielle, virale, toxische und psychische Exposition – nicht mit der inneren Integrations- und Kompensationsfähigkeit übereinstimmen, wird Krankheit entstehen.

1.1 Was ist Kinesiologie?

Das Wort Kinesiologie leitet sich von Kinetik, also Bewegungslehre, ab. Mit kinesiologischen Methoden wird die Energie von sich bewegenden Körperteilen beurteilt. Das ist in erster Linie die Muskulatur.

Das hoch komplexe Diagnose- und Therapieverfahren der traditionellen chinesischen Akupunktur konnte von Goodheart, Beardall, Eversaul und anderen in das auf Muskelfunktionsketten aufbauende System eingebracht werden. Diese Arbeit mit den wechselnden Erscheinungen von Hypertonus und Muskelschwäche des Bewegungsapparates wird als Kinesiologie bezeichnet.

Die am weitesten verbreitete Richtung der Kinesiologie ist die Applied Kinesiology. Die klassische Form dieser kinesiologischen Teste arbeitet mit der Energie, die ein bestimmter Muskel unter Anspannung bereitstellen kann. Die Fähigkeit, unter Reizeinwirkung in bestimmten Situationen mehr oder weniger Energie in einem bestimmten Muskel zu entwickeln, wird als Indikator und Ausdruck einer Stressbelastung genutzt.

- Wird ein vorher schwacher Muskel nach Medikamentenkontakt stark, kann dies als positive therapeutische Reaktion auf dieses Medikament gedeutet werden.
- Gleichermaßen kann auch der kinetisch schwächende Einfluss von belastenden Gedanken oder Gefühlen auf die energetische Situation des Probanden sichtbar gemacht werden, wenn ein vorher starker Muskel schwach wird.
- Der Muskel wird dabei entweder „ausgeschaltet" (Off-Stellung) als Zeichen einer Polaritätsänderung, oder er wird „angeschaltet" als Zeichen einer erneuten Polaritätsänderung (On-Stellung).

Kinesiologie bietet uns so die Möglichkeit, auf einfache und schnelle Weise Einblick in das körperliche, seelische und geistige Gleichgewichtsgeschehen eines Patienten zu erlangen.

Die Kinesiologie kann damit

- Unsichtbares sichtbar machen,
- Unbeobachtbares beobachtbar und
- Unerklärliches erklärbar machen.

1.2 Wie sind manuelle kinesiologische Teste zu erklären?

Kinesiologie vereint sowohl eine neurologische Untersuchungsmethode als auch einen Behandlungsprozess in sich, der geeignet ist, neurologische und neurobiologische Untersuchungsmethoden, wie sie auf den Universitäten gelehrt werden, zu erweitern. Mit den Methoden der Kinesiologie sollen ergänzend zu den Methoden der Schulmedizin Abweichungen von einem optimalen neurologischen Status identifiziert werden. Diese Abweichungen sind mit Funktionsminderungen verknüpft, die deutlich zur Erkrankung des Patienten beitragen können.

Das Prinzip jeder kinesiologischen Untersuchungsmethode besteht darin, jene Veränderungen in motorischen Bewegungsmustern zu nutzen, die sich als Antwort auf die Anwendung sensorischer Reize von bekannter Größe ergeben. Mit ihnen wird der funktionelle Zustand zentraler und peripherer neurologischer Reaktionsmuster bewertet. Zugleich führen die Veränderungen in den Bewegungsmustern den Arzt zu therapeutischen Maßnahmen, mit deren Hilfe er eine optimale neurologische Funktion wiederherstellen kann.

Letztlich sind alle Untersuchungen zum Problem der Projektion innerer Organe und ihrer reflektorischen Reiz-Reaktions-Situation Black-Box-Untersuchungen. Dabei stellt die innere Krankheit beziehungsweise die Stress- oder Informationszufuhr von außen die Eingangsgröße dar; das innere, körpereigene Regelsystem stellt die Black-Box dar und die Muskelsymptome die Ausgangsgröße.

So ist zum Beispiel die Anwendung von Berührung, Druck, Vibration und anderer Typen mechanorezeptorischer Reize dafür bekannt, dass dabei die afferenten Signale von schädlichen Einwirkungen blockiert werden *(Sherington 1948, Feinstein 1954)*. Bei Vorliegen entsprechender schädlicher Einflüsse – zum Beispiel wenn ein heißer Ofen mit der Hand berührt wird – werden afferente Flexorenreflexe aktiviert, die eine Muskelerregung provozieren, und gleichzeitig werden auch hemmende Bewegungsmuster aktiviert, die mit den Rückzugsreflexen des Flexors verbunden sind. Es wird typischerweise eine Erregung der Flexoren des Gliedes und eine Hemmung der Extensoren des Gliedes mit einer kontralateralen Stabilisierung geben, was zu einem Rückzug des verletzten Gliedes führt, weg vom schmerzhaften Stimulus.

- Es werden Erregungsmuster und Hemmungsmuster entstehen, die mit diesen aktivierten Reflexbögen verbunden sind. Diese Reflexbögen können durch manuelles Muskeltesten identifiziert werden.

Die Informationen, die während eines kinesiologischen Untersuchungsprozesses gewonnen werden können, basieren auf der manuellen Untersuchung von muskulären Funktionen – dem Muskeltesten – und Sehnenreflexen – dem Armlängenreflex-Test.

Die Methoden der Kinesiologie basieren also darauf, Veränderungen im funktionellen neurologischen Status als widergespiegelte Veränderungen in motorischen Funktionszuständen zu bewerten.

Diese beobachteten Veränderungen in den Muskelfunktionen sind vermutlich mit Veränderungen im zentralen integrativen Status (ZIS) der Vorderhorn-Motoneurone verknüpft. Der ZIS wird als die Zusammenfassung aller Erregungsimpulse und aller hemmenden Impulse an einem Neuron definiert.

Daher ist es möglich, eine große Bandbreite zentral erregter und zentral gehemmter Zustände eines Neurons zu haben, die aus vielfältigen Quellen stammen. Die funktionelle Stärke eines Skelettmuskels wird vom ZIS der Motoneurone des Vorderhorns gesteuert *(Feinstein 1954)*, das gleichzeitig anderweitige Veränderungen im Axon des Neurons widerspiegelt.

Der zentrale integrative Zustand kann auch durch Einschränkungen des Gesundheitszustandes des Neurons selbst gemindert werden. Die Fähigkeit des Neurons, seinen Stoffwechsel sowie die Intaktheit seiner Membranen aufrechtzuerhalten und damit auf funktionelle Anforderungen von erregendem oder hemmendem Input zu antworten, ist ein wesentlicher Faktor für die Aufrechterhaltung der Systemstabilität – also von Gesundheit. Diese Fähigkeit kann durch den kinesiologischen Untersuchungsprozess identifiziert und sichtbar gemacht werden.

Grundsätzlich muss bei allen Betrachtungen zu kinesiologischen Untersuchungsmethoden die sehr starke Vernetzung und gegenseitige Abhängigkeit der Bestandteile des Nervensystems in Betracht gezogen werden. Die Systemische Kinesiologie versucht daher, die kinesiologischen Untersuchungsmethoden aus einer simplifizierenden Reflexologie herauszuführen.

1.2.1 Der diagnostische Aspekt manueller kinesiologischer Teste

Bei der funktionellen neurologischen Untersuchung auf kinesiologischer Basis können demnach zur Diagnose des Reaktionszustandes des ZIS auch Stimuli verwendet werden. Ein solcher diagnostischer Untersuchungsprozess wird folgendermaßen durchgeführt:

- Man wendet Stimuli an, die auf sensorische Rezeptoren einwirken.
- Die sichtbare Darstellung der daraus resultierenden Veränderung innerhalb des zentralen integrativen Zustandes erfolgt durch manuelles Testen von Sehnen- und Muskelreflexen.

Die Anwendung von Stimuli, die auf sensorische Rezeptoren wirken und eine Größe bekannten Umfangs darstellen, kann Veränderungen in den motorischen Bewegungsmustern erzeugen. Daraus kann ein Stimulus bekannter Größe in der Intensität seiner Reizeinwirkung beurteilt werden, und wiederum dadurch kann der Arzt Information über den Zustand der neurologischen Situation des Patienten gewinnen.

Jeder Schritt in einem kinesiologischen Diagnose- und Behandlungsprozess besteht darin, einen bestimmten neurologischen Zusammenhang zu erzeugen, der die Summe aller auf sensorische Rezeptoren wirkenden afferenten Stimulationen und ebenso die Summe aller im Zentralnervensystem erzeugten hemmenden Effekte zu diesem Zeitpunkt ist.

Ein kinesiologischer Diagnose- und Behandlungsprozess besteht also in der Beobachtung von Veränderungen in den motorischen Antworten des Patienten. Der stimulierende und hemmende Zusammenhang mündet in einer muskulär-reflektorischen Testantwort und kann dadurch sichtbar gemacht werden.

Diese selektiven Reaktionen laufen ab, lange bevor es zu einer Krankheit kommt, und sie sind in der Regel sensorisch vom Betroffenen auch nicht zu erfassen. Muskulär-reflektorische Testantworten können deshalb dazu genutzt werden, Erregungs- und Irritationsmuster des zentralen integrativen Zustandes sichtbar werden zu lassen, bevor diese sich so weit chronifizieren, dass somatische Entgleisungen entstehen.

- Es können dadurch schon vor einer Erkrankung kausale Faktoren zu deren Bahnung sichtbar gemacht werden.

- Dadurch kommt kinesiologischen Testverfahren im Sinne der Prävention von Erkrankungen eine bislang völlig verkannte und vernachlässigte Rolle zu.

- Kinesiologische diagnostische Prozesse konzentrieren sich darauf, funktionelle neurologische Veränderungen zu identifizieren, bevor diese zum Endzustand pathologischer Gewebsveränderungen werden können.

1.2.2 Der therapeutische Aspekt manueller kinesiologischer Teste

Da die Gesundheit des Nervensystems von seiner Fähigkeit abhängt, sensorische Informationen aufzunehmen und richtig darauf zu antworten, sind Behandlungsprozesse primär Therapien, die sich auf sensorische Rezeptoren stützen, die eigentlich dafür geschaffen sind, einströmende Impulse zu normalisieren.

Reibt man beispielsweise ein Gewebsareal, um einen Schmerz zu blockieren, feuern dadurch dessen Rezeptoren. Daraus entsteht ein schwächender Effekt auf die Muskeln. Der Effekt eines derartig angewendeten Stimulus kann sich zeigen, wenn ein vorher starker Muskel plötzlich schwächer wird.

Therapeutisch zielen kinesiologische Behandlungsprozesse darauf ab, ein ausgeglichenes Niveau neurologischer Funktionen mit entsprechenden Entspannungszuständen der Muskulatur wiederherzustellen. Bei den Muskeltesten können diese Zustände über die Wiederherstellung der Normalität anderer Muskelfunktionen klinisch beobachtet werden. Gleichzeitig wird über Muskelteste die Wiederherstellung autonomer und neuroendokriner Gleichgewichtszustände sichtbar gemacht. Zudem werden angemessene neuroimmunologische Funktionszustände sowie die Verminderung von Schmerzzuständen aufgezeigt.

Die Anwendung kinesiologischer Untersuchungsmethoden bezieht sich gewöhnlich auf die Ergebnisse des Muskeltestens in Form einer „starken" oder einer „schwachen" Antwort. Ein Muskel, der dem Testdruck nicht standhalten kann, wird als schwach bezeichnet.

- Das Testen eines schwachen Zustandes wird hypothetisch mit einem gehemmten ZIS der Alphamotoneuronen des betreffenden Muskels verbunden.

Wenn die Motoneuronen des gesamten Muskels gehemmt sind, kann der getestete Patient wegen des Testreizes nicht die Gesamtheit der Motoneuronen depolarisieren. Eine entsprechende Muskelkontraktion, mit der der Patient dem Druck des manuellen Muskeltestes widerstehen könnte, kann nicht stattfinden. Das Ergebnis ist eine Schwäche im Muskeltest.

Die Ausdrücke „stark" und „schwach" sollten unter klinischen Aspekten besser durch die Ausdrücke „unter Testreiz erregt" und „unter Testreiz gehemmt" ersetzt werden. Diese Termini beziehen sich verständlicher auf die Erregung oder Hemmung der Alphamotoneuronen unter Testreizen. Die Ausdrücke „stark" und „schwach" haben sich aber seit Goodheart eingebürgert und werden auch in der Systemischen Kinesiologie so beibehalten.

Die Funktion der Vorderhorn-Motoneuronen wird durch das Zusammenwirken multipler segmentaler und suprasegmentaler Vernetzungen aufrechterhalten.

Die segmentalen Vernetzungen sind sensorische Verknüpfungen, die entweder somatischen oder viszeralen Ursprungs sind. Sie entspringen einer Vielzahl sensorischer Rezeptoren in Haut, Gelenken und Faszien und auch vielen verschiedenen Chemorezeptoren.

Die suprasegmentalen Verbindungen sind absteigende Verknüpfungen, die bewussten oder kortikalen Ursprungs sein können. Sie können allerdings auch reflexorischen Ursprungs sein, wenn sie vom Gehirnstamm oder dem Kleinhirn herrühren, zusätzlich zu Haltungs- und Bewegungsmustern. Ein durch einen Reiz gehemmter Muskel ist vermutlich mit einem gehemmten zentralintegrativen Zustand des Alphamotorneurons verknüpft, der diesen Muskel kontrolliert *(Leismann 1989)*.

Leismann und andere haben 1995 die erste elektrophysiologische Definition dessen geliefert, was Anwender kinesiologischer Testverfahren im Rahmen manueller Muskelteste als konditionsbedingte erregte und gehemmte Muskelantworten beobachten.

Leismann und seine Mitarbeiter haben herausgefunden, dass es signifikante Unterschiede in der Kraft beziehungsweise in integrierten elektromyographischen Untersuchungen gibt, und zwar bei den Phänomenen, die beim Muskeltesten als Stärke und Schwäche beschrieben werden. Sie haben auch festgestellt, dass diese Unterschiede nicht einer Ermüdung des getesteten Muskels zugeschrieben werden können.

1.2.3 Rezeptoren und ihr Effekt auf die zentrale Veränderung

Zusätzlich zu den Mechanorezeptoren und den Nozizeptoren tritt die rezeptorgestützte afferente Stimulation über Rezeptoren in der Retina auf, im olfaktorischen System und im Geschmackssystem. Diese Rezeptoren bewirken afferente Stimuli, die auf suprasegmentale Zielpunkte wirken können, indem sie deren zentrale integrative Zustände verändern. Deshalb können auch alle motorischen Vernetzungen entweder direkt oder indirekt darauf einwirken. Dies bedeutet, dass im Rahmen kinesiologischer Teste vielfältigste Stimuli zu diagnostischen und therapeutischen Zwecken genutzt werden können.

Zusätzlich zu allgemeinen und speziellen sensorischen, rezeptorgestützten afferenten Impulsen kann die Wirkung auf die neurologische Funktion von Veränderungen im biochemischen Status über eine Veränderung

- des neuronalen Membranpotentials,
- des Neurotransmitterspiegels und
- der hypothalamischen Kontrolle des Blutmilieus ausgehen.

Selbstverständlich sind auch gedankliche und emotionale Stimuli von solchen neuroendokrinologischen Steuerungsprozessen nicht ausgeschlossen.

Die neuronale Aktivität kortikalen Ursprungs (entweder von kognitiven, emotionalen oder anderen Prozessen) wirkt ebenfalls deutlich auf die Nervenaktivität ein und kann demzufolge über manuelle kinesiologische Teste sichtbar gemacht werden.

In gesunden Individuen funktionieren die Muskeln in relativ vorhersehbarer Weise. Die Muster exzitatorischer oder inhibitorischer Reize können vom Arzt in Form sensorischer Rezeptorenstimulationen klinisch beobachtet und angewendet werden. Dank dieser Reizmuster lassen sich vorhersehbare Veränderungen in den Ergebnissen manueller Muskelteste beobachten. Die Veränderungen werden hypothetisch mit Veränderungen in den Mustern von Erregung und Hemmung in den Motoneuronen verknüpft.

In der Kinesiologie nennt man die Anwendung eines bekannten sensorischen Reizes gemeinhin einen Challenge (Reiz). Solche sensorischen Reize stellen die erste Hälfte eines kinesiologischen Testprozesses dar, bei dem afferente Stimuli bekannter Größe angewendet werden.

1.2.4 Neurophysiologische Schaltstellen der Muskel- und Sehnenreflexteste von Muskelketten

Durch bewusste und unbewusste äußere Reize werden im menschlichen Körper willkürliche und unwillkürliche Reaktionen ausgelöst. Eine wichtige Koordinationsstelle zwischen Innen- und Außenwelt wird im limbischen System vermutet. In enger Zusammenarbeit mit zentralen Strukturen wie Thalamus, Hypothalamus, Formatio reticularis und anderen kommt es zu bestimmten Programmauswahlen und -ausführungen, die auf die jeweiligen Bedürfnisse des menschlichen Organismus ausgerichtet sind.

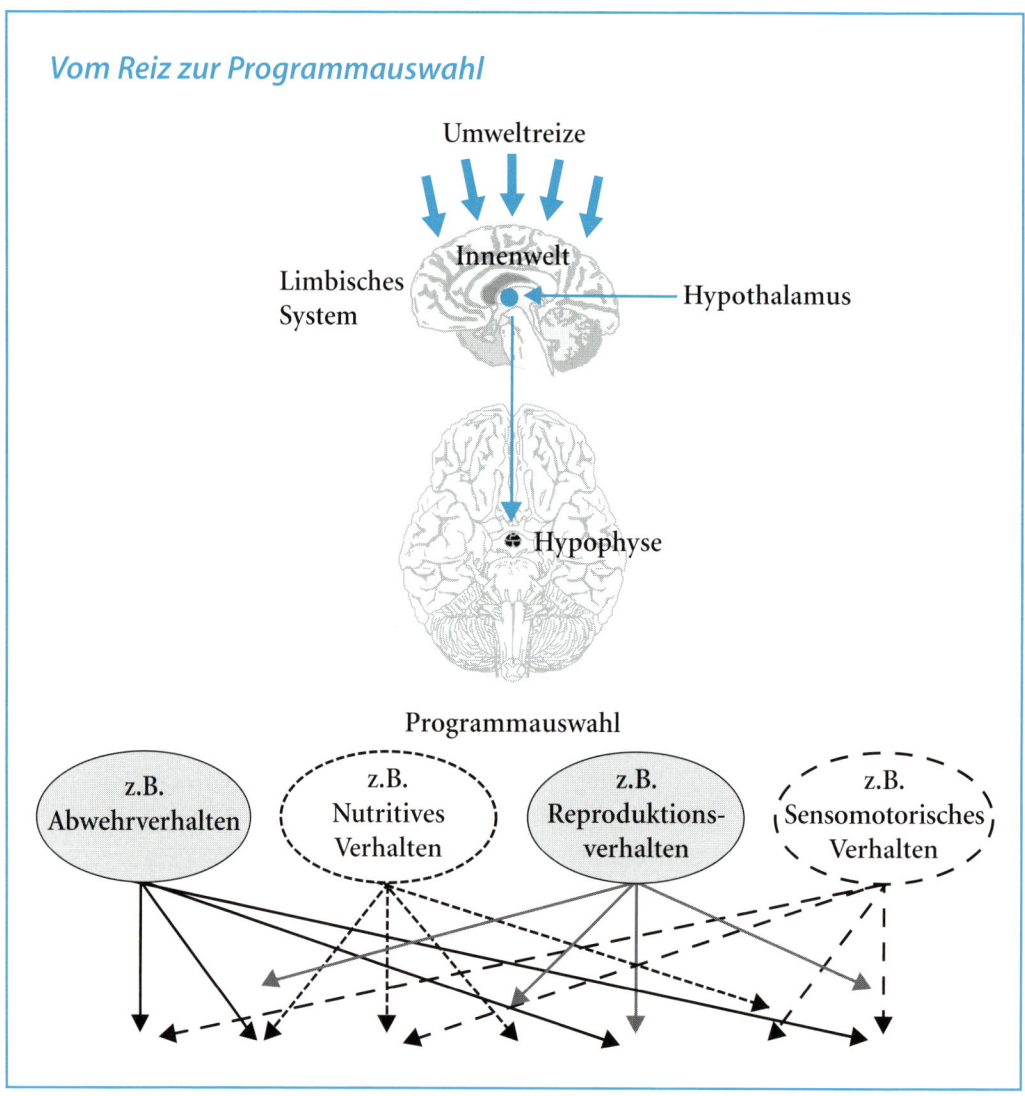

Vom Reiz zur Programmauswahl

Umweltreize

Innenwelt

Limbisches System

Hypothalamus

Hypophyse

Programmauswahl

z.B. Abwehrverhalten

z.B. Nutritives Verhalten

z.B. Reproduktionsverhalten

z.B. Sensomotorisches Verhalten

Auch das sensomotorische Verhalten und der motorische Kortex stehen in Wechselbeziehung zum limbischen System. Vom motorischen Kortex werden die Informationen auf bestimmten Bahnen an das Rückenmark und an die Muskeln weitergeleitet. Die Ausführung der Bewegungen erfolgt über den motorischen Kortex, der aus Zellkolonien der Pyramidenzellen aufgebaut ist, von denen wiederum jede ein Gelenk kontrolliert.

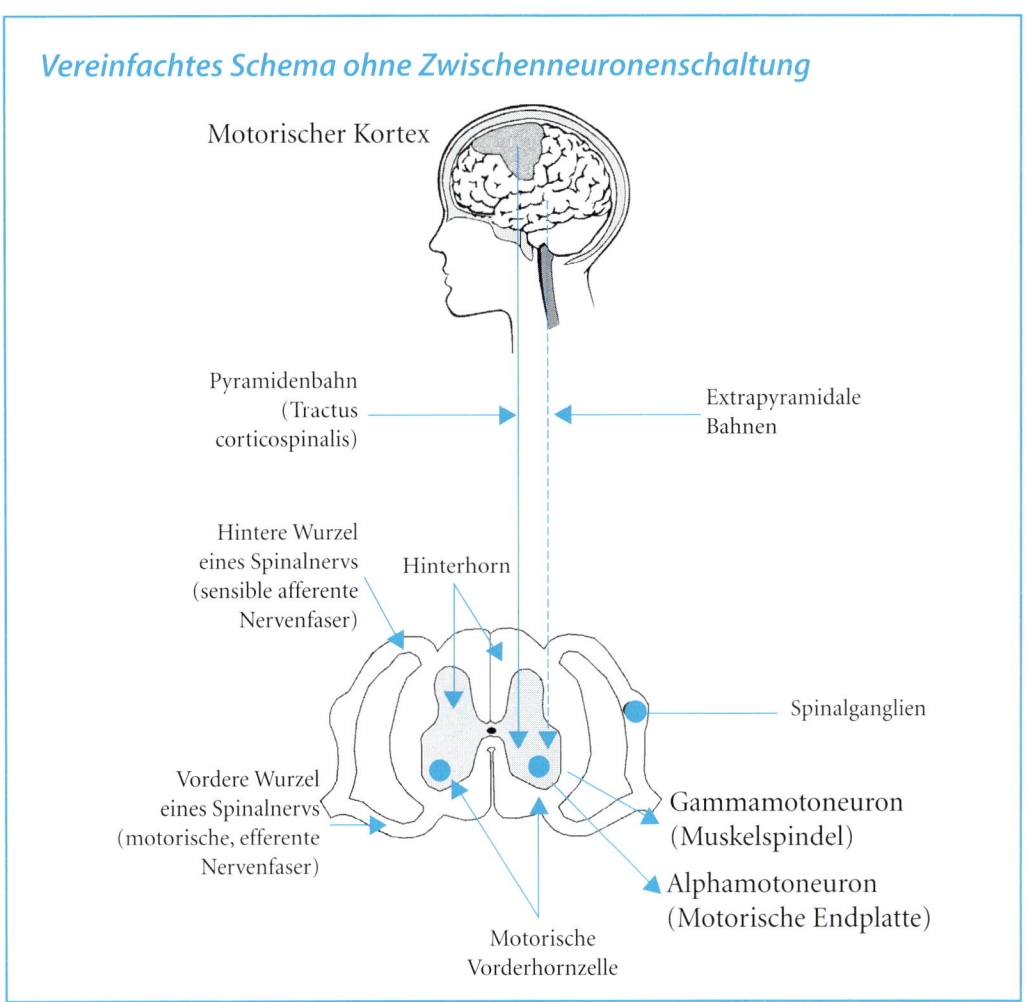

Vereinfachtes Schema ohne Zwischenneuronenschaltung

Motorischer Kortex

Pyramidenbahn
(Tractus
corticospinalis)

Extrapyramidale
Bahnen

Hintere Wurzel
eines Spinalnervs
(sensible afferente
Nervenfaser)

Hinterhorn

Spinalganglien

Vordere Wurzel
eines Spinalnervs
(motorische, efferente
Nervenfaser)

Gammamotoneuron
(Muskelspindel)

Alphamotoneuron
(Motorische Endplatte)

Motorische
Vorderhornzelle

- *Die Basis des permanenten Muskeltonus wird durch den Einfluss der Alphamotoneuronen bestimmt. Die Koordination wird dem jeweiligen Haltungszustand beziehungsweise der Haltungsveränderung angepasst.*
- *Der aktuelle Muskeltonus wird von Dehnungsreflexen moduliert, die vom Rückenmark als Antwort auf Einflüsse aus den sensorischen Endorganen ausgehen. Diese werden als Propriorezeptoren bezeichnet.*

Es gibt zwei Arten von Pyramidenzellen im Bereich des motorischen Kortex: Die einen kontrollieren die Gelenkposition durch Kontraktion der periartikulären Muskeln, die anderen kontrollieren die Bewegung durch gleichzeitigen Befehl an Agonisten und Antagonisten.

Neben den Nozirezeptoren, den Rezeptoren der Unterhautschicht und der Faszien, den Rezeptoren in den Geweben und den Rezeptoren der Gelenke und ihrer Umgebung nehmen auch die neuromuskuläre Muskelspindel und der Golgi-Apparat Kontrollfunktionen ein. Die Muskelspindel ist ein Dehnungsrezeptor, der bei Streckung eines Muskels erregt wird, dessen Aktivität aber bei Kontraktion erlischt.

Beispiel eines monosynaptischen Reflexbogens

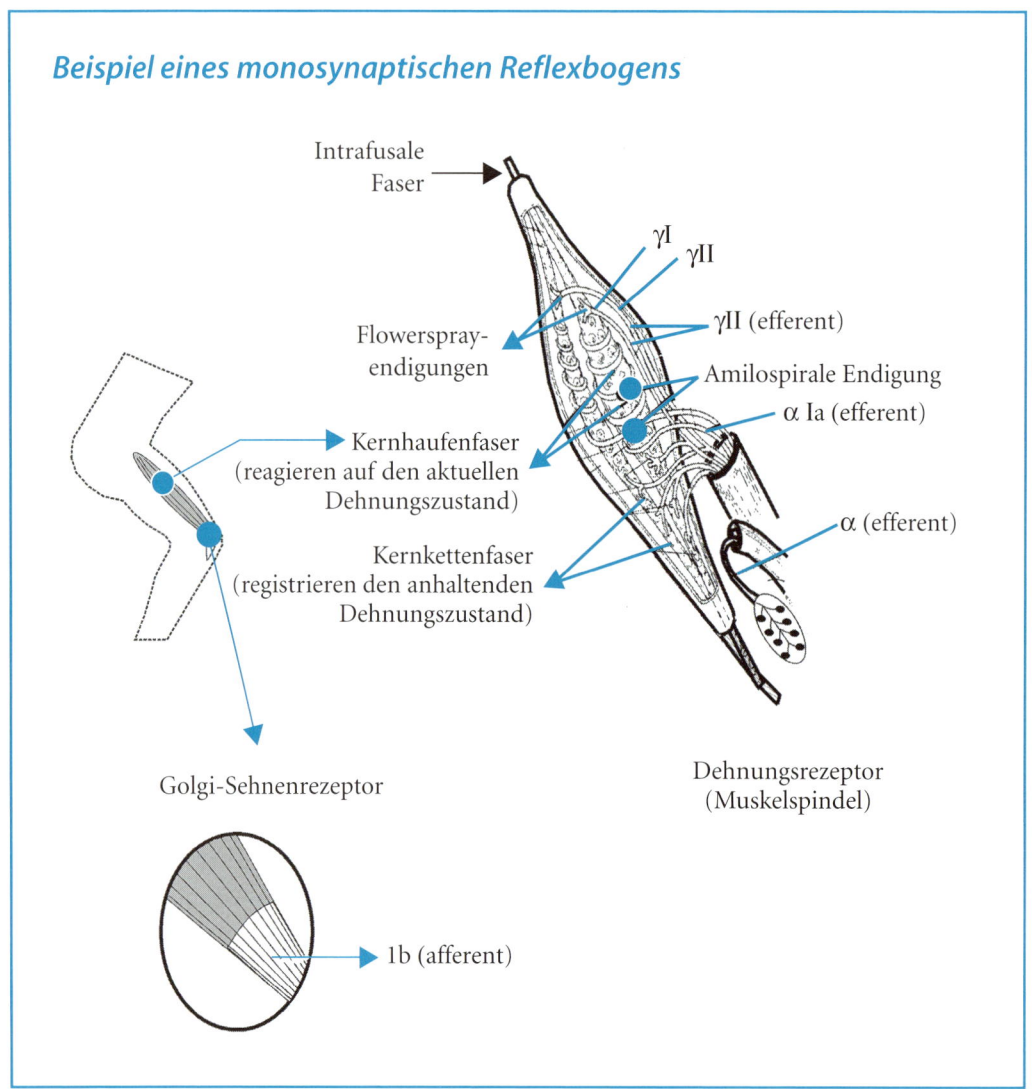

Intrafusale Faser

γI γII

γII (efferent)

Flowerspray-endigungen

Amilospirale Endigung

α Ia (efferent)

Kernhaufenfaser (reagieren auf den aktuellen Dehnungszustand)

α (efferent)

Kernkettenfaser (registrieren den anhaltenden Dehnungszustand)

Dehnungsrezeptor (Muskelspindel)

Golgi-Sehnenrezeptor

1b (afferent)

Jeder Reflex hat eine mono- und eine polysynaptische Komponente. Die Erregung aus den Muskelspindeln aktiviert die motorischen Vorderhornzellen der eigenen und synergetischen Muskeln. Gleichzeitig werden die motorischen Vorderhornzellen von einer Reihe antagonistischer Muskeln gehemmt. Ohne Hemmung der antagonistischen Muskeln würde nie ein Reflex zustande kommen.

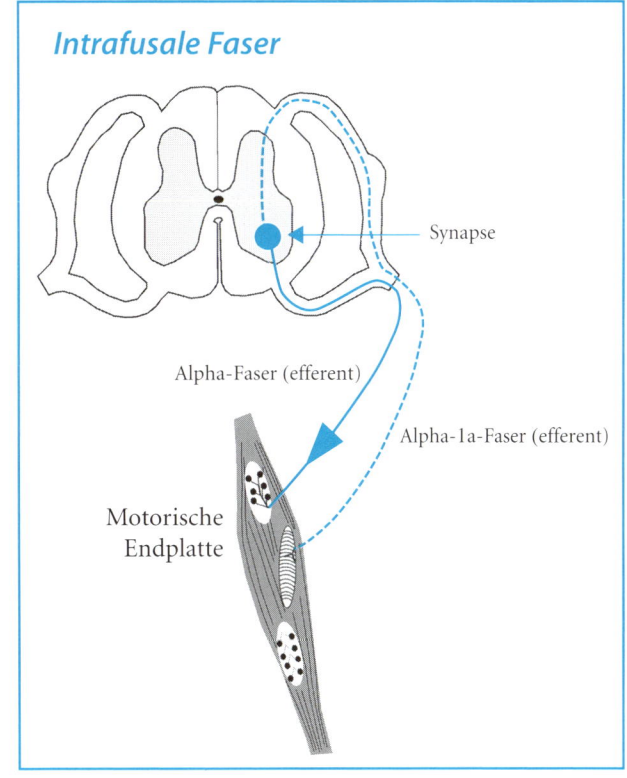

Gelenk-Propriozeptoren geben Informationen über

- die Position des Körpers im Raum,
- die Bewegungs -und Geschwindigkeitsanalyse,
- die Druck- und Zugkraft
- und über die intramuskuläre Spannung.

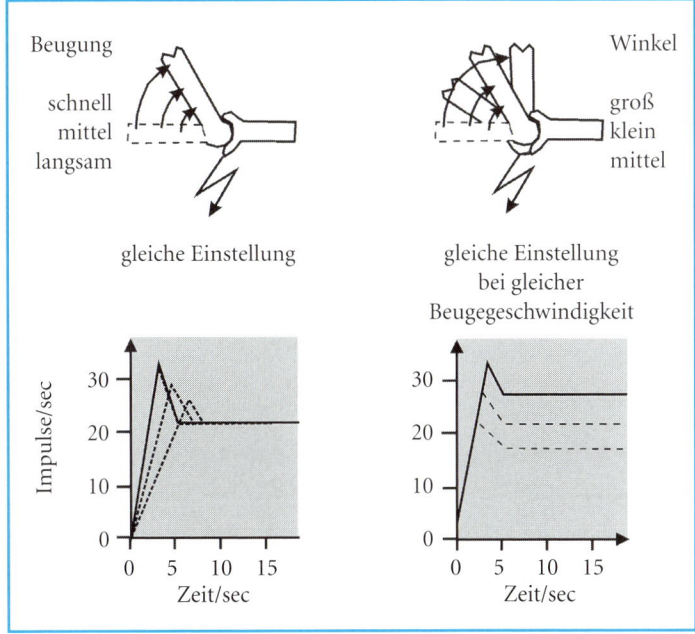

Innervation der quer gestreiften Skelettmuskulatur

*Stark vereinfachtes Schema, ohne neurale Zwischenschaltungen

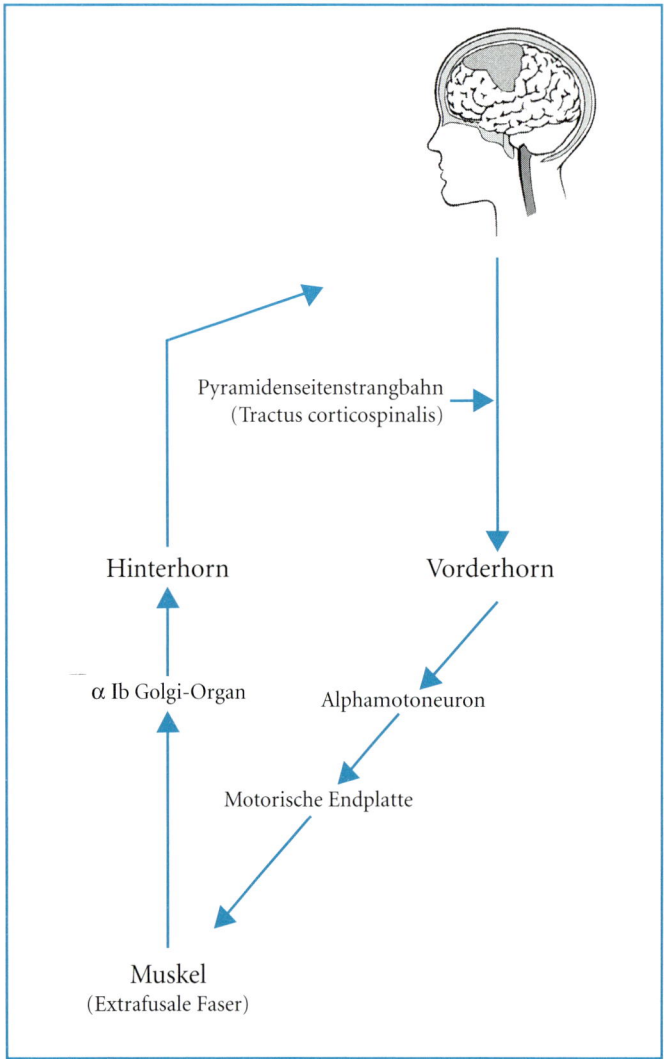

Pyramidenseitenstrangbahn
(Tractus corticospinalis)

Hinterhorn

Vorderhorn

α Ib Golgi-Organ

Alphamotoneuron

Motorische Endplatte

Muskel
(Extrafusale Faser)

Pyramidale Steuerung

(Vereinfachtes Schema, ohne Zwischenschaltungen)

- *Eine willkürlich ausgeführte Bewegung wird vom motorischen Kortex über die Pyramiden- und Pyramidenseitenstrangbahnen zum Alphamotoneuron weitergeleitet.*

- *Die motorische Endplatte reagiert auf den elektrischen Impuls mit der Freisetzung chemischer Substanzen (Azetylcholin).*

- *Daraufhin reagiert die extrafusale Faser mit einer Kontraktion.*

- *Über die Propriorezeptoren, im nebenstehenden Beispiel ist das unter anderem das Golgi-Sehnenorgan, werden Informationen über die Muskellängendifferenz über die Alpha-1-B-Faser zunächst zum Rückenmark und anschließend zum zentralen Nervensystem gemeldet.*

- *Alle propriozeptiven Stimulationen werden wiederum vom Labyrinth kontrolliert.*

Innervation der quer gestreiften Skelettmuskulatur

* Stark vereinfachtes Schema, ohne neurale Zwischenschaltungen

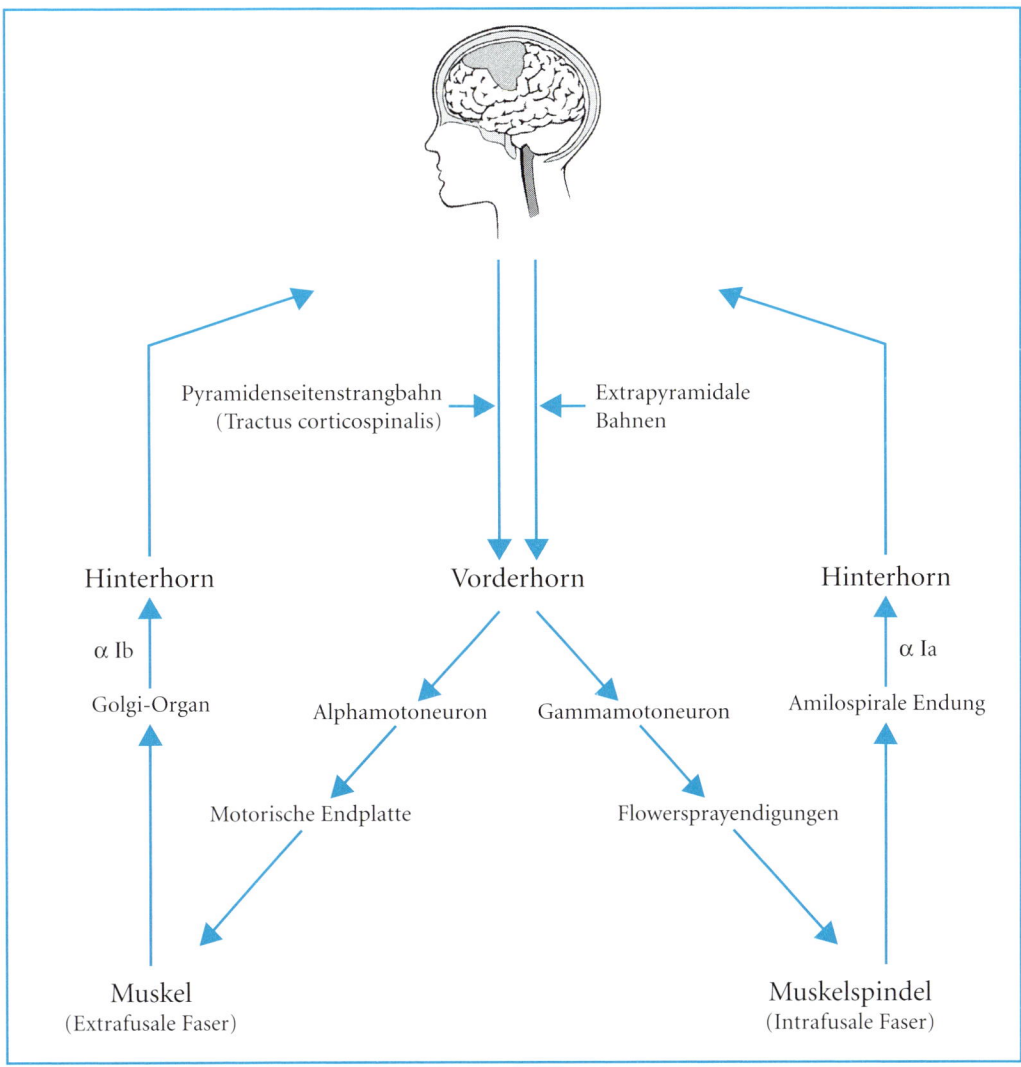

1.2.5 Die energetische Verschaltung von Muskelketten

Bergsmann beschreibt die klassischen chinesischen Akupunkturmeridiane als hintereinander geschaltete Muskelketten. Es ist daher verständlich, dass bestimmten Muskeln auch bestimmte meridianbezogene Funktionskreise zugeordnet werden können. So erlaubt zum Beispiel der kinetische Funktionszustand des M. pectoralis clavicularis major eine meridianbezogene Aussage zum Magenmeridian.

Für alle weiteren Meridiane gibt es ebensolche Indikatormuskeln:

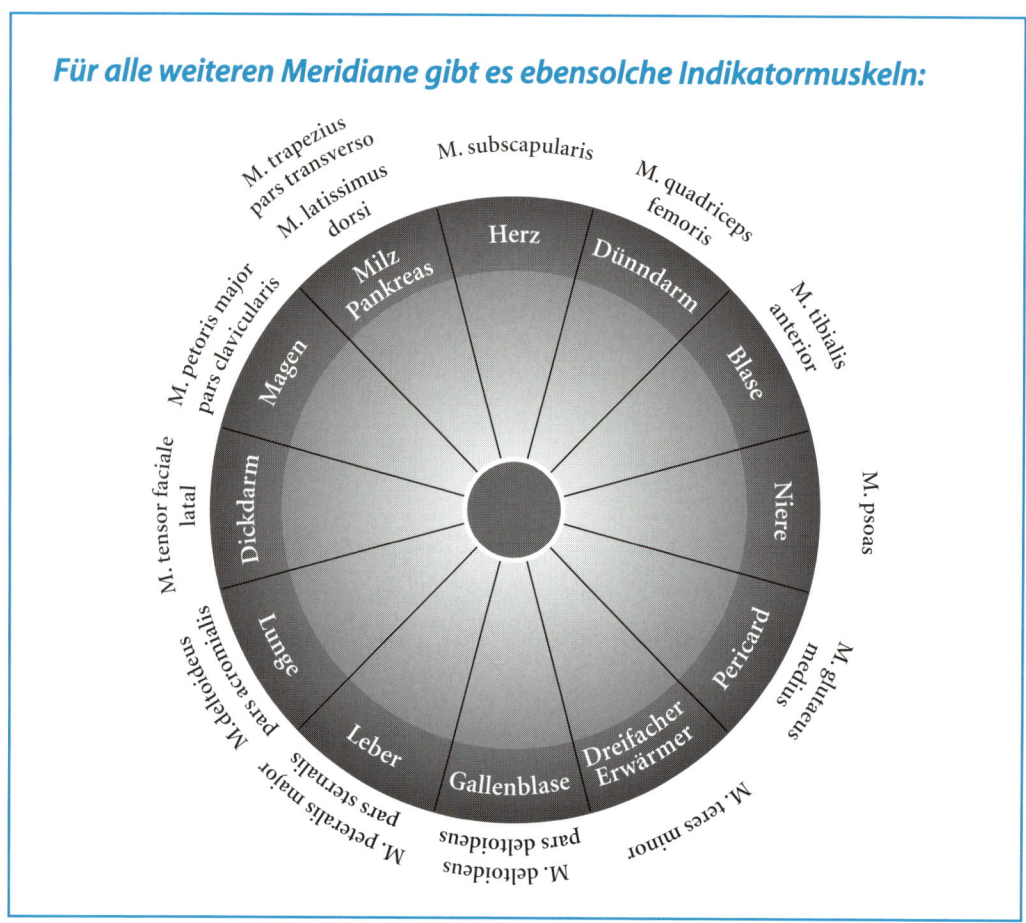

Literaturhinweise:

Bergsmann, O.: *Bioelektronische Funktionsdiagnostik*. Heidelberg: Haug 1979.

Bergsmann, R.; Kellner, M.: *Grundsystem und Regulationsstörungen*. Heidelberg: Haug 1984.

1.3 Eigenschaften des Armlängenreflexes

Als Erweiterung zu den kinesiologischen Muskeltesten, bei denen je nach topographischer Muskelanordnung nur bestimmte, spezifische Funktionskreise angesprochen werden, repräsentiert der Armlängenreflex das aktuelle Aktions- und Reaktionsmuster des gesamten Organismus. Obwohl der Armlängenreflex – wie alle anderen kinesiologischen Muskelteste auch – prinzipiell ein „digitaler" Test ist , also entweder mit einer Null-Reaktion (als „Nein") oder mit einer 1-Reaktion (als „Ja") antwortet, gibt er auch quantitativ-graduelle Hinweise auf verschiedene Reizstärken.

Gegenüber den Muskeltesten ist dies ein extrem großer Vorteil. Dadurch kann nicht nur die Tatsache des Irritationscharakters der Reizgröße an sich verifiziert werden, sondern auch ihre Intensität. Und dadurch kann nicht nur das Korrekturpotential eines Medikaments an sich verifiziert werden, sondern auch seine Intensität. So kann man beispielsweise die genau passende Potenz eines Mittels heraustesten.

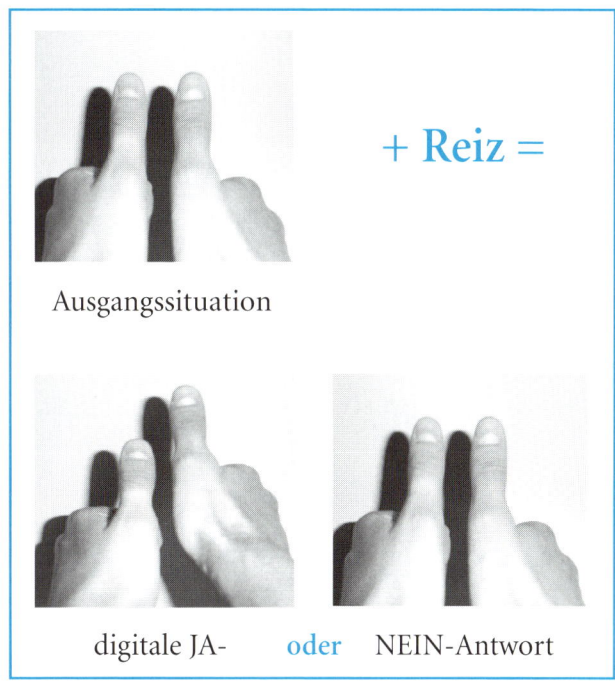

+ Reiz =

Ausgangssituation

digitale JA-   oder   NEIN-Antwort

1. **Muskel- und Sehnenreflexe sind zunächst grundsätzlich digitale Antworten auf Reiz:**

2. **Der Armlängenreflex kann aber auch als graduell-quantitative Reaktion auf Reiz interpretiert werden:**

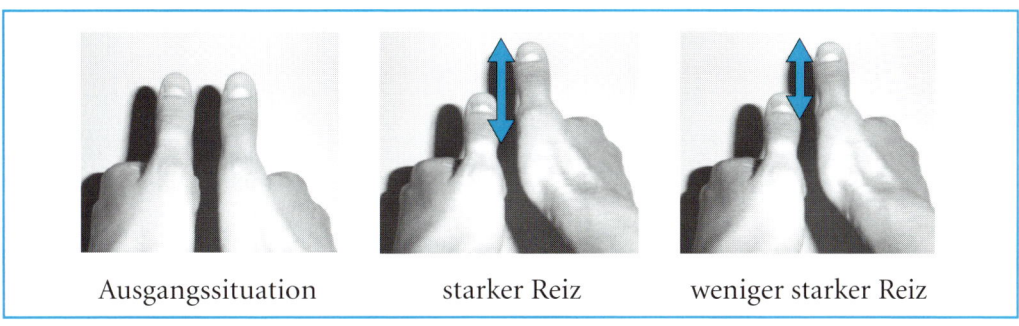

Ausgangssituation   starker Reiz   weniger starker Reiz

Neben der Unterscheidung, ob eine digitale oder graduelle Reaktion vorliegt, ist es auch wichtig zu unterscheiden, ob ein Armlängenreflex

- eine Stressreaktion oder
- eine Erkennungsreaktion ist.

Warum ist dies wichtig?
Zur Beantwortung dieser Frage zwei Beispiele:

1. Bringt man den Organismus mit einem starken Allergen oder Gift in Kontakt, so wird ein Armlängenreflex auftreten. Er zeigt den Stress an, in dem sich die Unverträglichkeit des getesteten Stoffes ausdrückt.

2. Komplizierter wird die Situation, wenn man den Organismus mit einem homöopathischen Medikament in Tiefpotenz in Kontakt bringt und wenn dann ebenfalls ein Armlängenreflex auftritt. Ist dieses Medikament – angenommen Arnica D6 – nun ein notwendiges Medikament und der Armlängenreflex eine Erkennungsreaktion im Sinne des Erkennens der positiven Wirkung, oder ist Arnica D6 ebenfalls ein Stressfaktor im Sinne einer Giftwirkung?

In der Frage, wann es sich beim Armlängenreflex-Test um eine Stress- oder um eine Resonanzreaktion handelt, muss eine wichtige Unterscheidung getroffen werden, um Verwirrungen zu vermeiden.

- Wann ist ein Muskel- und Sehnenreflex eine Stressreaktion? Bei jedem externen oder internen Reiz, der über ein Lokales Adaptations-Syndrom (LAS) hinausgeht und der ein Generalisiertes Adaptations-Syndrom (GAS) provoziert.

- Wann ist ein Muskel- und Sehnenreflex eine Erkennungsreaktion? Wird innerhalb einer spezifischen Fragestellung – in einem spezifischen File (siehe Kapitel 3.3) – getestet, drückt ein positiver Reflex – also eine Veränderung des gegebenen Zustandes von Muskelstärke und Armlängenposition – eine „Zustimmung" des neuen Testinhalts zum Inhalt des spezifischen Files aus.

Die Systemische Kinesiologie schafft Klarheit über diese Fragen, da sie grundsätzlich Medikamententeste in einem spezifischen File – also innerhalb einer bestimmten Fragestellung – durchführt.

1.3.1 Der Armlängenreflex als qualitatives Beurteilungskriterium im bioenergetischen Test

Was bei den bioelektronischen Verfahren der Ausgleich des pathologisch erhöhten bzw. erniedrigten Messwerts durch ein passendes Medikament ist, das ist beim Armlängenreflex-Test die reflektorische Armlängendifferenz bei positiver Resonanz auf ein Medikament. Das heißt, ein Arm ist plötzlich scheinbar länger als der andere.

Bleibt eine reflektorische Änderung des vorhergehenden Zustands aus, so gibt es keine Resonanz zwischen dem Schwingungsspektrum des Organismus und dem des Medikaments. Das Medikament ist also wirkungslos.

Die folgenden Schemata zeigen das methodische kinesiologische Prinzip von der Herstellung einer so genannten Ein-Punkt-Beziehung über die Einbindung eines Referenzpunktes zu einer Zwei-Punkt-Beziehung. Die Abbildungen zeigen die Umsetzung dieses Schemas beim Armlängenreflex-Test.

Wir sehen hier einen Ausgangszustand beim Armlängenreflex-Test, der als normal zu bewerten ist: Auf lockeren Zug sind beim liegenden Patienten beide Arme gleich lang. Diesen Zustand nennt man On- oder Yang-Zustand, da der Körper bei dieser Armreflexsituation signalisiert, dass er sich augenblicklich in einem guten Kompensationszustand befindet.

Reaktion auf chemischen Reiz

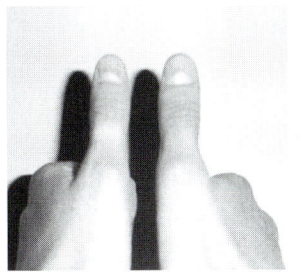 + Reaktion auf chemischen Reiz oder positives Hand-Mode/Mudra oder positive TL =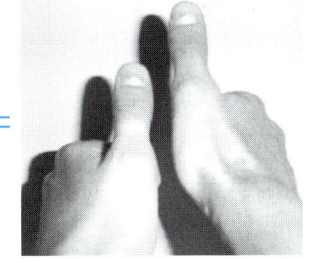

| alle Kompensations-mechanismen sind „ON" bzw. in einem starken „YANG-ZUSTAND" | Referenz ergibt ÄNDERUNG im bisherigen Zustand | alle Kompensations-mechanismen sind „OFF" bzw. in einem starken „YIN-ZUSTAND" |

Der Kontakt mit einer relevanten Information, beispielsweise in Form eines chemischen Reizes oder eines positiven Handmodes, ergibt im oben genannten Sinne einen Armlängenreflex. Der Körper befindet sich dann in einem Off- oder Yin-Zustand, da durch den relevanten Informationsimpuls das Gleichgewicht seiner Reizkompensationen vorübergehend gestört wird.

Bei Vorliegen eines primären Stressors oder beim Verdacht auf Dysorganisation des neurologischen Systems ist der Ausgangszustand ein Off- oder Yin-Zustand. Dieser signalisiert ein augenblickliches Ungleichgewicht oder die Schwäche der Steuerungssituation des Organismus.

Dennoch lässt sich im Sinne des folgenden Schemas über einen Referenzpunkt eine aussagefähige Zwei-Punkt-Beziehung herstellen. Die Umsetzung dieser Verhältnisse in den Armlängenreflex-Test sieht folgerichtig so aus:

Reaktion auf chemischen Reiz

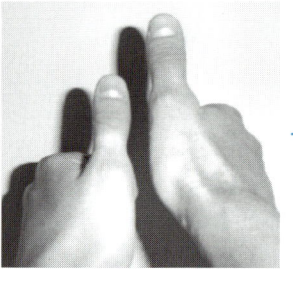 +

Reaktion auf
chemischen Reiz
oder positives
Hand-
Mode/Mudra
oder positive TL

=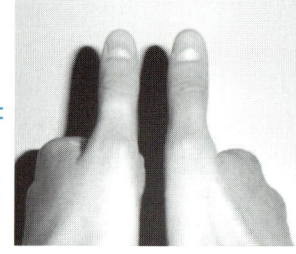

| alle Kompensations-mechanismen sind „OFF" bzw. in einem schwachen „YIN-ZUSTAND" | Referenz ergibt ÄNDERUNG im bisherigen Zustand | alle Kompensations-mechanismen sind „ON" bzw. in einem starken „YANG-ZUSTAND" |

Der Anwendung der kinesiologischen Teste wären allerdings in der Praxis sehr enge Grenzen gesetzt, wenn es nicht möglich wäre, weitere Bezugsketten aufzustellen. Dies geschieht durch die Erweiterung der Zwei-Punkt-Beziehung zur Drei-Punkt-Beziehung. Die Drei-Punkt-Beziehung stellt sich im Armlängenreflex-Test als fortlaufende Beziehungskette innerhalb eines dreifachen Bezugsystems wie auf S. 29 gezeigt dar.

Von der ZWEI-Punkt- zur DREI-Punkt-Beziehung im Armlängenreflex-Test
(= fortlaufende Beziehungskette innerhalb eines dreifachen Bezugssystems)

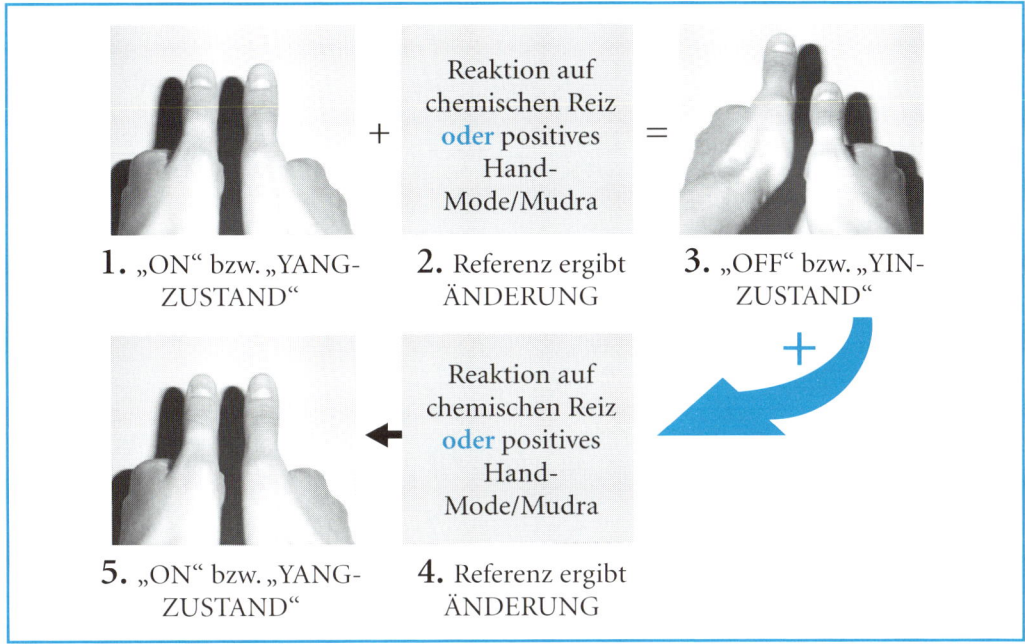

Entscheidend bei der Bewertung eines Armlängenreflex-Tests ist nicht, *wie* die Handlängendifferenz sich ändert, sondern *dass* sie sich ändert.

Wir sprechen von einem „positiven Armlängenreflex = + AR", wenn sich die Ausgangsstellung ändert, also:

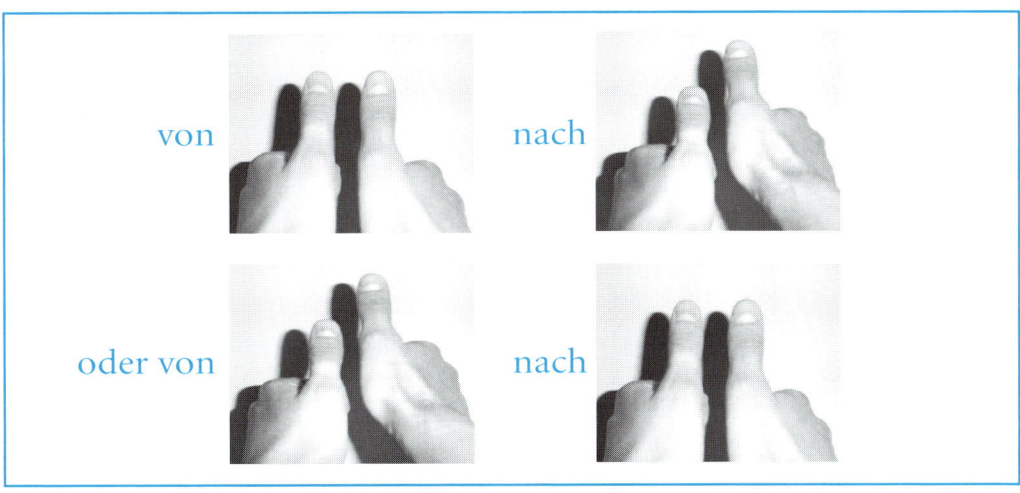

Eine Bewertung der Stellungsänderung selbst ist nicht zulässig.

1.3.2 Die Balance des Systems

Grundsätzlich kann davon ausgegangen werden, dass es ein Hauptziel des sensorischen Apparats des Organismus ist, das Gleichgewicht aufrechtzuerhalten.

- Jede Einschränkung der sensorischen Kontrolle über eine gleichgewichtige und aufrechte Körperhaltung ist mit dem Ziel der motorischen Steuerung des gesamten Muskelapparat unvereinbar.

Dies bedeutet auch, dass die sensorische Steuerung hierarchisch vor der motorischen Wirkung in Betracht zu nehmen ist.

Mit dem Armlängenreflex-Test nach van Assche wird deshalb die motorische, über Kraftentwicklung arbeitende Ebene etwa der Applied Kinesiology verlassen.

Der Armlängenreflex-Test arbeitet verstärkt mit den sensorischen Regelkreisen. Hierzu gehören als anatomische Elemente (vereinfacht dargestellt):

- der Thalamus, der Hypothalamus und das Cerebellum als supraspinale Verarbeitungszentren
- sowie die Muskelspindeln und die Golgi-Organe als periphere, propriozeptive Reaktionsorgane.

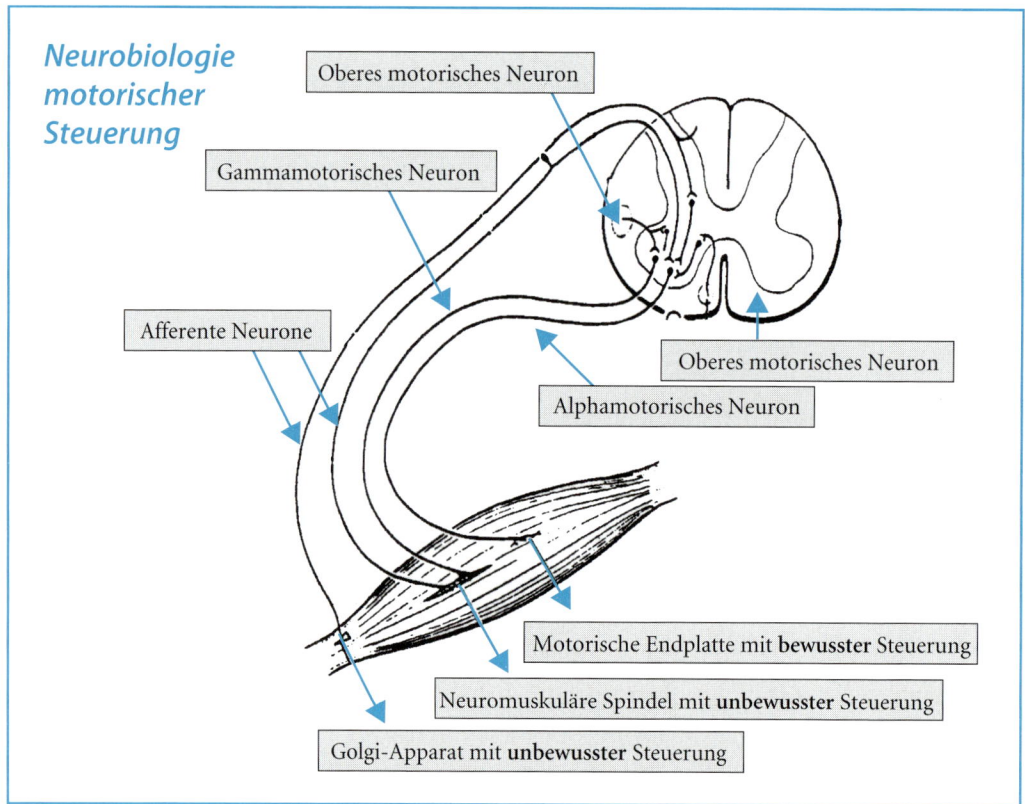

Neurobiologie motorischer Steuerung

Oberes motorisches Neuron

Gammamotorisches Neuron

Afferente Neurone

Oberes motorisches Neuron

Alphamotorisches Neuron

Motorische Endplatte mit **bewusster** Steuerung

Neuromuskuläre Spindel mit **unbewusster** Steuerung

Golgi-Apparat mit **unbewusster** Steuerung

Während die kinesiologischen Muskelteste (Applied Kinesiology) nach der bewussten Steuerung der motorischen Endplatte und der unbewussten Steuerung der neuromuskulären Spindel arbeiten, bezieht der Armlängenreflex-Test ausschließlich die unbewusste Steuerung über die Golgi-Apparate mit ein. Jegliche bewusste Einflussnahme auf den Test ist daher beim Armlängenreflex-Test ausgeschlossen.

Der Armlängenreflex-Test ist demnach ein Spindelzellentest, kein Muskeltest!

Dies ist für ihn einerseits von Vorteil: Durch das völlige Fehlen einer bewussten Testkomponente ist der Armlängenreflex-Test ein höchst sensibles Verfahren; dies ist für ihn andererseits aber auch von Nachteil: Durch die erhöhte Sensibilität ist er für prozessurale Störimpulse empfänglicher.

Das folgende Diagramm versucht die prinzipiellen Vorgänge beim Armlängenreflex-Test – wie bereits in den Kapiteln 1.1. und 1.2 unter neurophysiologischen und strukturellen Aspekten dargestellt – nochmals zu verdeutlichen:

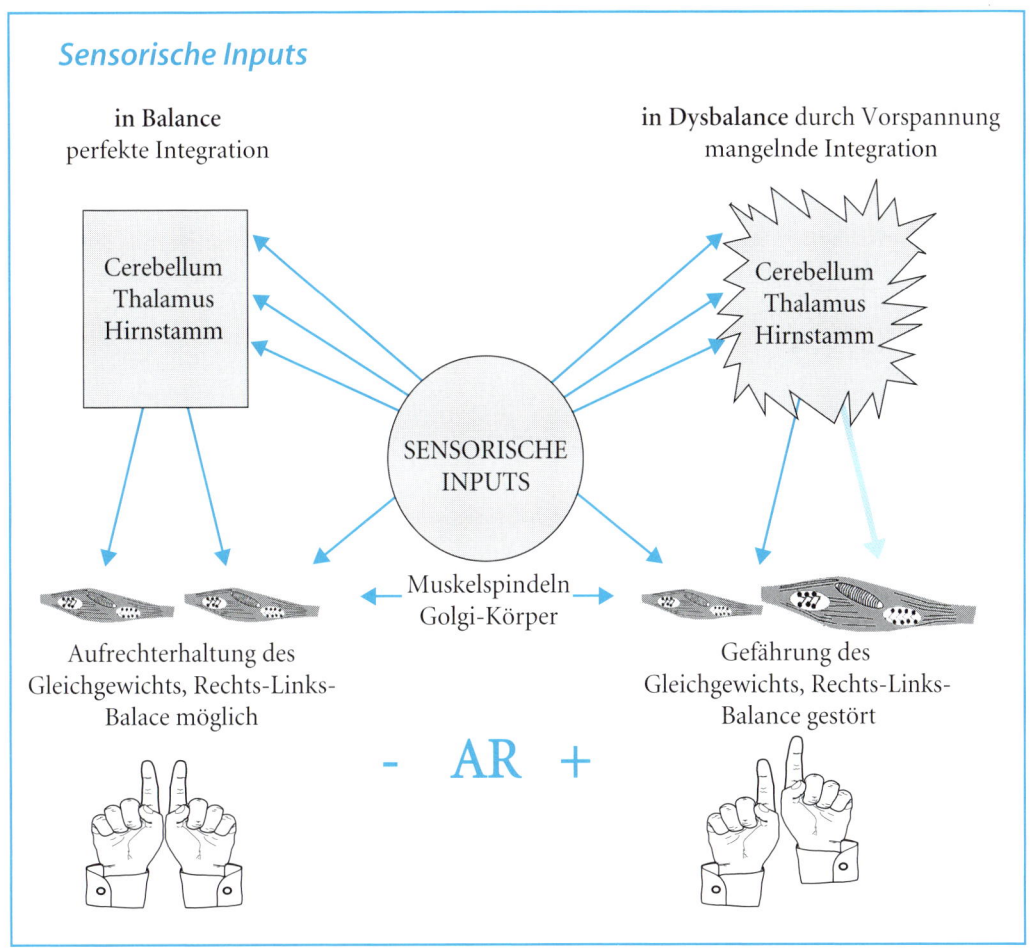

Wir sehen also, dass das Wechselspiel zwischen zentralnervöser Verarbeitung sensorischer Impulse und afferenter Impulse aus neuromuskulären Spindeln und Golgi-Apparaten zu einem Gleichgewicht führt.

Diese unbewussten Gleichgewichtsfunktionen halten den Körper aufrecht. In der Regel werden 99 Prozent des aktuellen sensorischen Inputs vom Gehirn ausgefiltert. Das verbleibende eine Prozent, das die zuständigen motorischen Regionen des Gehirns erreicht, um dort entsprechende Antworten hervorzurufen, ist jedoch für das Überleben des Systems wesentlich.

1.3.2.1 Input – Output beim Armlängenreflex-Test

Bislang haben wir die Interaktionen zwischen sensorischem Input – also die Summe der sinnlichen Wahrnehmungen – und motorischem Output lediglich unter dem Aspekt der Aufrechterhaltung des statischen Gleichgewichts durch Muskelbalance betrachtet. Doch jede Gefährdung dieses statischen Gleichgewichts würde dazu führen, dass wir sofort umfallen und dadurch unsere biologische Existenz aufs Höchste gefährden würden, da wir beim Herumkriechen und –krabbeln jeglicher Möglichkeit zur Flucht beraubt wären. Diese existentiell-biologische Grundsituation beinhaltet aber auch, dass der sensomotorische Apparat jeden sensorischen Impuls, der mit der Aufrechterhaltung des homöostatischen – also nicht nur des statischen – Gleichgewichts unvereinbar ist, durch afferente Steuerungsreaktionen im Bereich der Muskelspindeln zu kompensieren sucht (siehe Kapitel 2.1.2 Adaptation).

Die Qualität sensorischer Einflussgrößen auf den Organismus lässt sich daher anhand der motorischen Ergebnisse beurteilen (siehe auch Kapitel 1.1 und 1.2).

1.3.2.2 Die Biochemie eines Reizes

Nach dem neurophysiologischen Überblick können wir aus der Kombination der gammamotorischen Reflexkreise und der internen Vernetzungssituation – über das unspezifische Mesenchym bzw. das Grundsystem – folgende funktionelle Beschreibung einer Testsituation mit dem Armlängenreflex-Test geben:

- Überschreitet die Reizgröße die Kompensationskraft des Milieus, entstehen Mediatoren, die zelluläre, humorale und neurale Regelvorgänge auslösen.
- Mit zunehmender Reizgröße und in Abhängigkeit von der Sensibilität der gestressten Substrate werden immer mehr Systeme und auch immer höhere Stufen der Regulationsphysiologie angesprochen (siehe Kapitel 2.1.4 Progrediente Aktivierung der Minicomputer). Infolge der Vernetzung bestehen dabei intensive Interaktionen zwischen den humoral-hormonellen Regelvorgängen einerseits und der Sensomotorik (inklusive vegetatives Nervensystem) und der Gammamotorik andererseits: Dies ist die Grundlage eines jeden kinesiologischen Tests.

Weitere Literatur zum Thema Grundsystem und unspezifisches Mesenchym:

Bergsmann, O.: *Bioelektronische Funktionsdiagnostik.* Heidelberg: Haug 1979.

Heine, H.: *Lehrbuch der biologischen Medizin.* Stuttgart: Hippokrates 1997.

Lechner, J.: Herd, *Regulation und Information.* Heidelberg: Haug 1998.

Lechner, J.: *Störfelddiagnostik, Medikamenten- und Materialtest, Teil I: Theorie und Praxis des Armlängenreflextests.* Kötzting: Verlag für Ganzheitliche Medizin 1998.

Lechner, J.: *Störfelder im Trigeminusbereich und Systemerkrankungen.* Kötzting: Verlag für Ganzheitliche Medizin 1999.

Perger, F.: *Kompendium der Regulationspathologie und -therapie.* München: Sonntag 1990.

Wird ein Regelkreis über längere Zeit durch chronische Reizeinwirkung belegt, so werden zum Transport der Informationen primär elektrische Ladungen zellulärer Informationsstrukturen verbraucht. Es ist dann eine Frage der Regenerationsmöglichkeit, inwieweit die Regelgüte auf Dauer eine Einschränkung erfährt.

Die Reaktionskaskade, die bei mangelnden Kompensationsfaktoren abläuft, lässt sich in folgendem Diagramm darstellen:

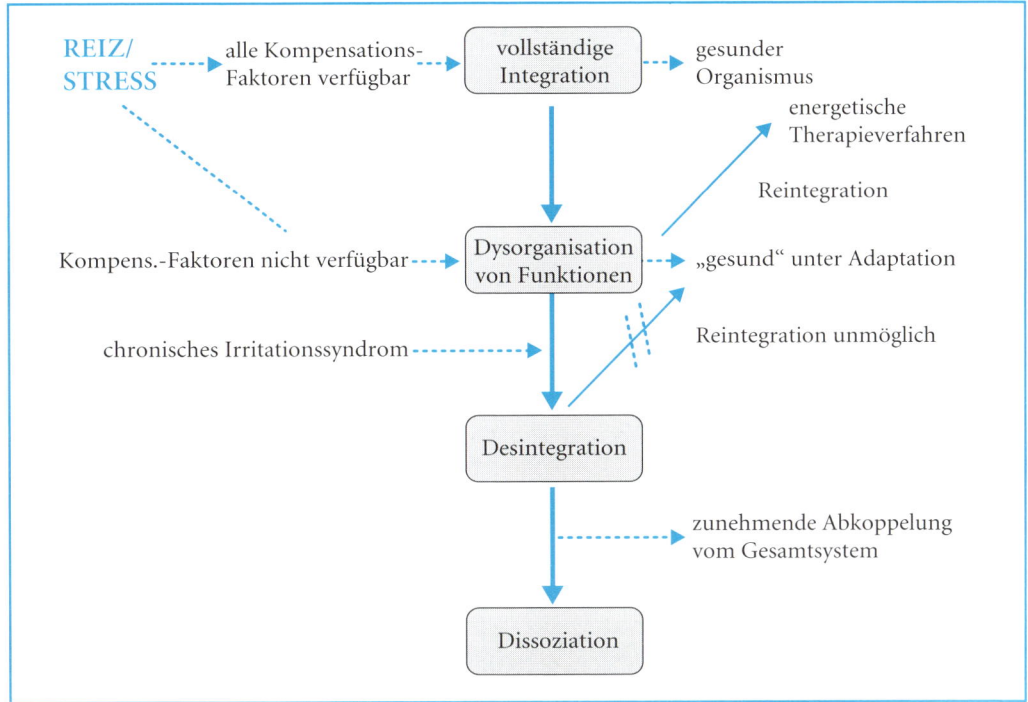

1.4 Armlängenreflex-Test und Systemerkennung

Der lebende Organismus ist ein materielles Wirkungsgefüge, dessen Dynamik vollständig informationsgesteuert ist (Küppers). Ein hoch komplexer Organismus kann nur existieren, wenn er seine biologische Ordnung aufrechterhalten kann. Aufrechterhalten kann er diese Ordnung nur dann, wenn die einzelnen Bausteine untereinander eine Form der Kommunikation zur Verfügung haben und wenn sie gleichzeitig einer übergeordneten Ordnungsvorstellung verbunden sind.

Für diese interne Kommunikation und für die Signalübertragung innerhalb der einzelnen Funktionsstrukturen stehen dem Organismus mehrere Systeme zur Verfügung, die nach sehr unterschiedlichen Prinzipien arbeiten:

- Ein materiell-chemisches System: Das wichtigste biochemische System ist das endokrine System, das zur Signalübertragung chemisch unterschiedliche Trägersubstanzen, die Hormone, benutzt, aber auch Neurotransmitter und die neu entdeckten Botenstoffe aus der Reihe der Zytokine und Interleukine.

- Ein elektrisches System: Dies ist das Nervensystem, das elektrische Impulse über ein eigenes, anatomisch definiertes Netz durch den abwechselnden Aufbau oder Abbau von Membranpotentialen transportiert.

Diese Kommunikationssysteme sind aber nicht in der Lage, Wirkungen nach außen, das heißt über die Körperhülle hinaus, zu entfalten. Wenn Interaktions- beziehungsweise Kommunikationsphänomene über die anatomischen Begrenzungen eines Organismus hinaus möglich sein sollen, muss es noch andere Wirkungsmechanismen geben, die die Fähigkeit besitzen, den Körper als „offenes System" reagieren zu lassen.

Bioenergetische Testverfahren bauen auf so genannten Resonanzphänomenen auf, die sich im Bereich von Schwingungsüberlagerungen in einem organisch-materiell bislang schwer zu fassenden Teil der biodynamischen Existenz abspielen.

Bei einem Resonanzphänomen geht man davon aus, dass der Organismus auf eine extern einwirkende Signalgebung in Form der in Kapitel 1.1 und 1.2 dargestellten neurophysiologischen Grundlagen reagiert.

- Nur die bioenergetischen Testverfahren ermöglichen es, in Form eines Frage- und Antwortspiels in eine differenzierte Wechselbeziehung mit dem Organismus zu treten.

Wenn es gelingt, die körpereigenen Reaktionen als Resonanzphänomen in Form von Muskel- und Sehnenreflexen sichtbar zu machen, dann ist es dank dieses Resonanzphänomens auch möglich, durch verschiedene Reizsetzungen Fragen an den Organismus zu stellen. Auf diese Fragen kann der Organismus in mehrfachem Sinne antworten.

Der Körper bedient sich hierbei lediglich eines eingeschränkten Vokabulars:

• Er kann *ja* sagen:	Änderung	=	positiver Armlängenreflex
• Er kann *nein* sagen:	keine Änderung	=	negativer Armlängenreflex
• Er kann Antwort verweigern:	keine Änderung	=	Computercrash
• Er kann *oh ja, oh ja* sagen:	ständiger Wechsel der Armlänge	=	Oszillation

Die Rolle und auch die Kompetenz der unbewussten vegetativen Steuerungselemente für die Gesundheit des Menschen ist zwar in der Medizin unbestritten, steht aber als diagnostische und therapeutische Bezugsebene in der Schulmedizin nur in sehr eingeschränktem Umfang zur Verfügung. Eine einfache Überlegung lässt uns verwundert fragen, warum die unbewussten Entscheidungsmechanismen und sensorischen Fähigkeiten des Organismus in der medizinischen Praxis nicht stärker genutzt werden. Wenn zum Beispiel das bewusste Denken zum Überleben notwendig wäre, würde der Körper seine Lebensfunktionen abschließen und sterben, während wir schlafen. Der Organismus wickelt aber ganz im Gegenteil seine wesentlichen Lebensfunktionen automatisch ab, also ohne bewusste Gedankenkontrolle.

Der Organismus wird vielmehr durch ein automatisiertes und autonomes Steuerungssystem kontrolliert, und kein einziger bewusster Gedanke ist notwendig, um dieses System am Laufen zu halten.

In der Systemischen Kinesiologie stellt der Dialog mit den unbewussten vegetativen Steuerungselementen im Rahmen des diagnostisch wie auch therapeutisch nutzbaren Medikamententests den Kernpunkt eines ganzheitlichen komplementärmedizinischen Konzeptes dar.

• Der Medikamententest ist ein Dialog mit den unbewussten vegetativen Steuerungselementen des Organismus.

1.4.1 Informationsträger zur Systemerkennung

In den vorausgegangenen Schaubildern wurde dargestellt, dass der Organismus auf einen Reiz potentiell mit einem positiven Armlängenreflex reagiert. Diese Reize können verschiedener Art sein:

• Therapielokalisation (TL)

Die Therapielokalisation ist eine Form der Diagnose, bei der bestimmte Punkte und Reflexzonen auf der Hautoberfläche berührt werden („Touch for Health").

● Kontakt mit Substanzen

Dabei ist grundsätzlich zwischen zwei Gruppen zu unterscheiden:

a) allopathische Substanzen
   Nahrungsmittel
   Toxine/Materialien
   Substitutionsmittel
   (Vitamine/Mineralien/
   Enzyme/Aminosäuren)

b) homöopathische Substanzen
   Heilmittel
   Organpräparate
   Nosoden

● Mudras, Handmodes

Mudras oder Handmodes sind diagnostische Codes, die mittels bestimmter Fingerhaltungen definierte Fragestellungen für das Informationsverarbeitungssystem des Organismus bedeuten (siehe Kapitel 3.5). Dies können sowohl Visualisationen – also gedankliche Vorstellungen – als auch positive Verstärkungssätze und selbst negative Glaubenssätze sein.

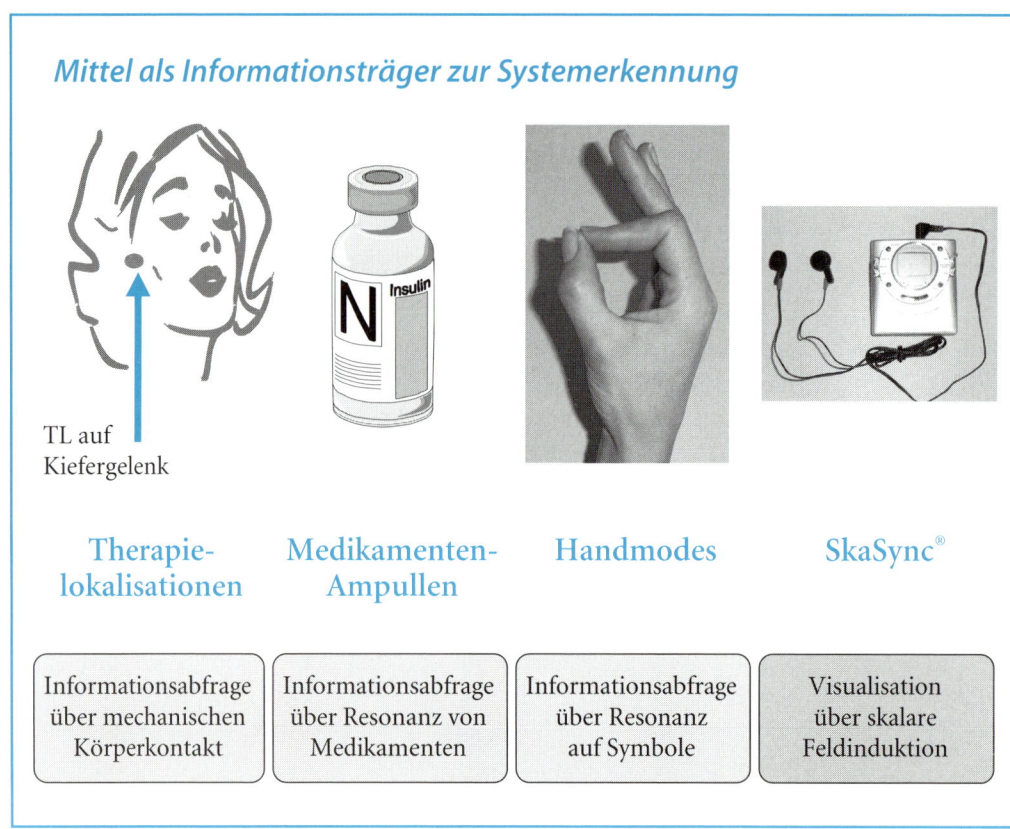

Mittel als Informationsträger zur Systemerkennung

TL auf
Kiefergelenk

Therapie-lokalisationen	Medikamenten-Ampullen	Handmodes	SkaSync®
Informationsabfrage über mechanischen Körperkontakt	Informationsabfrage über Resonanz von Medikamenten	Informationsabfrage über Resonanz auf Symbole	Visualisation über skalare Feldinduktion

1.4.2 Werkzeuge zur Erkennung der Systemantwort

Es gibt auf der bioenergetischen Ebene verschiedene Methoden zum Abfragen der Systemantwort auf Reize.

In der Systemischen Kinesiologie ist der Armlängenreflex-Test ein bevorzugtes Arbeitsmittel. Welche Methode zur bioenenergetischen Resonanzabfrage jedoch nach der Reizeinwirkung gewählt wird, sollte grundsätzlich jedem einzelnen Anwender überlassen bleiben. Es sollte allerdings den grundsätzlichen Überlegungen eines hoch vernetzten Systems Genüge getan werden, damit für die gewählte Methode innerhalb ihres medizinischen Kontexts Akzeptanz geschaffen werden kann.

Werkzeuge zur Erkennung der Systemantwort

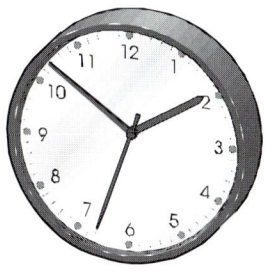
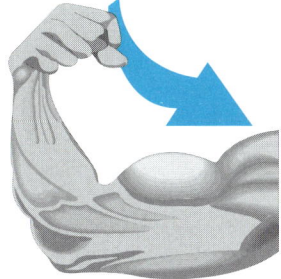
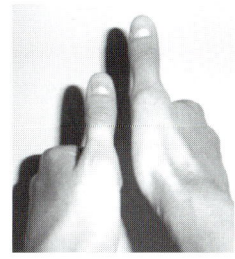

EAV/Vega-Test/BFD	Muskeltest	Armlängen-reflex-Test
Bioelektronische Testverfahren mit Messungen über den Akupunkturpunkt	Kinesiologische Testverfahren mit wechselnder Stärke quer gestreifter Muskeln	Kinesiologische Testverfahren mit Sehnenreflexen unbewusster Anteile

1.5 Praktische Durchführung des Armlängenreflex-Tests

Für das Erlernen und Durchführen des Armlängenreflex-Tests ist die Rückenlage die einfachste Ausgangsstellung.

- Der Therapeut steht am Kopfende der Behandlungsliege.

- Er umfasst beide Arme des Patienten. Unter geringem, individuell angepasstem Zug bei gleichzeitiger Rotation der Arme nach außen betrachtet der Therapeut die Armlänge und beurteilt sie hinsichtlich der Veränderung ihres Ausgangszustandes.

- Dieser Dehnungszustand ist einige Sekunden lang beizubehalten und dann wieder zu entspannen. Bei dieser Technik ist der Klammergriff (das Umgreifen der Unterarme) oder das Zusammendrücken der Unterarme als Testfehler anzusehen, da dadurch Zonen der Pulsreflexe (aus der chinesischen Medizin) provoziert werden könnten. Außerdem ist es für Therapeuten gerade am Anfang wichtig, dass sie die Ausgangsstellung einige Male durchführen. Um die eigene Sensibilität für den Vorgang zu steigern, empfiehlt es sich für sie, die Augen während der Testung geschlossen zu halten.

Armlängenreflex-Test

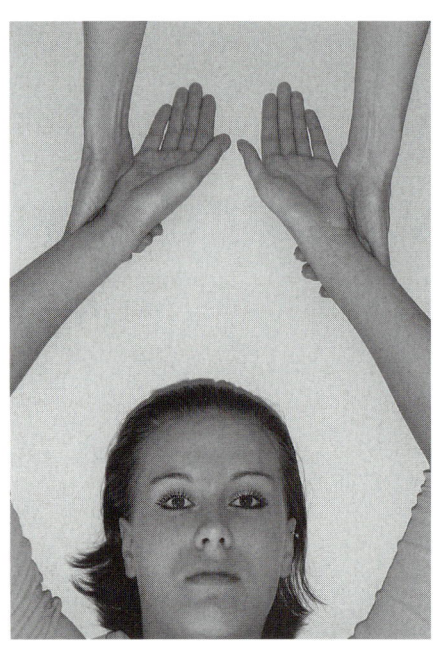 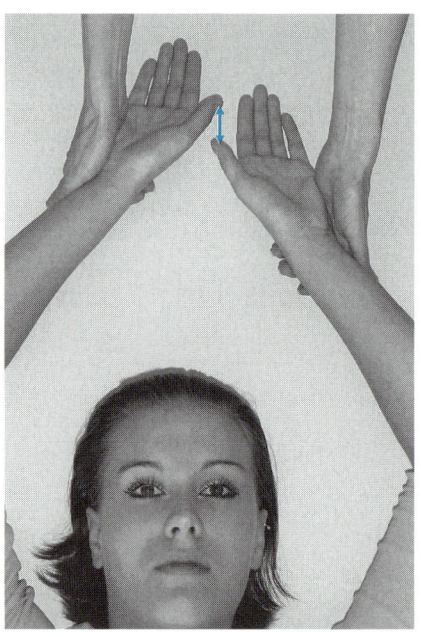

Neben der Rückenlage gibt es noch weitere Möglichkeiten, den Patienten zu positionieren:

- Gerade Rückenlage; beide Arme vor dem Körper.
- Gerade Bauchlage; beide Arme locker nach oben, über dem Kopf ausgestreckt.
- Gerade Bauchlage; beide Arme nach kaudal und über dem Os sacrum zusammenführen.
- Stehend; beide Arme nach vorn.
- Sitzend; beide Arme nach vorn.
- Die Stellung einnehmen, in der Probleme entstehen, zum Beispiel die Schrittstellung, der Aufschlag beim Tennis, und so weiter.

Im Ganzen ergeben sich beim Armlängenreflex-Test drei Ausgangsstellungen, die im Folgenden einzeln beschrieben werden, nämlich

- der relative Normalzustand (siehe Kapitel 1.5.1),
- der versteckte Armlängenreflex (siehe Kapitel 1.5.2) und
- der Anfangs-Armlängenreflex (siehe Kapitel 1.5.3).

1.5.1 Der relative Normalzustand

Dabei liegt eine ausgeglichene Armlänge als Ausgangssituation vor.

Kommt es nach dem Druck auf die beiden Handinnenflächen der Testperson bei ihr zu keiner Armlängendifferenz, kann von einem relativen Normalzustand ausgegangen werden. Dieser Zustand wird als relativ bezeichnet, weil selbst kleine Stressoren die Armlängen in Sekunden verändern können. (Ausnahmezustände stellen zum Beispiel der Biocomputercrash oder die Regulationsblockade dar. Diese Ausnahmezustände werden in den Kapiteln 4.5 und 4.1.2.2 beschrieben.)

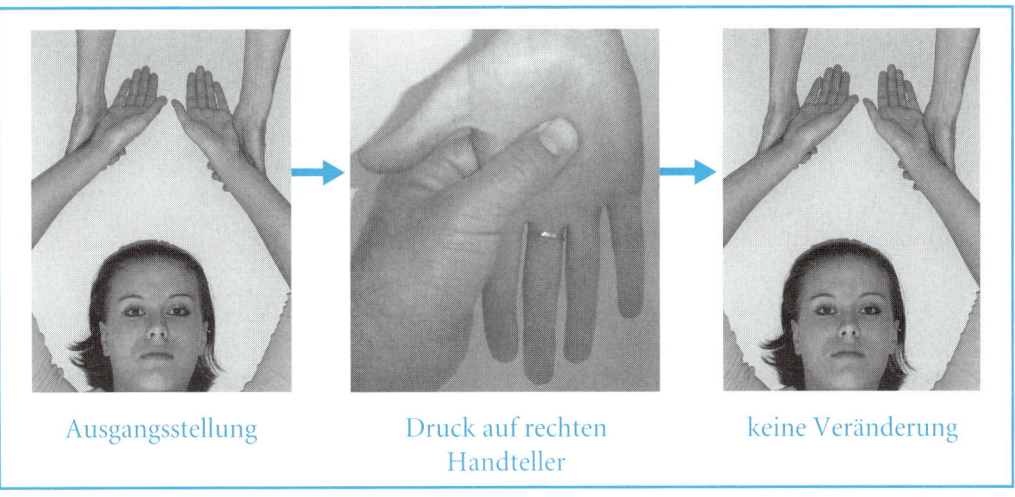

Ausgangsstellung   Druck auf rechten Handteller   keine Veränderung

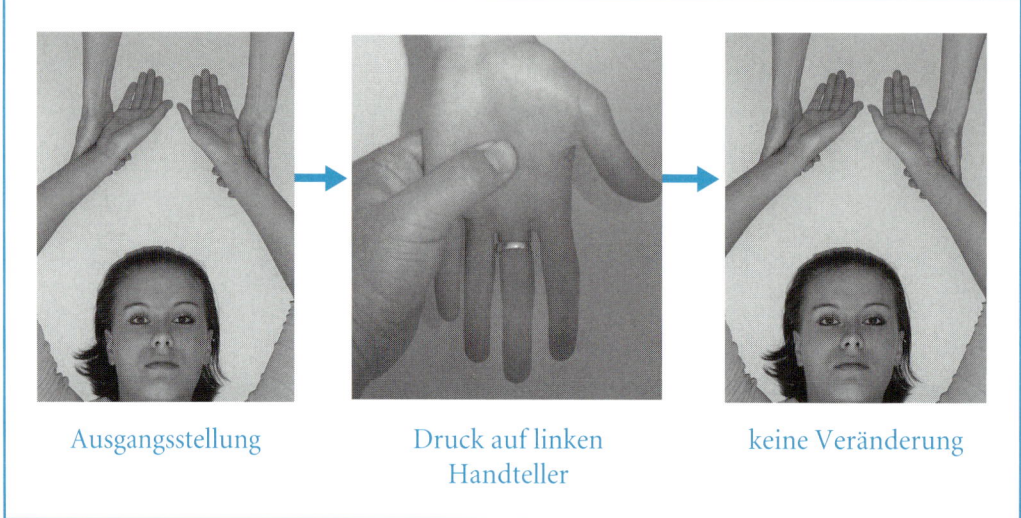

| Ausgangsstellung | Druck auf linken Handteller | keine Veränderung |

- Durch leichten, auf keinen Fall schmerzhaften Druck auf die Handinnenflächen erfolgt eine Provokation des Handchakras.

- Reagiert der Patient mit keiner Armlängendifferenz, so kann von einem relativen Normalzustand ausgegangen werden.

- Aus diesem Zustand heraus kann eine objektive Testung erfolgen.

1.5.2 Der versteckte Armlängenreflex oder das positive Handchakra auf der Zugangsebene

Dabei liegt eine ausgeglichene Armlänge als Ausgangsstellung vor. Zunächst ist also keine Armlängendifferenz erkennbar. Erst durch eine Provokation, das heißt durch leichten Druck des Testers auf die Handinnenflächen des Getesteten, reagiert dieser mit einem Armlängenreflex.

- Ein positives Handchakra auf der Zugangsebene weist auf eine akute Störung hin. Für einen gut funktionierenden bioenergetischen Test ist dies eher störend.

Die Diagnose eines positiven Handchakras auf der Zugangsebene ist wichtig, weil akute Störungen den Zugang zu tiefer liegenden, chronischen Störungen verbauen. Liegt im Zugangsprotokoll ein positives Handchakra vor, ist dies Ausdruck etwa einer akuten Infektion.

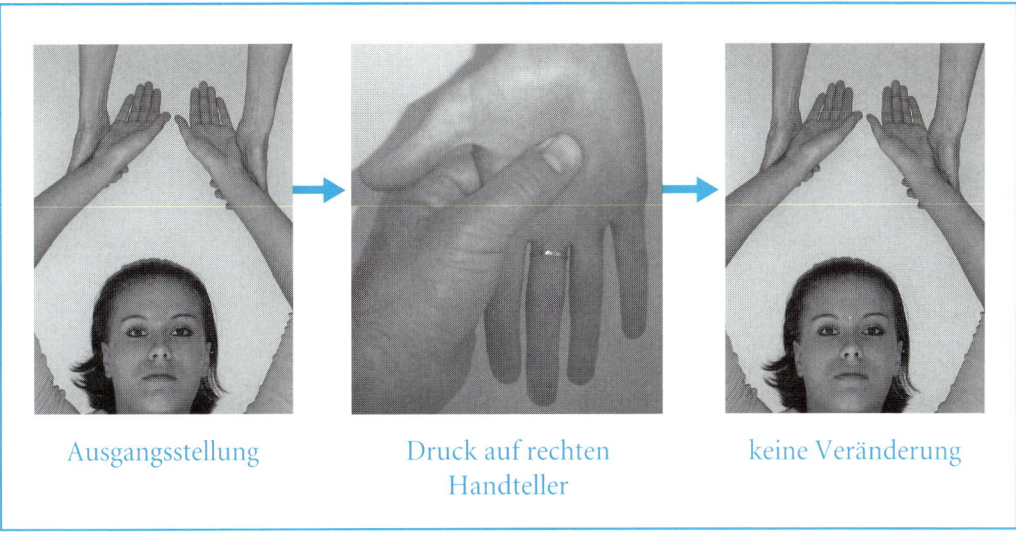

| Ausgangsstellung | Druck auf rechten Handteller | keine Veränderung |

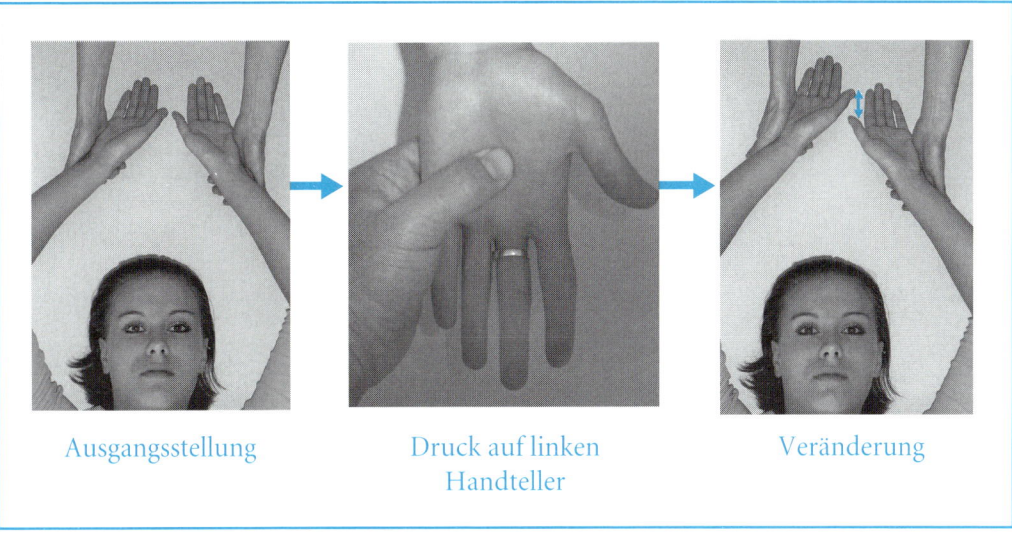

| Ausgangsstellung | Druck auf linken Handteller | Veränderung |

- Die Ausgangsstellung ist dieselbe wie bei dem oben beschriebenen relativen Normalzustand.

Der Getestete reagiert jedoch bei Druck auf eine oder beide seiner Handinnenflächen mit einer Veränderung der Armlängen. Im oben gezeigten Beispiel liegt ein akutes Problem auf der linken Körperseite des Patienten vor. Diese Reaktion zeigt an, dass ein Akutproblem im Vordergrund steht und dass dieses Problem vor der eigentlichen Symptombehandlung behandelt werden sollte.

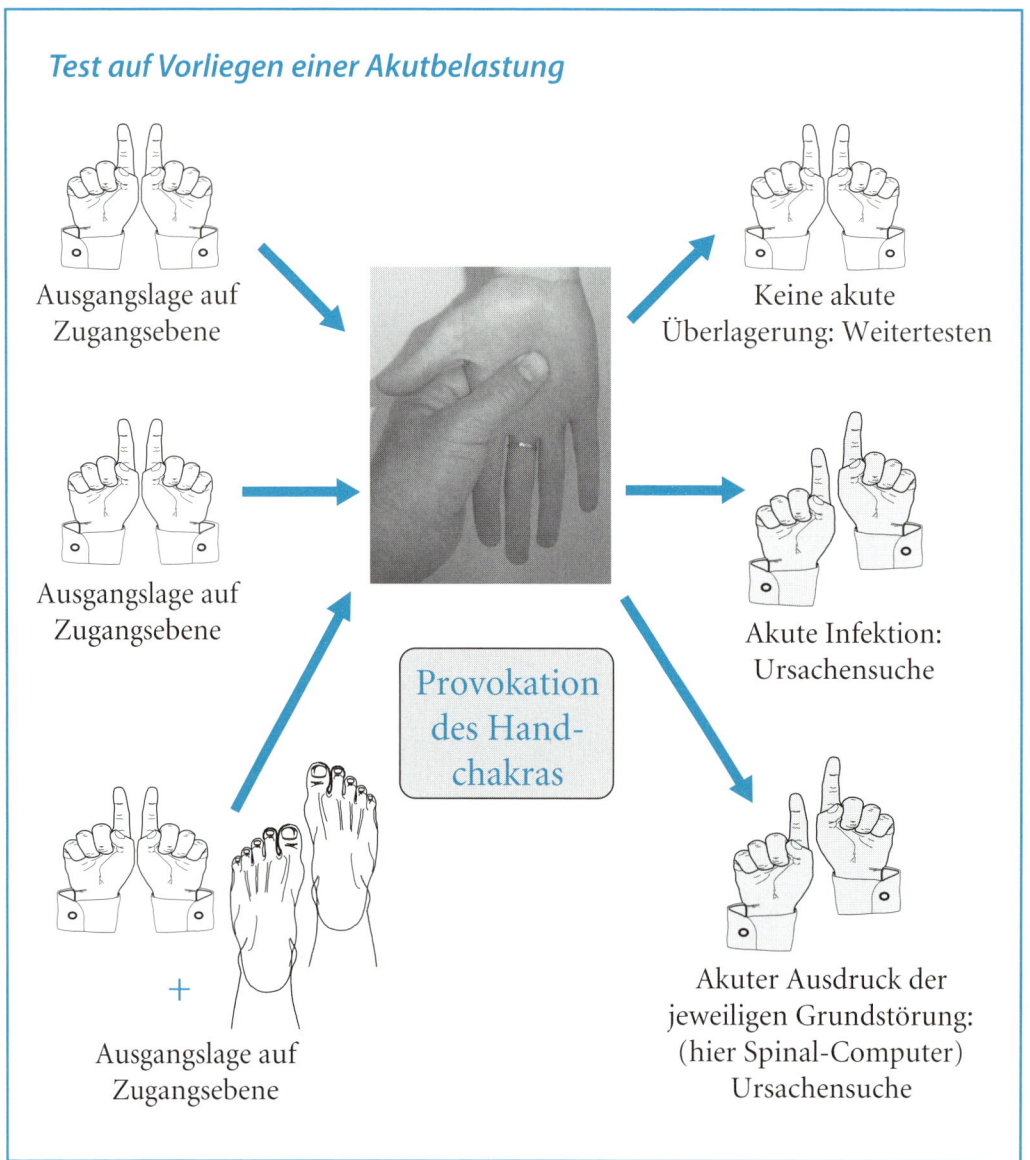

Test auf Vorliegen einer Akutbelastung

Ausgangslage auf
Zugangsebene

Ausgangslage auf
Zugangsebene

+

Ausgangslage auf
Zugangsebene

Provokation
des Hand-
chakras

Keine akute
Überlagerung: Weitertesten

Akute Infektion:
Ursachensuche

Akuter Ausdruck der
jeweiligen Grundstörung:
(hier Spinal-Computer)
Ursachensuche

Wichtig für weitere Testprozesse der Systemischen Kinesiologie ist es, folgende Unterscheidungen zu treffen:

- Für die Zugangsebene stellt die Provokation des Handchakras den Test auf das Vorliegen einer Akutbelastung dar.

- In einem spezifischen File ist die Provokation des Handchakras der Test auf einen Computercrash (siehe Kapitel 4.1.2.2).

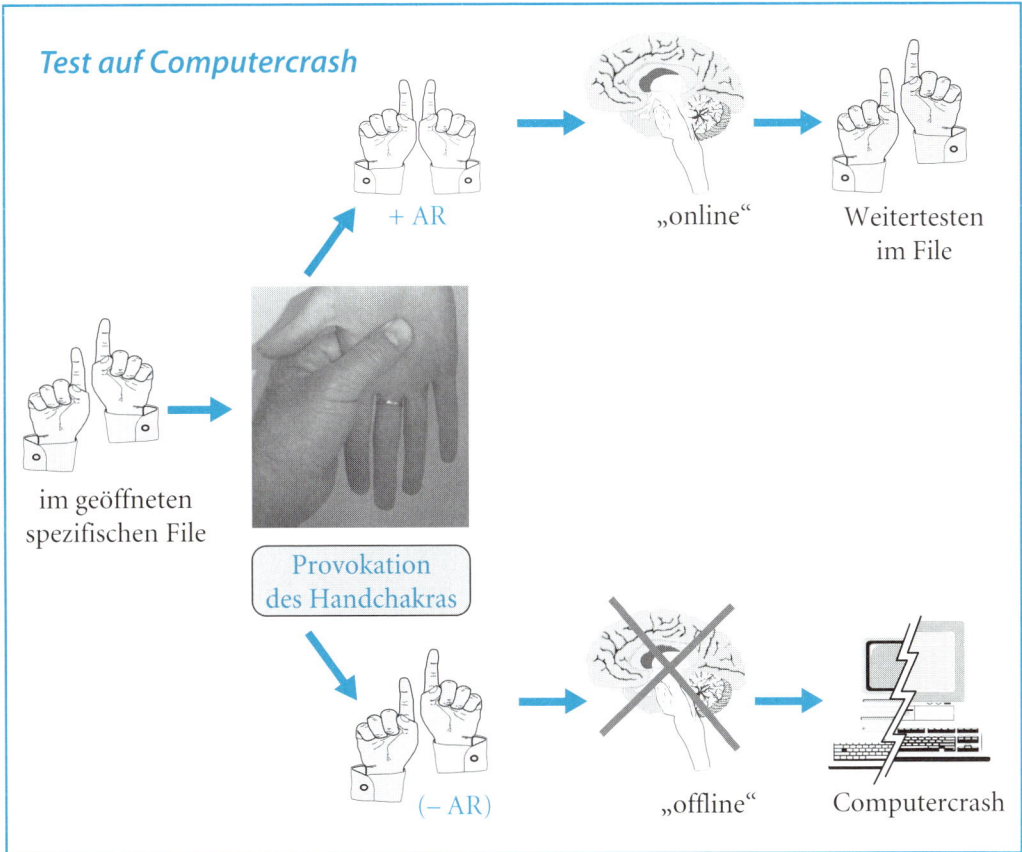

Test auf Computercrash

im geöffneten
spezifischen File

+ AR

„online"

Weitertesten
im File

Provokation
des Handchakras

(– AR)

„offline"

Computercrash

Zusammenfassend lässt sich für einen optimalen Test feststellen:

- Auf der Zugangsebene sollte die Provokation des Handchakras keine Änderung ergeben.
- In einem spezifischen File sollte die Provokation des Handchakras eine Änderung ergeben.

1.5.3 Der Anfangs-Armlängenreflex

Der Anfangs-Armlängenreflex ist ein Zeichen für eine oberflächliche Dysorganisation. Der Getestete zeigt vom Beginn des Testes an eine Armlängendifferenz. Dieser Zustand wird als Ausdruck einer Stressreaktion gewertet. Liegt direkt ein Anfangs-Armlängenreflex vor – sind die Armlängen also unterschiedlich lang –, so zeigt der Getestete eine momentane Stressreaktion:

- Bei diesem Patienten liegt demnach ein akutes Geschehen vor, das augenblicklich nicht in das Gleichgewichtssystem des Organismus integriert werden kann.

- Ein leichter Druck in eine der beiden Handinnenflächen gleicht oftmals den Anfangs-Armlängenreflex aus, da die Aktivierung des Handchakras im Falle des Anfangs-Armlängenreflexes die Integrationsleistung des Gehirns fördert. Der Anfangs-Armlängenreflex verschwindet dann.

- Die Seite, die den Armlängenreflex ausgleicht, wird als „dominante Hand" definiert. Die Therapieebene für diese Anfangsstörung wird mit den Therapiemudras festgelegt (siehe Kapitel 3.5.3). Über die dominante Hand können alle Akutstörungen diagnostiziert werden. Ein Beispiel: Der Kontakt mit einer Ampulle Causticum D30 zeigt eine akute Lebensmittelunverträglichkeit an (siehe hierzu Kapitel 4.3 ff. mit Beispielen).

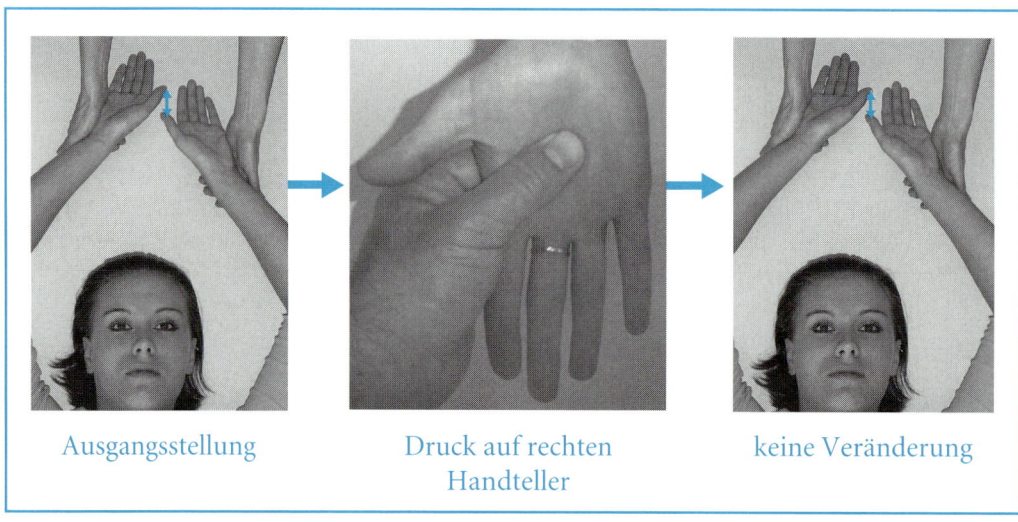

Ausgangsstellung   Druck auf rechten Handteller   keine Veränderung

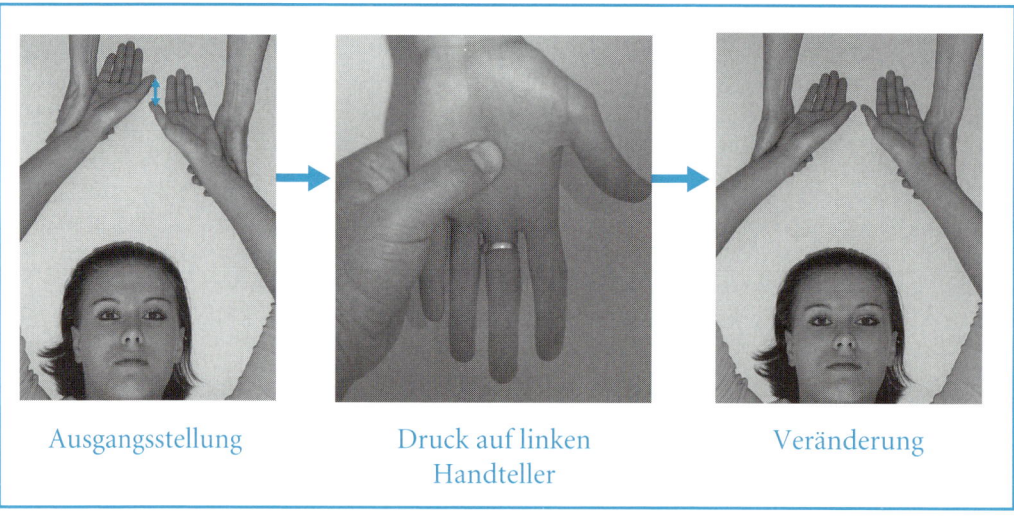

Ausgangsstellung   Druck auf linken Handteller   Veränderung

- Der Anfangs-Armlängenreflex zeigt eine direkte Stressbelastung an. Diese kann mit dem Symptom in Zusammenhang stehen, sie kann aber ebenso gut ein Problem anzeigen, das in keinem direkten Bezug zum Symptom steht. Wie beim versteckten Armlängenreflex sollte diese Problematik auch hier vor der Symptombehandlung beseitigt werden, denn auf der Basis einer anfänglichen Dysorganisation kann kein aussagekräftiger systemischer Test erfolgen.

Dabei ist zunächst unerheblich, ob der rechte oder der linke Arm scheinbar kürzer wird. Die Handinnenfläche, bei deren Testung ein Armlängenreflex ausgelöst wird, gehört zur dominanten Hand (siehe Kapitel 4.2.2). An ihr werden die diagnostischen und therapeutischen Richtlinien festgelegt.

Die Hand, bei der die Aktivierung des Handchakras einen positiven Armlängenreflex ergibt, ist zugleich die Seite, auf der der beste Zugang zum Biocomputer besteht. Deshalb wird die Dominante zum Eingeben von Informationen genutzt. Diese Informationen können Materialien, Filter oder Handmodes sein.

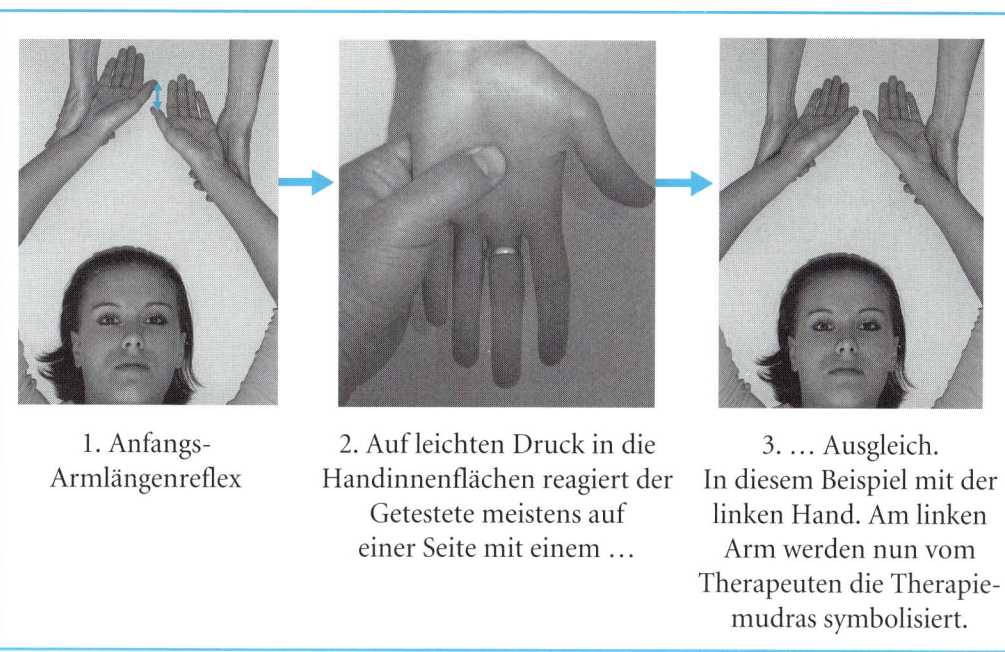

| 1. Anfangs-Armlängenreflex | 2. Auf leichten Druck in die Handinnenflächen reagiert der Getestete meistens auf einer Seite mit einem … | 3. … Ausgleich. In diesem Beispiel mit der linken Hand. Am linken Arm werden nun vom Therapeuten die Therapie-mudras symbolisiert. |

Die Unterscheidung zwischen einem positiven Handchakra auf der Zugangsebene und einem positiven Handchakra in einem spezifischen File herauszuarbeiten, ist ein wichtiger Bestandteil der Prozesse des Armlängenreflex-Tests:

- Ein positives Handchakra auf der Zugangsebene ist ein Hinweis auf das Vorliegen einer akuten Störung. Für einen gut funktionierenden bioenergetischen Test ist dies eher störend.

● Ein positives Handchakra in einem spezifischen File ist ein Hinweis auf eine funktionierende Verbindung zum zentralen Nervensystem, und dies wiederum ist ein Hinweis darauf, dass der Biocomputer über eine gute Resonanzfähigkeit verfügt. Das ist eine Grundvoraussetzung für einen gut funktionierenden bioenergetischen Test.

1.6 Was ist Systemische Kinesiologie?

Statt hier eine historisierende Einführung in die Kinesiologie zu geben, möchte ich mit einem Glossar zur Terminologie der Systemischen Kinesiologie und mit Ausführungen über die Zielsetzung dieses Buches fortfahren. Ich versuche also, auf die Frage „Was ist Kinesiologie?" zunächst eine Antwort zu finden, um mich im Anschluss daran der Frage zuzuwenden, was der Begriff Systemische Kinesiologie beinhaltet.

- **Systemische Kinesiologie ist die Arbeit mit der Energie, die die verschiedenen Funktionsebenen des Menschen – Körper, Seele, Geist – miteinander verbindet.**

Diese die Funktionsebenen verbindende Energie kann man als das wesentliche Agens eines lebenden Organismus beschreiben; ich verstehe darunter ihre Funktion als Informationsvermittler zwischen den einzelnen Bausteinen und Bestandteilen eines lebenden Systems. Je optimaler der Fluss dieser Informationsenergie innerhalb eines Organismus läuft, desto optimaler verläuft die Anpassung des Systems an wechselnde äußere oder innere Bedingungen. In der modernen Regulationsmedizin wird diese Eigenschaft lebender Systeme als Regulationsfähigkeit bezeichnet.

- **Leben heißt, auf Reize zu reagieren und diese möglichst systemgerecht zu regulieren.**

Die Art und Weise, wie ein System auf einen Reiz reagiert, lässt Rückschlüsse auf die Relevanz dieses Reizes für den getesteten Organismus zu. Daher lässt sich mit unterschiedlichen Reizsetzungen eine Art Frage- und Antwortspiel mit den unbewussten Steuerungsanteilen des Organismus aufbauen.

Damit können wir den oben genannten Merksatz sogar noch erweitern:

- **Gesundsein heißt, Reize richtig – also weitestgehend systemkonform – zu regulieren.**

Reagiert ein Organismus mit den passenden Abwehr- oder Stoffwechselleistungen auf einen Reiz, wird dieser vollständig verarbeitet und hinterlässt keine weiteren Spuren im Organismus. Bioenergetische und kinesiologische Teste setzen nun Reize in Form von Informationsimpulsen.

Die postulierte Reaktion auf Informationsimpulse im Rahmen eines kinesiologischen Tests beinhaltet natürlich auch die Frage nach dem Verständnis dieser Informationsimpulse. Mehr dazu in Kapitel 6.4. Es genügt jedoch nicht, einen lebendigen Organismus einem Informationsimpuls auszusetzen. Die Kommunikation, die innerhalb des Organismus stattfindet, muss ebenfalls untersucht werden, damit man sieht, ob der Organismus die Impulse auch versteht. Ein System, das sich in einem Zustand hoher Unordnung befindet, kann Testfragen nur unzureichend in treffende Antwortimpulse umsetzen. Die Systemische Kinesiologie hat sich daher auch dieser Verständnisproblematik anzunehmen.

- Ist der Ordnungsgrad eines Systems gering, dann ist beim betroffenen Organismus „das Maß des Wissens um sich selbst" ebenfalls gering. Diese Situation ist durchaus mit der eines Süchtigen vergleichbar: Der Süchtige wird immer sagen, dass er Schokolade essen möchte, obwohl sie ihm schadet – bis sein System so weit wieder in Ordnung gebracht ist, dass es die schädliche Wirkung der Schokolade „erkennt". Bei rückkoppelnden Testsystemen – wie es die Kinesiologie im Allgemeinen ist – besteht daher ständig die Gefahr, dass das kranke Gewebe seinem „falschen Wissen um sich selbst" entsprechend krankhafte Korrekturen macht:

- „Sick tissue makes sick corrections."

Adaptationen

Anders verhält es sich mit Reiz- oder Stresseinwirkungen, die von den Regulationsleistungen des Körpers nicht kompensiert werden können. Sie stellen einen unverarbeiteten Stresszustand dar, der sich chronifizieren kann und der den Organismus dazu zwingt, sich an das ungelöste Problem so weit anzupassen, dass ein befriedigender Funktionszustand des Organismus dennoch aufrechterhalten wird. Diese Anpassungsreaktionen des Körpers nennt man **Adaptationen** (siehe Kapitel 2.1.2).

Die Adaptationen fordern dem Organismus jedoch ständig Leistungen ab, da dieser den ungelösten und tiefer liegenden Problemen entgegensteuern muss. Die große Verführung der Kinesiologie besteht darin, dass ein hoch irritables, offenes und zudem noch hoch vernetztes System, wie es der menschliche Organismus nun einmal ist, auf unterschiedliche Reize reagiert und dass es daher sehr leicht Testergebnisse produziert. Hierbei besteht die Gefahr, voreilig in den Prozessanteilen der Reizverarbeitung stecken zu bleiben, die jedoch nur die oberflächlichen Projektionen tiefer liegender ungelöster Probleme sind.

Wie die Zinsen, die wir für eine Hypothek zahlen müssen, unser verfügbares Kapital verringern, so schmälern auch die Adaptationen die Verfügbarkeit der freien Informationskapazität. Diese Verfügbarkeit macht die Qualität unseres internen Datenflusses aus.

- **Die Qualität und Intensität des internen Datenflusses bestimmt unsere Gesundheit.**

Biocomputer

Für die Systemische Kinesiologie ist die Frage nach der Qualität des internen Datenflusses wesentlich. Sie übernimmt deshalb die Modellvorstellung des **Biocomputers** (siehe Kapitel 2.1.1) aus Beardalls Clinical Kinesiology, um damit das Problem der internen Datenverfügbarkeit und Datenverarbeitung schematisch fassen zu können.

Dysorganisationen

Folgender Grundgedanke bestimmt dieses Biocomputer-Modell: Sind die verfügbaren Verarbeitungskapazitäten eines Organismus durch die ständige Anhäufung ungelöster Probleme stark limitiert oder verbraucht, so muss der Organismus Notmaßnahmen entwickeln, um die Stabilität des Systems nach außen hin so weit als möglich aufrechtzuerhalten. Solche Notmaßnahmen bezeichnet man in der Systemischen Kinesiologie als **Dysorganisationen.**

Die wichtigsten Dysorganisationen treten in folgenden Formen auf:

Switching-Phänomen und blockierte Regulation

Switching-Phänomen (siehe Kapitel 4.4). Dabei versucht der Körper, die Informationsimpulse trotz ihrer mangelnden Kapazitäten auf umgekehrtem Weg ans Ziel zu bringen. Statt „nein" sagt der Körper „ja", statt „ja" sagt er „nein". Des Weiteren kann eine ständige Überlastung der Informationskreisläufe oder gar eine Erosion der Verbindungswege zu einer energetischen Blockade der Resonanzfähigkeit des Organismus führen. Man bezeichnet einen derartigen Zustand als **blockierte Regulation** (siehe dazu Kapitel 4.5).

Segmentation

Switching und blockierte Regulation sind als relativ oberflächliche Störungen der Informationsverarbeitung innerhalb des Biocomputers anzusehen, weil sie situationsbedingt auftreten. Bei länger andauernden Problemen, die der Organismus aufgrund seiner eingeschränkten Reserven nicht lösen kann, kommt es innerhalb des Informationsverarbeitungssystems des Biocomputers jedoch zu verschiedenen Lösungen. So kann der Biocomputer das Problem in Teilaspekte aufspalten. Die Systemische Kinesiologie benutzt dafür den aus der Clincal Kinesiology stammenden Begriff der **Segmentation** (siehe dazu Kapitel 4.6).

Isolation

Der Organismus findet bei unlösbaren Problemen aber auch noch einen anderen Weg, nämlich den der **Isolation** (siehe dazu Kapitel 4.7). Dies entspricht der Abspaltung oder Verdrängung des Problems.

Segmentierte und isolierte Probleme sind für Testfragen nicht mehr unmittelbar zugänglich. Die Systemische Kinesiologie muss sich also mit Techniken beschäftigen, die segmentierte und isolierte Probleme einem Testzugriff wieder zugänglich machen.

Computercrash

Nicht nur Probleme des Datenflusses, sondern auch Probleme des Zugriffs auf gespeicherte Daten eines lebendigen Systems interessieren die Systemische Kinesiologie: Einen plötzlichen Kollaps der Datenströme während eines Testprozesses bezeichnet man als **Computercrash** (siehe dazu Kapitel 4.1.2.2).

Unter dem Aspekt der internen Datenverarbeitung lässt sich noch Weiteres feststellen: Da die Summe der notwendigen abgelaufenen Adaptationen den augenblicklichen Zustand eines menschlichen Organismus bestimmt, kann dieser zu Fragen seines augenblicklichen Zustandes nur noch innerhalb dieses Rahmens Stellung beziehen.

- **Jede aktuelle Testantwort bezieht sich also lediglich auf Korrekturen der gerade laufenden Adaptation.**

Arbeiten mit Minicomputern

Testantworten, die sich auf diesen Punkt der aktuellen Problembearbeitung beziehen, sind natürlich nicht falsch, aber sie sind immer nur ein Teilaspekt einer Problemlösung. Die Systemische Kinesiologie geht über diesen Punkt bewusst hinaus: Das bedeutet herauszufinden, wie intensiv der Grad der abgelaufenen Adaptationen ist und wo der Körper einmal damit begonnen hat, Adaptionen zu entwickeln. Die Kompensationsleistungen, die der Organismus zum Erhalt seiner biologischen Existenz unter der Einwirkung von Stressfaktoren in Vergangenheit und Gegenwart durchlaufen musste, bauen sich zu einer Adaptationskette auf. Die Systemische Kinesiologie setzt sich daher zum Ziel, den Punkt herauszutesten, an dem die Lösungsstrategien des Organismus zu versagen begonnen haben. Erst von diesem Punkt ausgehend lässt sich eine echte Salutogenese im Sinne einer Heilung entwickeln. Die Technik, wie mit dieser Fragestellung umzugehen ist, besteht in der **Arbeit mit den Minicomputern** nach Beardall (siehe dazu Kapitel 5.1).

Humanökologische Grundlagen der bioenergetischen Teste

Systemische Kinesiologie zu betreiben heißt aber auch, die Verwicklung des Testers in den Testprozess zu bedenken. Wenn wir einen bioenergetischen Test nicht als bloßes Abfragen mechanischer Muskelreaktionen betrachten wollen, müssen wir die Bedingungen, unter denen die energetischen Felder von Getestetem und Tester einfließen, in die Darstellung der Systemischen Kinesiologie einbeziehen. Die **humanökologischen Grundlagen der bioenergetischen Teste** werden in den Kapiteln 2.2 und 2.3 diskutiert.

Einen Zugang zu diesen systemischen Bezügen zu schaffen (und damit einen Einblick in die Art der Problemverarbeitung des Organismus zu gewinnen), ist ein wesentliches Qualitätskriterium eines ausgereiften bioenergetischen Testprozesses.

Deshalb ist es Absicht dieses Buches, kinesiologische Testprozesse so darzustellen, dass eine komplementärmedizinische Systemdiagnose auf allen Ebenen des Organismus erstellt werden kann. Bei sämtlichen chronischen Erkrankungen lässt sich ein Großteil der kinesiologischen Testroutine auf folgende Fragen konzentrieren:

- Wo ist der Punkt, an dem der Körper wirklich die Daten projiziert, die einen gezielten Zugang zu den wesentlichen Lösungsstrategien erlauben?

- Warum ist das System nicht in der Lage, angesichts seiner inneren und äußeren Umgebung in einem stabilen und symptomfreien Zustand zu bleiben?

Die Frage nach der schnellen Symptom-Unterdrückung stellt sich hier allerdings nicht, denn dies bedeutete nichts anderes, als Schulmedizin in ihrer schlechtesten Form mit anderen Mitteln zu betreiben.

In den folgenden Kapiteln werden die Denkmodelle, Inhalte und Vorgehensweisen der Systemischen Kinesiologie prozessorientiert beschrieben.

Modellvorstellungen der Systemischen Kinesiologie: Systemisch, energetisch und humanökologisch

2.1 Pathogenese und Biocomputer

Da der gesamte Bereich der bioenergetischen Teste nur in geringem Maße stofflich-materiell fassbar ist, hat sich die Systemische Kinesiologie mit den funktionellen Grundlagen der bioenergetischen Steuerungsprozesse im Organismus zu beschäftigen. Die in Kapitel 1.1 und 1.2 dargestellte Neurophysiologie der Muskelteste erklärt zwar die Physiologie und Biochemie der Kinesiologie, nicht aber deren Erscheinungsformen, die sich durch die Muskel- und Sehnenreflexe darstellen lassen. Diese Erscheinungsformen kann man als Phänomenologie der Systemischen Kinesiologie bezeichnen. Der geniale A. G. Beardall hat versucht, die in praktischen Untersuchungen erfahrbare Phänomenologie kinesiologischer Teste am Modell eines Biocomputers zu erklären und sie dadurch der medizinischen Interpretation zugänglich zu machen.

2.1.1 Der Biocomputer

Das Funktionsmodell des Biocomputers, mit dem die energetischen Steuerungsprozesse beschrieben werden sollen, ist nur eine hilfreiche Vorstellung. Selbstverständlich ist der menschliche Organismus mehr als nur ein Computer. Dennoch ist dieses Modell hilfreich, um prinzipielle Funktionszusammenhänge innerhalb des Organismus zu verstehen.

Ein Reiz-Reaktions-Modell des Organismus hat sich immer mit dem Problem der Information zu beschäftigen, da jeder physiologische Reiz in Form einer Informationsqualität von der Gesamtheit des Systems erfasst werden muss. Es kommt einem glücklichen Umstand gleich, dass wir mit der Computertechnologie in ein neues Stadium der medizinischen Betrachtungsweise eintreten können. Wer das Gefühl hat, mit dem geschilderten Biocomputer-Modell zu reduktionistisch oder zu abstrakt an ein lebendes System herangeführt zu werden, möge sich Goethes Wort vor Augen halten: „Wäre unser Auge nicht sonnengleich, könnte es die Sonne nicht erkennen."

Sinngemäß kann man Goethes Erkenntnis auf Beardalls Biocomputer-Modell übertragen: „Wären unsere informatorischen Funktionen nicht denen von Computern ähnlich, hätten wir Menschen diese Computer nie erschaffen können".

Der Biocomputer kann als System gedacht werden, das sich aus drei Teilen zusammensetzt:

- einer zentralen Prozesseinheit (CPU, Central Processing Unit), die organisch dem Gehirn entspricht,
- einer Input-Einheit, die dem sensorischen System entspricht, und
- einer Output-Einheit, die dem motorischen System entspricht.

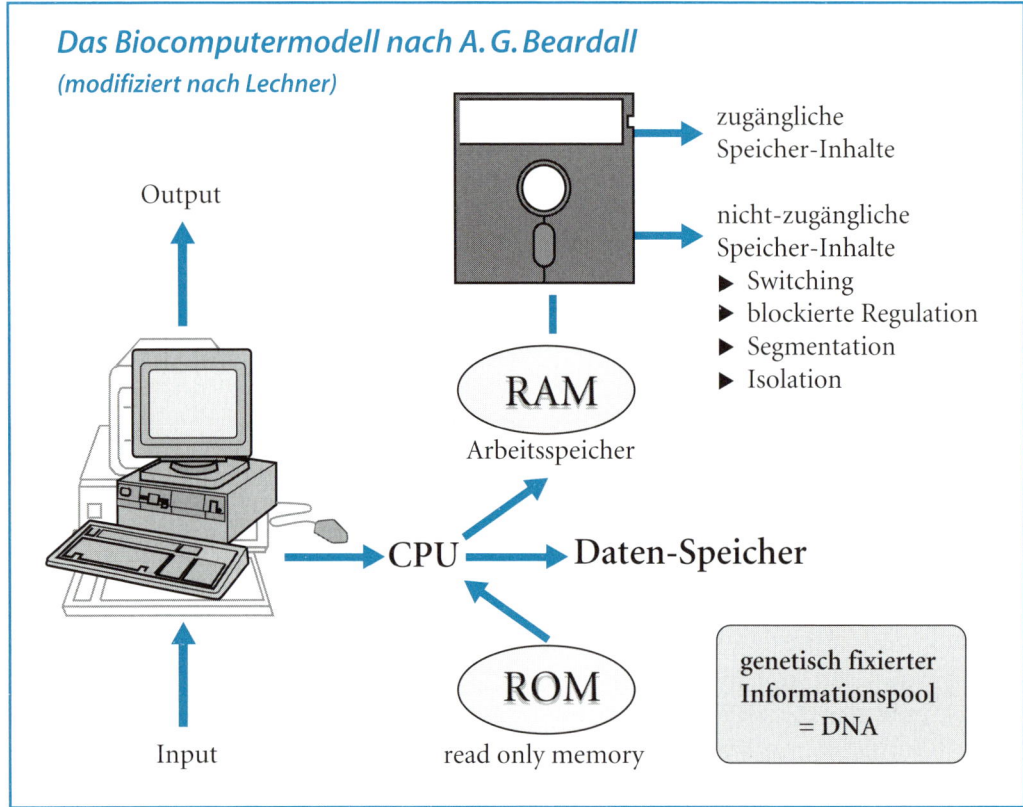

Das Biocomputermodell nach A. G. Beardall
(modifiziert nach Lechner)

Output

zugängliche
Speicher-Inhalte

nicht-zugängliche
Speicher-Inhalte
▶ Switching
▶ blockierte Regulation
▶ Segmentation
▶ Isolation

RAM
Arbeitsspeicher

CPU ⟶ Daten-Speicher

ROM
read only memory

Input

genetisch fixierter
Informationspool
= DNA

Weitere Literatur zum Thema Biocomputer:

Beardall, A. G.: *Clinical Kinesiology.* Portland: Private Publishers 1982.

Lechner, J.: Herd, *Regulation und Information.* Heidelberg: Haug 1998.

Lechner, J.: *Störfelddiagnostik, Medikamenten- und Materialtest, Teil I: Theorie und Praxis des Armlängenreflextests.* Kötzting: Verlag für Ganzheitliche Medizin 1998.

2.1.1.1 Input – Output beim Biocomputer

Die erste Parallele ergibt sich bei der Reizeingabe. Diese erfolgt beim Computer über die Tastatur. Interne und externe Stimuli werden beim Organismus über die Rezeptoren in den Biocomputer eingegeben und vom Gehirn beziehungsweise von der CPU verarbeitet. Die Summe aller sensorischen Organe und der darüber erfolgenden Informationseingabe wird im Biocomputer-Modell als Eingangseinheit oder Input-Unit bezeichnet. Diese kann im Einzelnen bestehen aus:

- Sehne, Faszie, Haut – Sie reagieren auf den Input von Druck und Zug.
- Haut – Sie reagiert auf den Input von Temperatur.
- Photorezeptoren – Sie reagieren auf den Input von Licht.
- Chemorezeptoren – Sie reagieren auf den Input von Geruch und Geschmack.
- akustischen Rezeptoren – Sie reagieren auf den Input von Schall.
- mentalen Rezeptoren – Sie reagieren auf den Input von feinen energetischen Schwingungen.

Das Ergebnis der Tastatureingabe wird bei einem „richtigen" Computer auf dem Bildschirm angezeigt. Demgegenüber wird das Ergebnis der zentralen Reizverarbeitung beim Biocomputer über die Muskulatur, über die Haut und die Meridiane angezeigt. Der Tonus der Muskulatur, die Durchblutungsintensität der Haut und der Hautwiderstand an den Akupunkturpunkten der Meridiane zeigen jedoch lediglich die internen Verarbeitungs- und Regulationsprozesse an.

- Das motorische System (Muskulatur, Durchblutung der Haut) ist die Anzeigeeinheit beziehungsweise die Output-Unit.
- Das epitheliale und muskuläre System sind Anzeigeeinheiten, vergleichbar dem Bildschirm eines Computers, auf dem nach entsprechender Verarbeitung im Zentralprozessor (CPU) des Biocomputers bzw. des Gehirns Information abgelesen werden können. Man bezeichnet die physiologischen Parameter, die in Folge zentraler Verarbeitung auftreten – die Kinesiologie arbeitet mit den wechselnden Spannungszuständen von Sehnen und Muskeln – als Display.
- Das Display der Systemischen Kinesiologie mit dem Armlängenreflex-Test besteht prinzipiell aus den beiden auf S. 56 gezeigten Möglichkeiten.

Unter normalen Umständen wird der Biocomputer sowohl innere als auch äußere störende Einflüsse des Körpers sichtbar auf das epitheliale, vaskuläre oder muskuläre System projizieren.

- Aus dieser Projektion auf die Output-Ebene lassen sich Verarbeitungsprozesse des Biocomputers entschlüsseln und medizinische Rückschlüsse gewinnen.

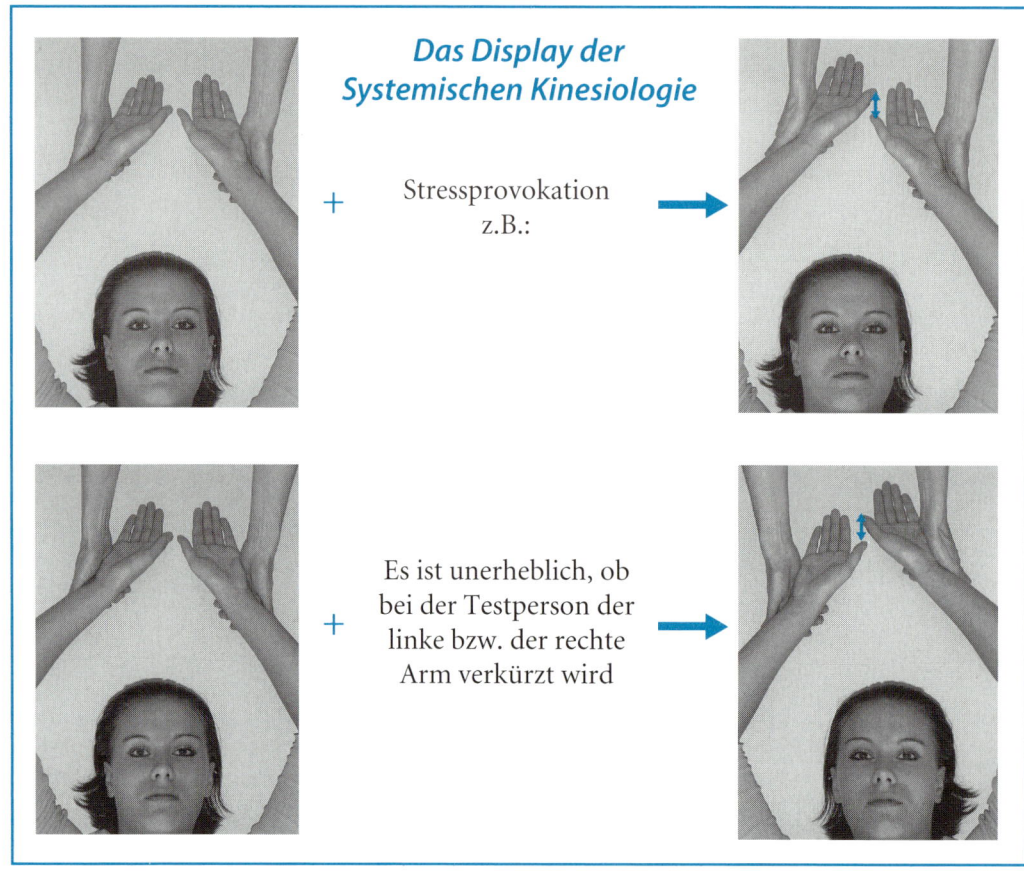

Das Display der Systemischen Kinesiologie

+ Stressprovokation z.B.: →

+ Es ist unerheblich, ob bei der Testperson der linke bzw. der rechte Arm verkürzt wird →

(Siehe hierzu auch Kapitel 3.1)

2.1.1.2 Aktuelle Reizverarbeitung beim Biocomputer

Die aktuelle Datenverarbeitung und Datenprozessierung findet innerhalb des Zentralprozessors des Biocomputers statt. Die CPU, also der Zentralprozessor des Computers, in dem alle Verarbeitungsimpulse zusammenlaufen, lässt sich als anatomisches Korrelat lokalisieren in:

- Cerebellum (Kleinhirn)
- Formatio reticularis (inhibierende und stimulierende Funktion)
- Kortex (Gehirnrinde)
- Medulla oblongata
- Nucleus ruber
- Olive
- Striatum
- vestibuläre Kerne

Diese Arbeitsweisen der CPU werden über kinesiologische Methoden nach außen hin im motorischen System sichtbar. Das Ergebnis der körpereigenen Reiz-, Stress- und Konfliktverarbeitung wird also unmittelbar auf einer Ebene sichtbar, die der objektiven Betrachtung und einer feineren, biofunktionellen Diagnostik über kinesiologische Teste zugänglich ist. Die Qualität und Intensität der aktuellen Reizverarbeitung ist von der Speicherkapazität des Arbeitsspeichers der CPU abhängig: Das Fassungsvermögen dieses Arbeitsspeichers definiert die Menge an verarbeitbarer Information. Man nennt diese Größe die Verarbeitungskapazität des Arbeitsspeichers.

- Bei technischen Computern wird diese Größe als RAM (Random Access Memory) bezeichnet.
- Je größer das RAM, desto mehr Daten können beim technischen und auch beim Biocomputer einer aktuellen systemgerechten Verarbeitung zugeführt werden.

Für alle weiteren Prozesse der Systemischen Kinesiologie ist die Größe des Arbeitsspeichers ein extrem wichtiger Aspekt:

- Aktuell störende Einflüsse, deren Lösung aufgrund eines zu kleinen Arbeitsspeichers nicht unmittelbar möglich ist, müssen zugangsweise von der CPU so umgestaltet werden, dass Veränderungen dieser Informationen entstehen.
- Derartige, aktuell nicht systemgerecht zu verarbeitende Informationen treten in Form von Switching oder blockierter Regulation auf (siehe hierzu Kapitel 4.4 und 4.5).
- Dauerhaft störende Einflüsse, deren Lösung aufgrund eines zu kleinen Arbeitsspeichers auch langfristig nicht möglich ist, müssen von der CPU so verändert werden, dass Deformationen dieser Informationen entstehen. Derartige Deformationen von störenden Informationsinhalten treten in Form von Segmentation oder Isolation auf (siehe hierzu Kapitel 4.6 und 4.7).
- Entstehen während des Testvorgangs aktuell störende Situationen, die wegen eines zu kleinen Arbeitsspeichers nicht unmittelbar aufgelöst werden können, so werden diese Situationen von der CPU dahingehend verarbeitet, dass der aktuelle Testablauf blockiert und ein weiterer Zugriff auf diese Informationen verweigert wird. Eine derartige Zugriffsblockade wird Computercrash genannt (siehe hierzu Kapitel 4.1.2.2).

Ich fasse diese wichtigen Punkte zusammen:

- Aktuelle Verarbeitungsprozesse lassen sich durch einen bioenergetischen oder kinesiologischen Test jederzeit von der CPU abrufen.
- Ist der Arbeitsspeicher der CPU aber sehr klein, muss der Biocomputer – als Notlösung – die Informationen verfälschen oder blockieren, um dem aktuellen Problem ausweichen zu können.
- Wird diese Situation nicht erkannt, werden die Testergebnisse falsch oder nicht passend sein.

2.1.1.3 Speichern des Biocomputers

Informationsverarbeitung lässt sich von Gedächtnisfunktionen, also von Informationsspeicherung, nicht trennen. Wir müssen uns demnach auch mit der Speicherung von Informationen und den verschiedenen Speicherformen in lebendigen Systemen beschäftigen.

Neben dem Arbeitsspeicher der CPU (siehe Kapitel 2.1.1.1) stehen jedem Computer noch zwei qualitativ unterschiedliche externe Speicher zur Verfügung:

- Der ROM-Speicher (Read Only Memory): Im ROM-Speicher sind Informationen abgelegt, die dem Computer einmal eingegeben wurden und die für ihn unveränderlich sind. Sie können nur in der einmal vorgegebenen Art immer wieder gelesen werden.

- Auf biologischer Ebene entspricht dem ROM-Speicher die genetische Information des Menschen, gebunden an die DNS. Dieser Speicher spielt in der Systemischen Kinesiologie unter miasmatischen Aspekten eine Rolle.

- Des Weiteren verfügt der Computer noch über verschiedene Festplattenspeicher, die man auf biologischer Ebene einfach verschiedenen Organen oder Organfunktionen zuordnen könnte. Auf die Festplattenspeicher können jederzeit Informationen aus dem Arbeitsspeicher der CPU geladen werden, oder Informationen können wieder dorthin zurück geladen werden.

- Ein Zugriff auf die gespeicherten Informationen läuft aber nur dann reibungslos ab, wenn diese unverfälscht und somit zugriffsbereit abgelegt worden sind. Befinden sich die Informationen jedoch im Zustand der Segmentation oder Isolation, sind sie nicht zugriffsbereit und deformiert im Sinne ihres echten Informationsgehaltes.

- Wird diese Problemstellung nicht in ein bioenergetisches Testsystem umgesetzt, bleibt dieses zwangsläufig in einer oberflächlichen Reflexologie stecken, die einer differenzierten, medizinischen Betrachtung – insbesondere unter systemischen Aspekten – nicht gerecht werden kann. Deshalb integriert die Systemische Kinesiologie ein hoch differenziertes Modell von Informationsspeicherung und adaptativer Informationsverarbeitung in ihre Testprozesse, und zwar in Form der Modellvorstellung des Biocomputers.

- Da die Systemische Kinesiologie also von einem hoch differenzierten Modell ausgeht, führt dies zu einer Kritik an anderen bioenergetischen Testverfahren. Diese Kritik bezieht sich auf das potenzielle Theoriedefizit, was die Informationsspeicherung und adaptative Informationsverarbeitung in diesen Testverfahren anbelangt.

2.1.2 Die Adaptation

Es ist ein Kennzeichen alles Lebendigen, sich mit Reizen oder mit Stress auseinander zu setzen. Vereinfacht kann man sagen:

- Leben heißt, sich mit Reiz oder Stress auseinander zu setzen.
- Gesundsein heißt, sich im Sinne der Systemerhaltung erfolgreich mit Reiz, Stress oder Challenge auseinanderzusetzen.
- Kinesiologie ist nichts anderes als die Fähigkeit, die systemerhaltende oder systemgefährdende Qualität von Reizen zu unterscheiden.

Stress ist allerdings auch ein natürlicher Bestandteil unseres Lebens als Stimulus zur Weiterentwicklung biologischer Systeme. Die Reaktionen des Körpers auf Stress können prinzipiell in zwei Stadien eingeteilt werden:

- Die Phase des Widerstands und der Kompensation des Stresses, in der der Körper einen normalen Heilungskreislauf zeigt und in dessen Folge der Organismus eine größere Widerstandskraft gewinnt und mehr Kenntnis über sich und seine Umgebung sammelt (Training).
- Die Phase der Adaptation und der Verarbeitung des Stresses durch systemische Anpassung. Diese Phase verläuft in einer bestimmten Reaktionskaskade:

▶ Akutstadium

Wenn eine Verletzung nicht gelöst werden kann, da zum Widerstand nicht alle essentiellen Komponenten zur Verfügung stehen, nimmt der Organismus einen Wartezustand ein. Damit geht die Verletzung in eine neue Dimension der Stressbewältigung über; klinisch ist dieses Stadium immer das Akutstadium einer Krankheit. Gleichzeitig ist dies auch das erste sichtbare Stadium einer Krankheit mit offensichtlichen Entzündungen, Schwellungszuständen und heftigen Schmerzen.

- In der Systemischen Kinesiologie entspricht dies der Situation des Anfangs-Armlängenreflexes (siehe Kapitel 1.5.3 und 4.3).

▶ Chronisches Stadium

Im chronischen Stadium ist der auffällige Schmerz verschwunden, weil sich der Körper erfolgreichen Adaptationen unterworfen hat. Der Patient klagt gelegentlich über dumpfe Sensationen, stumme Schmerzen und einen beginnenden Verlust an Energie und physischer Leistungsfähigkeit. Die Adaptationen und damit die Einschränkungen können aber sehr spezifisch sein und bedeuten nicht notwendigerweise einen erheblichen Umbruch in der Gesamtvitalität.

- In der Systemischen Kinesiologie entspricht dies einer normalen Testsituation.

▶ Stadium der Erschöpfung

In diesem Stadium ist das Gewebe erschöpft und unfähig, genügend Energie und Stoffwechselintensität aufrechtzuerhalten. Auch durch Ruhe ist ein Erholungszustand nicht wieder herstellbar. In diesem Stadium sind Funktion und Vitalität eingeschränkter als im chronischen Stadium, aber die betroffenen Gewebeanteile befinden sich noch nicht im Zustand der Degeneration.

● In der Systemischen Kinesiologie entspricht dies einem Switching (siehe Kapitel 4.4) oder einer blockierten Regulation (siehe Kapitel 4.5).

▶ Degeneratives Stadium

In diesem Stadium ist die Wiederherstellung der Gesundheit für die meisten Patienten sehr erstrebenswert. Es bedarf jedoch langer Zeit und ständiger Behandlung, um das geschädigte Gewebe oder Organ wieder zu seiner ursprünglichen Kraft und Regulationsfähigkeit zurückzuführen. Der betroffene Zellstoffwechsel kann sich nicht über Nacht verändern und nur langsam werden die Zellen ihren funktionellen Zustand ändern und steigern. Körperliche und psychische Kräfte werden dadurch erschöpft. Patienten im degenerativen Stadium können deshalb ohne ersichtlichen Grund sehr emotional reagieren.

● In der Systemischen Kinesiologie entspricht solch ein Zustand einer Segmentation (siehe Kapitel 4.6).

▶ Desintegratives Stadium

In diesem Stadium wird auch der geistige und mentale Anteil des Menschen in die Adaptationskette miteinbezogen. Nur der Wille des Geistes hält das Gewebe noch davon ab zu sterben. Im Gewebe selbst ist keinerlei Vitalität mehr, es ist degeneriert und befindet sich in einem Zustand, der durch die Bereitschaft zum Sterben gekennzeichnet ist. Diese Zustandsbeschreibung bezieht sich nicht notwendigerweise auf den gesamten Organismus, sondern sie kann sich auch nur auf einen vollständig isolierten Teilbereich des Organismus beziehen.

● Die Systemische Kinesiologie bezeichnet einen solchen Zustand als Isolation (siehe Kapitel 4.7). Möglicherweise können desintegrierte Teile des Organismus nicht mehr auf natürlichem Weg in die Gesamtorganisation zurückgeführt werden. Sie müssen dann chirurgisch entfernt werden.

● Aus der Sicht der Systemischen Kinesiologie bedeutet dieser Prozess die Bahnung eines Tumors.

Adaptation bedeutet also immer, dass ein ungelöstes Problem vorliegt, dessen Chronifizierung den Körper zu weiteren Anpassungsreaktionen zwingt, ohne einer Lösung des ursprünglichen Problems nahe zu kommen. Adaptation ist also nie das eigentliche Problem, sondern lediglich die Kompromissbildung, zu der der Körper gezwungen wurde, um damit sein systemisches Gleichgewicht wenigstens halbwegs aufrechtzuerhalten.

Das Phänomen der Adaptation lässt sich unter den Aspekten der Systemischen Kinesiologie folgendermaßen zusammenfassen:

- Ziel der Systemischen Kinesiologie ist, Symptome nicht mit Ursachen und Ursachen nicht mit Adaptationen zu verwechseln. Das Mittel hierzu ist die Verwendung des Adaptations-Modes nach A. G. Beardall (siehe Kapitel 2.1.3).

- Ziel der Systemischen Kinesiologie ist, den Punkt herauszufinden, an dem die Adaptationskaskade ihren Anfang genommen hat. Das Mittel hierzu ist das systemische Minicomputer-Clearing (siehe Kapitel 5.1).

- Ziel der Systemischen Kinesiologie ist, die Widerstandskräfte des Organismus zu messen und zu vermehren, ohne lediglich innerhalb der adaptativen Prozesse zu testen oder diese gar zu verstärken. Denn Adaptationen führen letztlich zur Gewebserschöpfung und zum Tod.

Der Organismus sucht sich immer den wirkungsvollsten Weg, um sein Leben aufrechtzuerhalten und zu verlängern. Finale Bezugsgröße der Funktionsabläufe innerhalb des Organismus ist aber nicht das Wohlbefinden des Patienten, sondern die Überlebensfähigkeit des biologischen „Systems Mensch". Diese Einstellung bringt auch eine veränderte Haltung der Systemischen Kinesiologie zum Symptom mit sich:

- Der Körper ist kein System zum Wohlbefinden, er ist ein Überlebens-System.

Um diese Überlebensfähigkeit zu sichern, geht der Körper in Stress-Situationen, die augenblicklich nicht zu lösen sind, funktionelle Kompromisse ein – also Adaptationen. In bestimmten Situationen kann dies auch zum existentiellen Nachteil eines lokalen Gewebsanteils oder Organs geschehen.

- Da das primäre Interesse des Körpers im Überleben als Ganzes besteht, mindert er durchaus lokale Funktionen, um den Körper am Leben zu halten.

Wegen diesen Notmaßnahmen in Form von Adaptationen kann der Organismus spezifische Reaktionsmuster entwickeln, die beim Betroffenen nicht immer auf Zustimmung stoßen müssen.

- Die Systemische Kinesiologie versucht deshalb, den Blick weg vom Symptom und hin zur primären Ursache der Läsionskette zu richten.

Symptome entstehen erst, wenn ein Reiz nicht mehr in Form eines lokalen Adaptations-Syndroms (LAS) verarbeitet werden kann. Es kommt dann zum nächsten Schritt in der kybernetischen Reaktionskette des Organismus. Zum Beispiel kann es aufgrund einer verminderten lokalen Abwehrfähigkeit zum generalisierten Adaptations-Syndrom (GAS) kommen, an dem dann auch zentrale Strukturen beteiligt sind.

- Wenn der einfließende Reiz nicht über ein LAS verarbeitet werden kann, geht der Körper über ein GAS „in Adaptation" (siehe Kapitel 1.3).
- Das Symptom, unter dem der Patient leidet und auf dessen Beseitigung die Therapie des Arztes abzielt, ist letztlich immer eine Form von Adaptation.

Es sind auch nicht schmerzende oder unmittelbar spürbare Formen der Adaptation möglich; in irgendeiner Form wird aber früher oder später jede Adaptation ein Symptom erzeugen, das Ausdruck einer Verschiebung und der nicht geglückten Form der Reizverarbeitung ist.

Wichtig für das Verständnis des Folgenden ist, dass bei bereits vorliegender Adaptation jeder weitere einfließende Reiz so vom Regelsystem des Körpers beantwortet wird, dass er zu der vorhandenen Adaptation passt. Schädigende Einflüsse können symptomlos verarbeitet werden, wenn sie in den vorliegenden Rahmen bereits vorhandener Adaptationen eingearbeitet werden.

- Genauso können umgekehrt therapeutische Maßnahmen eine massive Symptomatik auslösen, wenn sie den Körper dazu zwingen, aus einer Adaptationskette herauszutreten und zu seiner ursprünglichen Situation zurückzukehren.

Ein Beispiel: Die Korrektur der Kauebene durch einen neuen Zahnersatz kann Probleme mit sich bringen, da dieser nicht zur alten, wenngleich pathologischen Situation des Kraniums, der Schulter und des Beckens passt.

Aus der Perspektive der Systemischen Kinesiologie kann man zusammenfassen:

- Die therapeutische Beseitigung des Symptoms bedeutet nicht, dass damit auch die Ursache beseitigt ist, die den Organismus zu eben dieser Adaptation gezwungen hat.
- Sehr wahrscheinlich wird der Organismus gezwungen sein, sich nach der ersten Symptombeseitigung ein anderes Symptom als Ausdruck der nach wie vor bestehenden Adaptation zu suchen.
- Krankheitsprozesse sind eher Lösungen oder Lösungsversuche, und nicht die Ursache.
- Grundsätzlich gilt: Je mehr Adaptationen der Körper machen muss, desto stärker werden weitere Funktionen der Informationsverarbeitung geschwächt.
- Die Beseitigung eines Symptoms bedeutet noch keine Heilung.

Krankheit tritt nie spontan auf. Sie ist das Ergebnis von Stressreaktionen, die über eine längere Zeit bestehen. Diese Stressreaktionen können physischer, toxischer oder emotionaler Natur oder auch ernährungsbedingt sein.

Der Aspekt der chronischen Belastung ist bei der Betrachtung biologischer Regelsysteme unerlässlich, denn gerade die chronische Reizeinwirkung pervertiert die Antwortreaktionen des Organismus in dem Sinne, dass dadurch Switching, blockierte Regulation, Segmentation oder Isolation auftreten können.

Adaptation bedeutet immer, dass eine nicht systemgerechte Verarbeitung der Reizinformation stattfindet. Sie ist immer nur der kompromissbeladene Versuch, einen Ausweg aus einer nicht lösbaren Reizsituation zu finden. Als Folge dieses Kompromisses beginnt der Organismus, ganz oder teilweise unökonomisch zu arbeiten. Dadurch stößt er früher an das Leistungslimit seiner Informationsverarbeitung.

2.1.3 Testen auf Adaptation

Im Sinne unserer vorausgegangenen Ausführungen zur Systemischen Kinesiologie ist es wichtig zu wissen, ob beispielsweise eine positive Therapielokalisation tatsächlich die Ursache des Problems ist oder ob sie lediglich eine Adaptation, also nur die Projektion eines ungelösten Problems ist, das an ganz anderer Stelle zu suchen ist.

Zur Klärung dieser Frage hat Beardall den Biocomputer-Adaptations-Mode in den Testprozess seiner Clincal Kinesiology eingeführt. Ich habe ihn in die Systemische Kinesiologie übernommen:

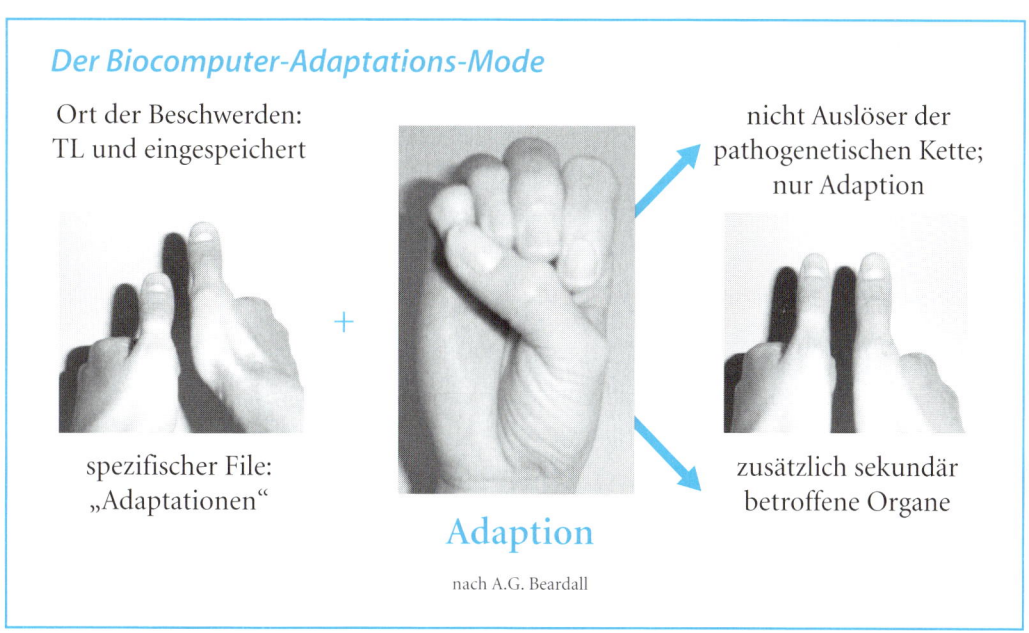

Der Biocomputer-Adaptations-Mode

Ort der Beschwerden:
TL und eingespeichert

nicht Auslöser der
pathogenetischen Kette;
nur Adaption

+

spezifischer File:
„Adaptationen"

zusätzlich sekundär
betroffene Organe

Adaption

nach A.G. Beardall

Man kann mit dem Adaptations-Mode innerhalb eines Organs zweierlei feststellen:

- Ist das getestete Organ der Ort der Beschwerden, kann bei positivem Ansprechen des Modes bestimmt werden, ob diese Beschwerden nur Folge einer Adaptation sind. Ist dies der Fall, wäre dieses Organ nicht der Ursprung der Beschwerden; seine Behandlung wäre rein symptomatisch orientiert, würde aber den eigentlichen Auslöser der pathogenetischen Kette nicht berühren. Eine kausale Behandlung würde dadurch verfehlt werden.

- Werden innerhalb eines spezifischen Files Adaptationen getestet, kann herausgefunden werden, welche Organe sich im Adaptations-Zustand befinden. So kann also ermittelt werden, welche Organe neben ihrer primären Läsion zusätzlich noch sekundär betroffen sind.

2.1.4 Progrediente Aktivierung der Minicomputer

Im weiteren Verlauf einer Adaptationskette vom akuten zum subakuten und vom chronischen zum degenerativen Status erfolgt ein zunehmender Verlust von Leistungsfähigkeit, da der Organismus versucht, den Stressor in andere Teile des Organismus mit einzubinden, um die Last gleichmäßiger zu verteilen. Das Ergebnis sind dann gesunde Organe in einem Teil des Körpers, während andere Teile geschwächt und mehr und mehr dem Krankheitsgeschehen unterworfen sind.

Bei dem Versuch, zunehmend andere Körperteile in die Lösungsversuche von Problemen einzubinden, aktiviert der Organismus immer höhere Funktionsschichten. Diese Funktionsschichten wurden von Beardall als die fünf Minicomputer-Ebenen beschrieben. Je ungelöster und länger andauernd ein Problem ist, umso höhere Ebenen der Minicomputer werden zum Lösungsversuch herangezogen.

Es kommt daher zu einer progredienten Aktivierung der verschiedenen Minicomputer: Wichtig für das Verständnis des mehrschichtigen Biocomputermodells nach Beardall ist der Ablauf der Adaptionsprozesse in Form der unten aufgeführten progredienten Aktivierungen der Minicomputer. Dies führt zu einem zunehmenden Ablauf der Adaptationskette bei nicht zu verarbeitenden Stressoren:

Reaktionsebene 1: Lokal-Computer/Kinetischer Computer
> Lokales Netzwerk.
> Die Zellen helfen sich gegenseitig mit vorhandenen Ressourcen zur
> Stressbewältigung.
> Das nächsthöher organisierte Netzwerk ist:

Reaktionsebene 2: Spinal-Computer
> Über die Steuerung der Verdauung werden essentielle Nahrungsbestandteile
> angefordert.
> Das nächsthöher organisierte Netzwerk ist:

Reaktionsebene 3: Endokriner Computer
> Er greift auf die hormonelle Vernetzung zurück.
> Das nächsthöher organisierte Netzwerk ist:

Reaktionsebene 4: Primär-Computer
> ZNS-Funktionen werden in das Stressgeschehen mit eingebunden.
> Das nächsthöher organisierte Netzwerk ist:

Reaktionsebene 5: Master-Computer
> Höhere Ebenen des Selbst werden in das Stressgeschehen eingebunden.

Der erste Schritt in einem Adaptationsprozess betrifft das Netzwerk der Lokal-Computer. Auch wenn Zellen nicht normal sind, so sind sie doch unter Kontrolle, und das Gewebe befindet sich in einem Zustand organisierter Integration. Dennoch benötigen Zellen und lokal geschädigtes Gewebe in diesem Heilungsstadium Unterstützung. Im Netzwerk der Lokal-Computer werden ihre Bedürfnisse registriert; allerdings stehen die wesentlichen Komponenten zur Kompensation zur Verfügung.

Genügt die Aktivierung der Lokal-Computer nicht, werden die nächsthöher organisierten Spinal-Computer in das Verletzungsgeschehen eingebunden. Die Nachfrage nach Hilfe führt zu einer vermehrten Bereitstellung essentieller Nahrungsbestandteile über den Spinal-Computer.

Als dritte Stufe einer fortschreitenden Adaptationskette kann der Organismus die Funktionen der endokrinen Computer in das Verletzungsgeschehen einbinden.

Werden zunehmend höhere Stufen der Minicomputer notwendig, um den Stress einer adaptativen Bearbeitung zuzuführen, werden die Primär-Computer aktiviert, die den ZNS-Funktionen entsprechen.

Treten die Probleme zur Adaptation in einen tiefer liegenden mentalen Bereich ein, wird der Master-Computer in die Adaptationsketten miteinbezogen. Der existentielle Bereich des Lebenswillens ist damit als höchste Ebene der Funktionsketten betroffen.

- Zusammenfassend lässt sich zu den Minicomputern feststellen: Die Minicomputer bieten eine einzigartige schematische Möglichkeit, in die verschiedenen Stadien der Krankheitsentwicklung Einblick zu gewinnen.

Durch sie hat die Systemische Kinesiologie die Chance, von einer oberflächlichen Symptomatologie zu einem systemischen Einblick in die Pathogenese zu kommen.

Erst die Beachtung der Stadien der Pathogenese ermöglicht eine systemgerechte Rückentwicklung der Stressorentwicklung im Sinne einer Salutogenese.

In Kapitel 5 wird die Arbeit der Systemischen Kinesiologie mit den Minicomputern ausführlich behandelt.

2.2 Sensorik des bioenergetischen Testens

Das Phänomen des bioenergetischen Testens besteht, seit der Mensch mit Wünschelrute und Pendel auf die Suche nach dem Unsichtbaren – etwa nach Erdmagnetfeldern, Wasser- oder Erzadern – gegangen ist. Die Frage, warum bestimmte Tempel und Kirchen gerade an diesem und nicht an einem anderen Ort gebaut wurden, und die Tatsache, dass mittelalterliche Darstellungen zeigen, wie mit Wünschelruten Erz- und Silberadern gesucht wurden und dass selbst beim Bau der Münchner U-Bahn nur ein Wünschelrutengänger den Einbruch einer Wasserader in die Tunnelröhre verhindern konnte, lassen nur einen Schluss als anthropologische Konsequenz zu: Der Mensch besitzt sensorische Fähigkeiten, die über seine fünf Sinne hinausgehen. Mit Hilfe seiner sensorischen Fähigkeiten ist er in der Lage, seine Diskriminationsfähigkeit über Sehen, Hören, Riechen, Fühlen und Schmecken hinaus zu entwickeln.

Diese Fähigkeiten machen sich auch Therapeuten im medizinischen Bereich in Form von bioenergetischen Testen zu Nutze, wobei die verschiedenen Schulen eine Vielzahl an unterschiedlichen Gerätschaften (etwa bei den elektronischen Messgeräten) und Vorgehensweisen (zum Beispiel die Interpretation von Muskel- und Sehnenreflexen) entwickelt haben und benutzen.

Die Systemische Kinesiologie mit dem Armlängenreflex-Test kann insofern als metasensorisches Testsystem bezeichnet werden. Im Folgenden soll ein Funktionsmodell des bioenergetischen Testens entwickelt werden, mit dem Defizite in der kritischen Auseinandersetzung geschlossen werden sollen. Im Interesse der Patienten sollen damit auch die Abgründe, die durch die mangelnde Akzeptanz der Systemischen Kinesiologie aufgerissen worden sind, ein Stück weit überbrückt werden. Dem Vorwurf und der Gefahr eines stark reduktionistischen Denkansatzes bin ich mir bewusst.

2.2.1 Das Primärfeld

Wenn man davon ausgeht, dass nach einer Therapielokalisation beispielsweise eines schmerzenden Ellenbogens ein vorher starker Muskel plötzlich schwach wird, so kann man das unter Verweis auf die Reflexe oder die Schmerzsensorik erklären. Viel eindringlicher ist aber die Erklärung, dass durch die Berührung eines schmerzenden oder krankhaften Areals im Informationsverarbeitungssystem des Körpers gleichsam ein Hebel umgelegt wird.

Dieses Umlegen eines Hebels macht dem Körper das Problem mit dem Ellenbogen bewusst. Er gewinnt dadurch sozusagen das „Bewusstsein" seiner Ellbogenproblematik zurück. Diese Bewusstheit ist hier allerdings gleichbedeutend mit einer Aktivierung bestimmter Gehirnareale, so wie jeder spezifische Gedanke auch ein bestimmtes Gehirnareal aktiviert.

Derartige Aktivierungen lassen sich messtechnisch über EEGs leicht in Form von Gehirnströmen darstellen. Jede dieser Aktivierungen erzeugt ein Gedankenfeld – physikalisch selbstverständlich, denn wo ein elektromagnetischer Strom ist, da ist auch ein Feld –, dessen Energie durchaus in der Lage ist, die Begrenztheit des physischen Körpers zu überwinden und nach außen zu treten.

Eine Lösung des oben genannten Ellenbogen-Problems ist aber damit nicht verbunden: Denn bis jetzt ist durch die Therapielokalisation noch kein diagnostischer Zugang zum Problem geschaffen worden. Hierfür ist es notwendig, die Kennung dieses Feldes – also seine medizinische Charakteristik – zu dekodieren. Die Erfahrung zeigt, dass diese Dekodierung über die Resonanzbildung mit anderen Feldern gleichen Inhalts erfolgen kann.

Tritt nun ein weiteres Feld auf, dessen Inhalt bekannt ist und das aufgrund der Inhaltsgleichheit mit dem vorigen Feld in Resonanz tritt, können die Inhalte des Primärfeldes entschlüsselt werden. Die Frage ist dann, woher dieses Dekodierungsfeld kommt. Nach allem, was wir empirisch über bioenergetische und kinesiologische Teste wissen, sind diese nur durchführbar, wenn ein Tester beteiligt ist, der es versteht, ein derartiges Dekodierungsfeld mit entsprechenden Resonanzqualitäten zu erzeugen.

Nur ein zweiter menschlicher Organismus, der mit der gleichen Intensität in den Test verwickelt ist oder der sich wie der getestete Patient darin einbinden lässt, scheint in der Lage zu sein, biologisch oder bioenergetisch gleichwertige Felder zu erzeugen, die relevante Resonanzqualitäten aufweisen.

Voll, der mit seiner Elektroakupunktur als einer der Ersten bioenergetische Medikamenteteste weitgehend systematisiert hat, sprach ursprünglich immer von einem „sympathischen Medikamententest". Wären Messungen von schwachen Muskeln, die nach Applikation eines Homöopathikums sofort stark werden, in reproduzierbarer Form möglich, so wäre der kinesiologische Muskeltest eine wissenschaftlich anerkannte Methode.

An diesem Punkt, nämlich der Erzeugung eines solchen Dekodierungsfeldes, setzt meine Theorie der bioenergetischen Testmedizin an. Alle weiteren diagnostischen Schritte, die im Anschluss an die oben erwähnte Therapielokalisation durchgeführt werden, dienen nur einem Zweck: der Schaffung dieses spezifischen Dekodierungsfeldes, dessen Feldinhalt durch verschiedene Maßnahmen „imprägniert" oder spezifiziert werden kann. Solche Maßnahmen und Reize sind üblicherweise

- **das Auflegen einer Medikamentenampulle allopathischer oder homöopathischer Art,**
- **weitere Therapielokalisationen,**
- **die Ausformung von Handmodes und**
- **Visualisationen von Gefühlen und Gedanken** (siehe dazu auch Kapitel 1.4.1).

Die nächste Frage, die sich zu einer seriösen Betrachtung der Testphänomenologie auftut, lautet, was und welche Kraft oder Energie das Feld des Patienten so imprägniert, dass eine spezifische Resonanz auftreten kann. Ist es möglich, dass ein Organismus aus einem Berg von 20 Medikamentenschachteln, die auf dem Bauch des Patienten aufgetürmt werden, kraft seiner inneren kognitiven Valenz diejenige Ampulle herausfindet, die seinen Muskel wieder stark werden lässt? Hier mit „innerem Wissen" oder „impliziter Weisheit" des Organismus zu argumentieren, böte zwar eine mögliche Erklärung, aber die würde nur weitere Erklärungsdefizite schaffen. Zum Beispiel dieses: Es ist bekannt, dass verschiedene Tester regelmäßig unterschiedliche Testergebnisse erzielen. Glückliche Ausnahmen liefern keine Beweise für eine doch vorhandene Objektivität dieser Testverfahren, denn sie sind lediglich ein Hinweis darauf, dass zwei verschiedene Personen in der Lage sind, sich ähnlich strukturierter Dekodierungsfelder zu bedienen. Weitaus näher liegend ist die Hypothese, dass der Tester stets selbst das Dekodierungsfeld spezifiziert, ungeachtet welche Therapielokalisation, welchen Handmode und welches Medikament er auch immer auflegen mag.

Ein Beispiel: Der Tester „weiß" im Augenblick des Auflegens der Ampulle „Arnika", dass der Inhalt dieser Ampulle Arnika ist. Die Entscheidung, „Jetzt versuche ich es einmal mit der Ampulle Arnika" (oder „Jetzt versuche ich es mit dem Allergie-Handmode"), begleitet vom Auflegen der Ampulle (oder der Ausformen des Allergie-Handmodes), aktiviert selbstverständlich bestimmte Gehirnareale des Testers. Es entsteht ein spezifisches Gedankenfeld, welches das Primärfeld überlagert.

Stimmt das Primärfeld – also das Feld der Therapielokalisation des Patienten-Ellenbogens – mit dem Dekodierungsfeld – das vom Tester mit Hilfe der Testampulle oder des Handmodes generierte Gedankenfeld – inhaltlich überein, entsteht Resonanz. Diese Resonanz zeigt die Inhaltsgleichheit von Primär- und Dekodierungsfeld an und führt zu einem vorübergehenden Zusammenbruch oder zu einer in Sekundenschnelle erlebbaren Aufhebung des Primärfeldes im Sinne eines Löschungsphänomens. Daraus geht die Änderung des bioenergetischen Zustands des Patienten und die vom Tester erlebbare sensorische Unmittelbarkeit des Tests hervor. Diese zeigt sich in Form von veränderten Hautwiderständen an Akupunkturpunkten (EAV, BFD, VEGA-Test), als veränderte Muskelreflexe (in der Kinesiologie) und als veränderte Sehnenreflexe (beim Armlängenreflex-Test).

Da der initiale Schritt zur Generierung des Primärfeldes die Therapielokalisation war, mit der nachfolgend der Muskelreflex geschwächt wurde, wird dieser Muskelreflex jetzt wieder im umgekehrten Sinne stark. Die Feldresonanz von Arnika hebt das Gedankenfeld Ellenbogen wieder auf und die Reflexsituation geht wieder in ihre neutrale Ausgangslage zurück. In diesem Moment jedoch liegt die Diagnose beziehungsweise die Therapie sichtbar und spürbar vor unseren Augen. Der Prozess, in dem das Dekodierungsfeld formatiert wird, entspricht inhaltlich der Kennung des Primärfeldes, oder anders ausgedrückt: Arnika ist das Therapeutikum für den Ellenbogenschmerz.

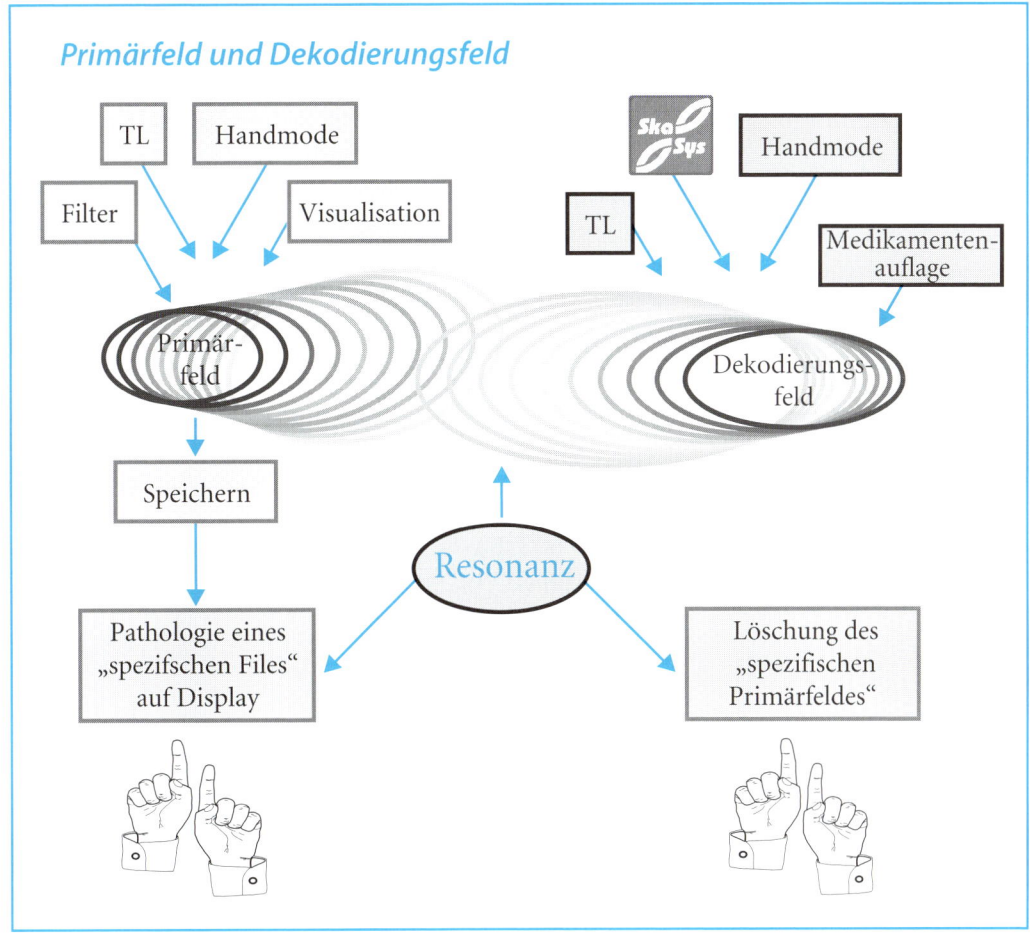

Primärfeld und Dekodierungsfeld

TL | Handmode

Filter | Visualisation

Ska Sys | Handmode

TL | Medikamenten-auflage

Primär-feld

Dekodierungs-feld

Speichern

Resonanz

Pathologie eines „spezifschen Files" auf Display

Löschung des „spezifischen Primärfeldes"

2.2.2 Das Dekodierungsfeld

Das Dekodierungsfeld an sich ist von weiteren Bedingungen abhängig. Wie oben bereits angedeutet, muss in einer bioenergetischen Testanordnung neben dem zu testenden Patienten auch eine bestimmte Technik vorhanden sein, mit der die „Sprache des Unbewussten" (also die Testreaktionen wie etwa Muskelreflexe oder Hautwiderstandsmesswerte) abgerufen werden kann. Es bedarf auch einer bestimmten Technik, mit deren Hilfe die Kennung sowohl des Primär- als auch des Dekodierungsfeldes definiert werden kann (Medikamente, Therapielokalisationen, Visualisationen von Gedanken und Gefühlen, Handmodes usw.). Außerdem muss eine weitere Humankomponente gegeben sein, durch die ein resonanzfähiges Dekodierungsfeld generiert werden kann. Dies ist in der Regel die Person des Testers.

Das vom Tester zu generierende Dekodierungsfeld ist, was seine Stärke und die Präzision der Kennung betrifft, eine Größe, die die Qualität des Testes beeinflusst. Wir nähern uns hier einem Phänomen an, das Rupert Sheldrake als morphisches Feld bezeichnet hat. Kurz und vereinfachend gesagt, je mehr Menschen in der Gegenwart oder Vergangenheit an den gleichen Gedankenfeldern arbeiten oder gearbeitet haben, desto leichter fällt es anderen Menschen, sich in dieses präformierte Gedankenfeld einzuklinken und davon zu profitieren, beispielsweise in Form von Lernprozessen.

Übernimmt nun ein Tester als Schüler bestimmte Kennungs-Techniken von einer bereits existierenden Schule, wird er leichter ein genauer definiertes und stärker ausgeprägtes Dekodierungsfeld aufbauen können, als wenn er dieses Feld als Erster und ohne die morphische Unterstützung machen könnte. Die Übernahme bestehender Feldinhalte hat den Vorteil, dass man den Test mit größerer Präzision und Sicherheit ablaufen lassen kann.

Wäre die morphische Präformation nicht vorhanden, müsste sie vom Tester selbst geschaffen werden. An dieser Stelle ist der Hinweis nötig, dass bioenergetische Teste in vielerlei Techniken gestaltet werden können, die jeder Einzelne für sich mit dem gleichen Maß an Berechtigung definieren und die er auch von Vordenkern übernehmen kann. Denn der von verschiedenen Gruppen und Schulen erhobene Anspruch, „richtige" und „falsche" Techniken beurteilen zu können, bezeugt letztlich nichts anderes als das fundamentale Unverständnis dieser Schulen in Bezug auf das, was sie vertreten.

Ein schönes Anschauungsbeispiel zur Ausbildung von Dekodierungsfeldern bieten die von Beardall eingeführten Handmodes. Auch nach den Erkenntnissen der modernen Gehirnphysiologie kann man davon ausgehen, dass die motorische Ausformung bestimmter Fingerstellungen bestimmte Gehirnareale aktiviert und dass die Aktivitäten dieser Gehirnareale wiederum zur Ausbildung bestimmter Gedankenfelder führen. Daher bieten die Handmodes sicher eine geniale Möglichkeit, durch Feldresonanzen medizinisch orientierte Dekodierungsarbeit zu leisten. Die individuelle Definition von rund 300 Handmodes durch Beardall war die Konsequenz, dieses einmal als richtig erkannte Prinzip zur Schaffung genau definierter Dekodierungsfelder fortzusetzen.

Beardall hat mit seinen Handmodes bestimmte morphische Felder vorgegeben, in die sich jeder „einklinken" kann, der diese Modes in seinem Sinne benutzt.

Deutlich ist jedoch zu konstatieren: Jeder kann für sich eigene Handmodes definieren und damit im Rahmen seiner eigenen, von ihm durchgeführten bioenergetischen Teste wohlfunktionierende Dekodierungsfelder schaffen. Wie weit diese Modes und Dekodierungsfelder dann allerdings weiter reichende Gültigkeit besitzen, hängt jeweils von der Stärke der geschaffenen morphischen Felder ab. Dass geniale Anwender wie Beardall in der Lage waren, überindividuelle Verknüpfungen zu schaffen und damit in das kollektive Unbewusste einzudringen, konnte ich mit meinen Parallelen zu Schieles Bildern zeigen.

Weiterführende Literatur zu den Themen Egon Schiele und Handmodes sowie über morphische Felder:

Lechner, J.: Anhang „Die Mudras in der modernen Malerei des frühen 20. Jahrhunderts", in: *Störfelddiagnostik, Medikamenten- und Materialtest, Teil I: Theorie und Praxis des Armlängenreflextests.* Kötzting: Verlag für Ganzheitliche Medizin 1998.

Sheldrake, R.: *Das Gedächtnis der Natur.* München: Scherz 1991.

Zeichen oder Symbole sind also Integrationsmechanismen, die durch Abstraktion eine schnellere Prozessierung von Gedankenfeldern ermöglichen. Durch den Gang auf eine höhere Ebene der Verarbeitung – zum Beispiel bei einem so genannten Blindtest – könnten die dargebotenen Reizfolgen dann auch schneller verarbeitet werden.

Das Dekodierungsfeld ist also stets eine individuelle Größe, die keinesfalls unabhängig vom Bewusstsein des Testers betrachtet werden kann. Aus diesem Grund müssen bioenergetische Teste in ihrer Aussage immer auf die Person des Testers zentriert gesehen werden. Eine „objektive" Testung zu fordern, ist daher in sich unlogisch.

Demnach wären alle Testprozeduren bei bioenergetischen Testen nur Hilfsmittel, die im Gehirn des Testers entsprechende Bewusstseinsprozesse auslösten, die wiederum dem Umlegen von Hebeln – siehe oben – gleichkämen. Über die resultierenden Gedankenfelder würden sie die gemeinsame Schnittfläche des Testfeldes so weit imprägnieren, dass Resonanz auftreten kann.

Es wäre im Sinne dieser Hypothese sogar denkbar, dass feldformende Bewusstseinsprozesse auch rein gedanklich geschaffen werden, dass also auf Hilfsmittel wie etwa Medikamentenampullen völlig verzichtet werden könnte. Dieses Phänomen ist jedem Tester bekannt: Allein die Imagination eines Gedankens oder einer Person ändert bioenergetisch fassbare Ausgangslagen, wie die Messpunkte in der EAV oder die Muskelstärken in der Kinesiologie.

2.2.3 Dekodierungsfeld und Blindtest

Dennoch tun sich Fragen auf, die aus der Empirie heraus beantwortet werden müssen. Wie ist es zum Beispiel möglich, so genannte Blindteste durchzuführen, also Teste, bei denen der Tester gar nicht weiß, was er testet?

Diese Frage lässt sich zunächst mit dem hypothetischen Vorhandensein kognitiver Valenzen im prärationalen Bereich beantworten: Selbstverständlich sind nicht nur bewusste Denkprozesse in der Lage, Dekodierungsfelder zu generieren, sondern auch unbewusste Perzeptionsprozese einer außersinnlichen Wahrnehmung. Dies bedeutet, man kann annehmen, dass auch ohne die Aktivierung bewusster Gedankenleistungen Dekodierungsfelder generiert werden können.

Das Wesentliche eines biofunktionellen Tests kann nicht als eine dem Objektivierungszwang unterworfene Instrumentalisierung beschrieben werden, sondern nur im Rahmen von Phänomenologien, die sich auf die Empirie beziehen.

Der eigentliche Inhalt von Testen ist also, dass sie sich prozessual auf übereinkunftsdefinierte Schritte beziehen. Keinesfalls darf man diese Schritte jedoch als Wahrheiten propagieren, was sie in extrem objektivem Sinne auch nicht sind.

Kinesiologische Teste sind also in mentale Netzwerke prärationaler und übereinkunftsbezogener Gestaltungsprozesse eingebunden.

2.2.4 Dekodierungsfeld und Glaubenssystem

In diesem Sinn besteht im Rahmen übereinkunftsgebundener beziehungsweise übereinkunftsdefinierter Testprozesse die große Gefahr, dass autoritätsfixierte Glaubenssysteme übernommen werden.

In unserer feldgestützten Modellvorstellung des Wirkungsablaufs bioenergetischer Teste wird das Dekodierungsfeld vom Gehirn des Testers generiert. Ich nehme dies als gegeben an, ohne festlegen zu können, welche anatomisch definierten Teile des Gehirns diese Leistung erbringen können und ohne zu wissen, ob nicht noch andere Teile des zentralnervösen Regelungs- und Steuerungssystems weit reichende Felder erzeugen können wie etwa der Solarplexus. Bereits bei der Abhandlung des Phänomens des Blindtests habe ich die Tatsache, dass Dekodierungsfelder nicht nur durch bewusste Gedankenleistungen, sondern auch durch unbewusste assoziativ-kognitive Valenzen erzeugt werden können, als Erklärungsmodell herangezogen. Derartige Phänomene müssen daher dem Bereich einer metasensorischen Wahrnehmung zugeordnet werden.

Ich stelle also fest: Ein Dekodierungsfeld kann sowohl durch bewusste Gedankenleistung als auch durch unbewusste Assoziationen generiert werden.

Wenn wir diese Formulierung als plausibel hinnehmen können, spielen selbstverständlich die unbewussten Inhalte eines Testers die gleiche Rolle wie bewusste Feldgenerierungen, zum Beispiel der Gedanke an Arnica montana. Zwischen der Generierung eines von bewussten Inhalten gesteuerten Dekodierungsfeldes und einem von unbewussten Inhalten gesteuerten Dekodierungsfeld besteht allerdings ein gravierender Unterschied.

Die bewussten Inhalte unterliegen meiner Kontrolle, und ich gehe davon aus, dass ich sie beliebig steuern und nach freiem Willen einsetzen kann. Die unbewussten Inhalte können – entsprechend meinem Postulat – ebenso wirksam sein, sie unterliegen aber keinem rational kontrollierten Zugriff. Bei unbewussten Prozessen besteht also die Gefahr, dass Feldinhalte wirksam werden, die ich als feste Koordinaten des weltanschaulichen Bezugssystems so weit integriert habe, dass sie einerseits die bewusste Generierung von Gedankenfeldern beeinflussen, aber andererseits als Einflussfaktoren nicht merklich in Erscheinung treten, weil sie unbewusst ablaufen. Man bezeichnet solche unbewussten Präformationen als Glaubenssysteme.

Entscheidend ist nicht, dass man als Tester versucht, keinerlei Glaubenssysteme zu praktizieren. Streng genommen gibt es keinen Testprozess, der nicht ein Gutteil Glaubenssysteme enthält, denn immer, wenn man einen Vorschlag von einer anderen Person übernimmt, glaubt man daran, dass diese Person Recht hat, und man bewegt sich innerhalb des Glaubenssystems dieser Person. Bedenklich wird die Identifikation mit Glaubenssystemen erst dann, wenn in diesem Bereich die Begriffe „richtig" und „wahr" miteinander verwechselt werden.

Die Annäherung an ein System, das so vielschichtig und vielfältig ist wie der menschliche Organismus, kann mit Sicherheit von unzähligen „richtigen" Richtungen aus erfolgen. Denn erst die Besetzung von Glaubenssystemen mit einem unverrückbaren Wahrheitsbegriff macht die Annäherung an den Organismus problematisch.

Die Aussage „Das Material xy ist immer verträglich" reklamiert einen Wahrheitsanspruch, der aus der beobachterintegrierten Modellvorstellung, die ich hier vertrete, eigentlich in „Bei meinen Testen ist das Material xy immer verträglich" umformuliert werden müsste.

2.3 Zur Phänomenologie bioenergetischer Teste

Lebewesen zeichnen sich dadurch aus, dass sie raum-zeitliche kohärente Muster aufbauen. Der Wellencharakter dieser kohärenten Muster lässt sich als rhythmische Ord-
nungs- und Kommunikationsstruktur betrachten. Parallel dazu arbeitet ein System
ultraschwacher elektromagnetischer Wellen in Form des feinenergetischen Biophoto-
nenkonzepts der Informationsübertragung (Popp). Selbstverständlich können Wellen
und Photonen die Körperhülle nach außen durchbrechen und die Installierung eines
extrakorporalen und nicht materiell fixierten Informationsmusters bewirken. Dieses
Informationsmuster kann man als bioenergetisches Feld bezeichnen.

Weiterführende Literatur zum Thema Feld und Störfeld:

Gleditsch, J. M.: *Reflexzonen und Somatotopien als Schlüssel zu einer Gesamt-
schau des Menschen.* Heidelberg: Haug 1983.

Lechner, J.: *Herd, Regulation und Information.* Heidelberg: Haug 1998.

Lechner, J.: *Störfelddiagnostik, Medikamenten- und Materialtest, Teil I: Theorie
und Praxis des Armlängenreflextests.* Kötzting: Verlag für Ganzheitliche
Medizin 1998.

Perger, F.: *Kompendium der Regulationspathologie und -therapie.* München:
Sonntag 1990.

Wer auch immer die Phänomenologie des bioenergetischen Testens mit irgendwelchen
Geräten oder Medikamentenfläschchen verbindet, hat unweigerlich die Tendenz, den
Vorgang des Testens selbst als technisch bedingten Prozess zu definieren, der ohne die-
ses Gerät nicht möglich wäre.

- Für wissenschaftliche Erklärungen – auch für diese – gilt allgemein, dass man in den
  Beschreibungssystemen gefangen ist, in denen man seine Theorien und Modelle
  abbildet.

Die Systemische Kinesiologie greift mit dem Armlängenreflex-Test auf eine Fähigkeit
zurück, die als komplementär zu der Funktion betrachtet wird, der man Jahrhunderte
lang den größten Raum zugebilligt hat und die gemeinhin als dem Verstand und dem
Denken gegenüberstehend angesehen wird. Falls die Vorstellung eines komple-
mentären Gegensatzes mehr als nur eine nette erkenntnistheoretische Variante der
Physik sein sollte und falls sie sogar die zentrale Funktion einer Weltsicht ist, dann
nützt es nichts, ausschließlich an die Vernunft zu appellieren und lediglich die vom

Verstand freigesetzten Kräfte zu kanalisieren. Pauli spekuliert zum Beispiel über eine sinnhafte oder zweckmäßige Koinzidenz nicht kausal verbundener Ereignisse. Er führt neben dem altbekannten Begriff des kausalen Zusammenhangs in der Verschränkung zweier Ereignisse den Begriff der Synchronizität ein.

- Zwei verschiedene Ereignisse sind über eine zeitgleiche Ereignisqualität verbunden und treten daher gleichzeitig phänomenologisch in Erscheinung.

Wenn wir diesen von Pauli aufgestellten Denkansatz nachvollziehen können – und Pauli stützte sich auf quantenphysikalische Erkenntnisse und lehnte sich an das Denken Jungs an –, dann sind wir auch in der Lage zu begreifen, was ein bioenergetisches Testphänomen seinem Wesen nach bedeuten könnte. Denn Leben ist an sich keine konstante Größe und birgt auch keine konstanten Größen in sich. Das heißt:

- Die Beschäftigung mit den wahren Phänomenen des Lebens bedeutet, sich auf Arbeiten mit nichtkonstanten Größen einzulassen.

Wo bleibt da aber unser Bestreben nach Sicherheit, unser Verlangen nach Verlässlichkeit und vor allem unser Bedürfnis, nur mit sicheren, konstanten Ergebnissen an die Therapie eines Erkrankten heranzugehen?

2.3.1 Bioenergetische Teste und der Abgrund des Bewusstseins

Jede Diskussion um die so genannten bioenergetischen Teste bedingt die Auseinandersetzung mit den Mechanismen von Wahrnehmung und Kognition. Natürlicherweise betreten wir damit einen Weg, der in ein Universum führen kann, das weiter, komplexer, fließender, weniger sicher und in gewissem Sinne auch furchteinflößender ist als der von der reduktionistischen Wissenschaft vorgegebene Weg des Erkennens. Das Mentale enthält grundsätzlich Anteile, die in ihrer universellen Grammatik dem Bewusstsein und einer rationalen Analyse nicht vollständig zugänglich sind. Dieser Anteil des Mentalen ist neurobiologisch nicht definierbar. Man geht davon aus, dass Bewusstsein durch neuronale Impulse im Thalamus und anderen Bereichen des Zentralnervensystems produziert wird (Singer). Die Verbindung zwischen dem Bewusstsein und den funktionalen Abläufen unseres Daseins sind völlig unbekannt – es geht also im Folgenden lediglich um die Entwicklung eines explanatorischen Modells.

- Es wäre sicher ein Gewinn für die Kultur menschlichen Erkennens, wenn es gelingen würde, die kritische rationale Suche nach der Erkenntnis mit der vordergründig geheimnisvoll erscheinenden, irrationalen Erfahrungen in Einklang zu bringen und beides nicht als sich ausschließende Gegensätze zu verstehen. Eine solche Synergie polarer Erkenntnisprozesse versucht die Systemische Kinesiologie zu realisieren.

2.3.2 Testen als beobachterintegriertes Modell

In weiten Bereichen der medizinischen Forschung machen es ideologisch verfestigte Wissenschaftler immer noch unmöglich, die hohe Sensitivität biologischer Systeme überhaupt als ernst zu nehmenden Gegenstand wissenschaftlicher Untersuchungen zu betrachten. Die rekursive Beziehung zwischen Medium und Beobachter beziehungsweise zwischen dem Getesteten und dem Tester ist eine naturwissenschaftliche Herausforderung, die noch nicht gelöst ist und deren Lösbarkeit auf naturwissenschaftlichem Wege ohnehin grundsätzlich in Frage gestellt werden muss. Denn die für jeden Beobachter objektive Struktur seiner Welt ist nicht mit der extern feststellbaren objektiven Struktur derselben Welt identisch.

- Das heißt, eine objektive Realität, die ein Beobachter von seinem relativen Standpunkt aus betrachtet, muss von der externen, objektiven Realität unterschieden werden.

Bioenergetische Teste entsprechen, wie jeder persönliche Bezug zwischen Arzt und Patient auch, immer einer beobachterrelativen Schnittstellenrealität. Die Existenz einer beobachterrelativen Realität hat als solche noch nichts Erschreckendes an sich und verunsichert im medizinischen Bezug nur diejenigen, die sich nicht trauen, sich selbst als Instanz einzubringen. Die Welt kann also als Schnittstelle zwischen einer exterioren Beobachterposition und einer internen Erlebnisposition betrachtet werden. Beide Positionen sind voneinander unabhängig nicht denkbar. Der Beobachter kann allerdings eine wichtige Eigenschaft seiner Schnittstelle mit anderen Beobachtern gemeinsam besitzen. Ist dies der Fall, dann sind auch bioenergetische Testergebnisse von verschiedenen Testern identisch.

Leider verschmelzen bei bioenergetischen Testen zwei Faktoren zu einer nur empirisch erlebbaren, phänomenologischen Einheit: Einerseits basiert das Testen auf der Wechselwirkung zwischen Tester und Getestetem und damit auf der Interaktion von Feldern. Andererseits geht die Induktion dieser Felder aus der einzigartigen Fähigkeit des menschlichen Gehirns hervor, solche Felder zu schaffen. Die Wirkfaktoren dieser Wechselbeziehung sind nur indirekt darstellbar, und das auch nur unter Zuhilfenahme anderer Indikatoren, etwa der kinesiologischen Muskel- und Sehnenreflexe. Wenn ich mir erlaube, den sehr modischen Begriff Kinesiologie kritisch auf seinen Gehalt zu überprüfen, gewinne ich folgendes Destillat:

- **Kinesiologie ist die diagnostische und therapeutische Arbeit mit der Energie, die Körper, Seele und Geist miteinander verbindet.**

Diese Definition führt uns ein Stück weit näher an das beobachterintegrierte Erklärungsmodell heran. Denn die obige Beschreibung gilt nicht nur, wenn sie auf einen einzelnen, isolierten Organismus bezogen wird. Kinesiologie ist – wenn man über ein mechanistisch-sensorisches Muskelreflexmodell hinausgehen will – auch die

Arbeit mit der Energie, die Individuen untereinander verbindet, in dem Sinn, dass ihre biologischen Feldstrukturen in Wechselbeziehung zueinander stehen. Der Beobachter ist stets Teil dieses Systems. Während er beobachtet, trifft er Wertungen, und diese gehen in das System ein.

Beim beobachterintegrierten Modell der biofunktionellen Testverfahren findet darüber hinaus eine freiwillige Rückdelegation der therapeutischen Entscheidungen an den Patienten selbst statt.

- Nicht der Arzt mit seinem Wissen entscheidet, sondern die Beziehungsgrößen zwischen den Testfragen und der Situation des Patienten.

Dieser freiwillige Verzicht auf die Monopolisierung des ärztlichen Entscheidungsspielraumes unter Hinzuziehung einer imaginären Größe, die man als „innere Weisheit" eines Organismus bezeichnen kann, führt zu einer vertrauensvollen Verflechtung zwischen Therapeut und Patient. Die meisten Patienten reagieren mit Begeisterung und Erleichterung auf einen diagnostischen Prozess, in dem ihr Gefühl, vermeintlich wissenschaftlich abgesicherten Dogmen ausgeliefert zu sein, der mündigen Einbeziehung einer Dimension ihres Unbewussten weicht.

- Die Grundidee eines jeden bioenergetischen Tests ist daher die Rückdelegation der therapeutischen Entscheidungskompetenz an den Organismus selbst.

Weiterführende Literatur zum Thema Wahrnehmung und Kognition:

Bohm, D.: *Die implizite Ordnung. Grundlagen eines dynamischen Holismus.* München: Dianus-Trikont 1985.

Pribram, K. H. (ed.): *Rethinking Neural Networks: Quantum Fields and Biological Data.* Hillsdale: Lawrence Erlbaum 1993.

Rötzer, F. (Hrsg.): *Vom Chaos zur Endophysik.* Berlin: Klaus Boer 1994.

Sheldrake, R.: *Das Gedächtnis der Natur.* München: Scherz 1991.

2.3.3 Das beste Testgerät: Unser Gehirn

Das menschliche Gehirn ist wohl eines der komplexesten natürlichen Systeme. Dieses System unterliegt ständig der Gefahr, auf reduktionistische Art und Weise erklärt zu werden. Medizin, Psychologie und Neurophysiologie lernen gegenwärtig mühsam, wie kognitive Systeme im Gehirn organisiert sind, wie kognitive Prozesse und Wahrnehmungsvorgänge ablaufen. Von richtigem „Wissen" kann hier jedoch noch keine Rede sein. Dennoch wage ich die Behauptung: Das beste Testgerät ist wahrscheinlich das menschliche Gehirn. Mit ihm sind wir in der Lage, Wirklichkeit in Form einer Generierung von Gedankenfeldern vorwegzunehmen (siehe Kapitel 2.2.2).

Testen bedeutet also für den Tester, sich über die Generierung von Gedankenfeldern in einem Spannungsfeld zu bewegen, das sich zwischen reproduzierbaren Phänomenologien – also zum Beispiel Muskel- und Sehnenreflexen – und mangelnden rationalen Fixpunkten eines wissenschaftlichen Objektivierungszwangs ausdehnt. Es ist offensichtlich, dass dieser schwierig darzustellende Sachverhalt, der in der engen Schatulle eines rationalen Polarisierungszwangs nicht in die Kategorien „richtig" und „falsch" hineingezwängt werden kann, Wahrheitsverfechter und guruhafte Dogmenverkündiger zu dem Irrtum verleitet, ihre große Stunde sei gekommen.

Ich plädiere hier daher auf das Heftigste dafür, dass sich kein Tester – bei aller Bereitschaft, sich einer übereinkunftsbezogenen Schaffung prärationaler Realitätsbezüge unterzuordnen – der ständigen kritischen Rückkopplung mit derartigen Aussagen entzieht. Eine glaubhafte Darstellung von Testprozessen und Testergebnissen ist meines Erachtens nach nur in diesem Rahmen möglich.

Ähnlich verhält es sich mit dem Verhältnis zwischen dem beobachterintegrierten Modell und dem „wissenschaftsbezogenen" Vorgehen. Wenn Ersteres den Vorteil der Wahrheit für sich in Anspruch nehmen könnte, würde Letzteres dem Anspruch der Richtigkeit näher stehen.

So bleibt nur noch die Frage zu klären, ob ein Patient lieber nach den Maßstäben einer objektiven Richtigkeit oder nach denen einer individuellen Wahrheit behandelt werden möchte. Dass diese Dualität nicht nur theoretischen Charakter hat, sondern ihre Spiegelung durchaus im diagnostischen Alltag findet, soll das folgende Beispiel zeigen: Ein Patient kommt in meine Praxis zum Testen und bringt einen Stuhlbefund mit, der einen deutlichen Befall mit Candida albicans nachweist. Im bioenergetischen Test finde ich trotzdem keine krankheitsbezogenen Resonanzbeziehungen zur Nosode Candida albicans. Ist der Test jetzt falsch, irrelevant oder reine Scharlatanerie? Bedenkt man das oben Gesagte, wird nur der voreingenommene Leser zu allen drei Punkten mit einem klaren Ja antworten. Denn der Stuhlbefund mag zwar richtig sein, und um an seiner Richtigkeit zu zweifeln mag auch kein vernünftiger Anlass bestehen. Trotzdem ist er nicht wahr im Sinne einer klinischen Bedeutsamkeit, denn das Vorliegen der Pilzinfektion ist keine Belastung in Form einer pathogenetischen Relevanz. Dies wird dadurch deutlich, dass im biofunktionellen Test keinerlei Resonanzbeziehungen zu Candida albicans auftreten.

Auch der umgekehrte Fall ist natürlich denkbar: Obwohl keine klinische Candida-Belastung in Stuhlproben nachweisbar ist, finde ich dennoch Restzustände abgelaufener Candida-Infektionen von pathogenetischer Relevanz. Wir befinden uns also mit dem Begriffspaar „richtig" und „wahr" an einer Schnittstelle zwischen der individuellen Bedeutung eines Krankheitsgeschehens und dessen rein labortechnischer Nachweisbarkeit.

- Nur wer erkennt, dass diese Schnittstelle nicht immer eine zwangsläufige Übereinstimmung zwischen den biofunktionell erhobenen Testbefunden und klinischen Laborbefunden ergeben muss, sondern dass sie auch einen inhaltlichen Bruch darstellen kann, ist in der Lage, mit der Spannung zwischen zwei verschiedenen Modellen der diagnostischen und therapeutischen Annäherung bei der Behandlung eines leidenden Patienten zurechtzukommen. Wer dies nicht kann, wird zwangsläufig auf einer realitätsfernen Vorverurteilung der biofunktionellen Testverfahren beharren.

Werkzeuge des Armlängenreflex-Tests

Welche Mittel stehen dem Tester zur Verfügung, um einen diagnostischen und therapeutischen Zugang zum Patienten zu finden? Die „Werkzeuge", ohne die ein wirksamer Umgang mit dem unbewussten Daten-Pool und dem Biocomputer des Patienten unmöglich ist, sind die nachfolgend besprochenen bioenergetischen Phänomene und Prozesse.

3.1 Das Display

Um die Antwortreaktionen des Organismus sichtbar zu machen, benötigt der Therapeut ein Anzeigeinstrument, ein so genanntes Display. In der Informationstechnologie versteht man darunter eine visuelle Anzeige. Bei Computern ist das in der Regel ein Bildschirm. Beim Armlängenreflex-Test hingegen wird die Armlänge in ihren unterschiedlichen Erscheinungsformen – gleich, ungleich, wechselnd – als Display benutzt. Demgegenüber dient die unterschiedliche Muskelkraft – starker Muskel, schwacher Muskel – in der Kinesiologie als Display.

Damit kann in die Black Box des Systems Mensch und in die Art seiner augenblicklichen Reizbeantwortung Einblick gewonnen werden. Kinesiologische Testverfahren sind dadurch in der Lage, Unsichtbares sichtbar zu machen (siehe auch Kapitel 1.2 und 1.3).

Auch Folgendes kommt als Inhalt eines Displays, also als die Aussage einer bestimmten Armlängenposition, in Frage:

- die Äußerung einer positiven Resonanz auf ein Heilmittel (im Medikamententest)
- der Inhalt eines geöffneten spezifischen Files in Form einer gespeicherten Therapielokalisation (siehe dazu Kapitel 3.3)
- eine gespeicherte Filterfrage
- ein gespeicherter Akupunkturpunkt
- ein gespeichertes Material
- ein gespeicherter Handmode
- eine gespeicherte Körperhaltung, etc.

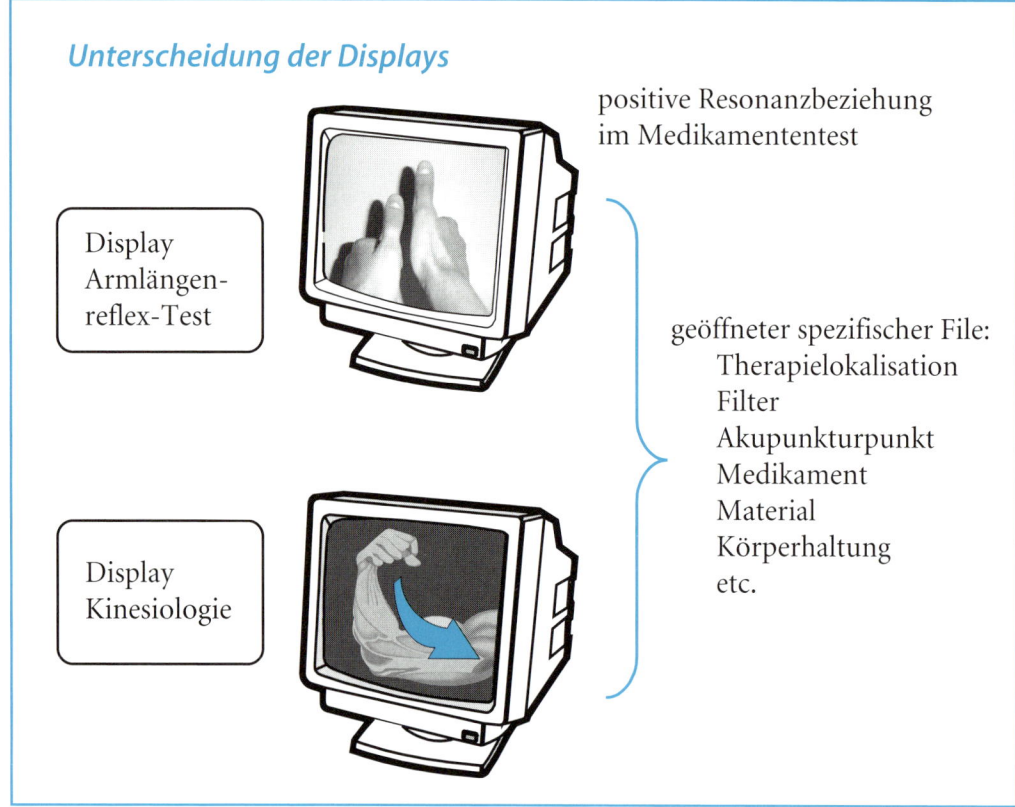

Unterscheidung der Displays

Display
Armlängen-
reflex-Test

positive Resonanzbeziehung
im Medikamententest

geöffneter spezifischer File:
  Therapielokalisation
  Filter
  Akupunkturpunkt
  Medikament
  Material
  Körperhaltung
  etc.

Display
Kinesiologie

Von elementarer Wichtigkeit beim Armlängenreflex-Test ist, dass der Tester bei jedem Testschritt genau weiß, was der augenblickliche Inhalt des Displays ist. Kommt der Tester im Moment des Testens darüber in Zweifel, ist sein eigener mentaler Zustand instabil (Näheres zu dieser Problematik in Kapitel 2.3). Diese Instabilität des Testers kann im Augenblick des Testens in Form einer Oszillation oder gar eines Switchings in das operative Moment des Testes eingehen.

Es ist klar, dass ein solches Testergebnis unbrauchbar und unzuverlässig ist und eher als testerzentriert denn als patientenorientiert angesehen werden muss.

3.2 Das Speichern

Der Zugriff auf einzelne Informationsdateien im Biocomputer des Organismus erfolgt über den so genannten Speicherprozess. Damit werden bioenergetische Inhalte aus einem dynamisch-flüchtigen in einen fixierten Zustand überführt und auf dem Display festgehalten.

Das Speichern (oder Lock-in) aus Beardalls Clinical Kinesiology bzw. das Einfrieren bioenergetischer Inhalte auf einem Display bietet eine faszinierende Möglichkeit, schritt- und stufenweise eine Diagnostik mit den unbewussten Inhalten eines Organismus durchzuführen. Bioenergetische Testmethoden, und hier insbesondere die kinesiologischen, ermöglichen einen verblüffend einfachen Zugang zu unbewussten pathogenetischen Informationsinhalten – auf der strukturellen, chemischen, psychischen und feinenergetischen Ebene (siehe Kapitel 3.5.2).

Hierzu werden in der Kinesiologie mehrere Techniken des Speicherns gelehrt:

- **der Leg-lock aus der Clinical Kinesiology,**
- **das Offenhalten des Mundes,**
- **das Einklopfen über Stirnpunkte und**
- **die XY-Linie.**

Grundsätzlich können alle positiven Resonanzen wie Therapielokalisationen, Handmodes, Gedankeninhalte und Visualisationen, Informationsinhalte homöopathischer Medikamente sowie Körper- und Gelenkspositionen eingespeichert werden.

Der Prozess des Speicherns ist grundsätzlich mit einer doppelten Zielsetzung verbunden. Erstens mit dem „Einfrieren" von Informationen auf dem Display. Dies geschieht, damit diese Informationen in ihrem augenblicklichen Zustand über einen längeren Zeitraum hinweg mit verschiedenen Vergleichsinformationen in Bezug gesetzt werden können (Two-pointing). Die gespeicherten Informationen sind der obligat physiologisch ablaufenden Verarbeitung, der jeder Reiz unterliegt, sozusagen künstlich entzogen und werden erst nach einem Prozess des Löschens wieder einer systemisch orientierten Integration zugeführt.

Das zweite Ziel des Speicherns besteht im Sammeln und Akkumulieren relevanter Daten auf dem Display. In der Systemischen Kinesiologie werden beide Prozesse durch die Aktivierung der Reflexzonen zentraler Strukturen (Pons, Commisur) an der Stirn erreicht. Dazu bestreicht der Tester die so genannte XY-Linie mit dem Daumen.

Die zwei Ziele des Speicherns

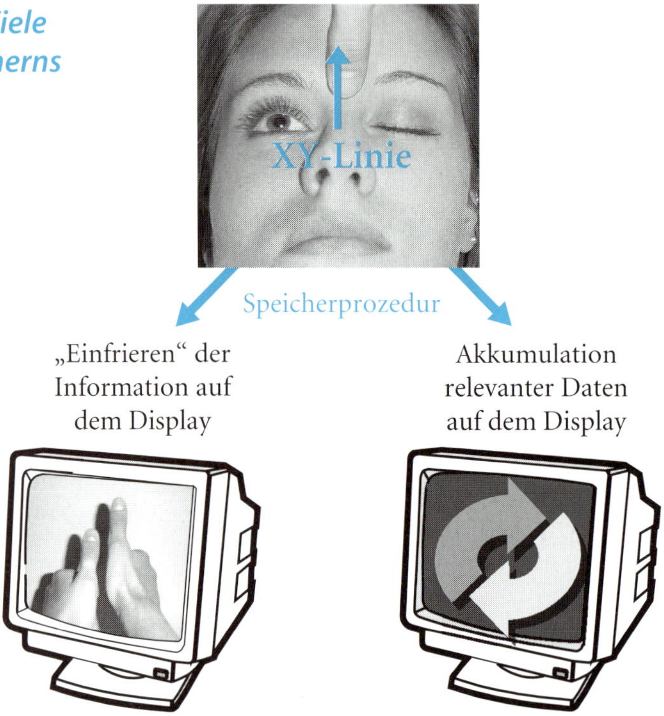

XY-Linie

Speicherprozedur

„Einfrieren" der Information auf dem Display

Akkumulation relevanter Daten auf dem Display

Die Systemische Kinesiologie mit dem Armlängenreflex-Test bevorzugt den Speicherprozess über die XY-Linie. Er läuft folgendermaßen ab:

Schritt 1

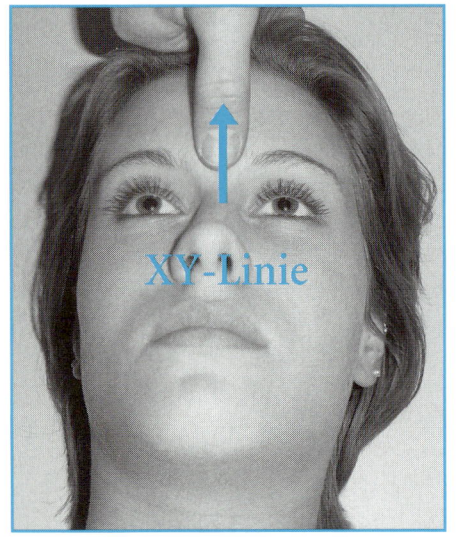

XY-Linie

Von Yin-Trang wird mit dem Daumen eine gerade Linie bis zum Haaransatz nachgezogen. Sie entspricht der Reflexzone zentraler Strukturen (Pons, Commisur). Bei geöffneten Augen wird der Yang-Anteil des Problems gespeichert. Dies bezieht sich also auf die bewussten Anteile eines Problems. Als Ergebnis dieses Speicherprozesses entsteht in der Regel eine ungleiche Armlänge. Diese ungleiche Armlänge ist Ausdruck der gesamten Pathologie des eingespeicherten Reizes.

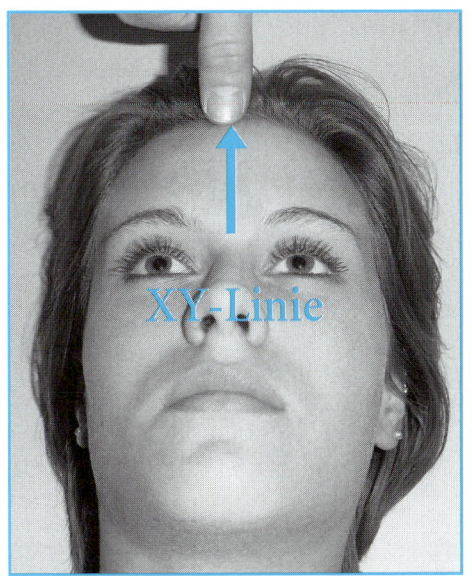

Schritt 2

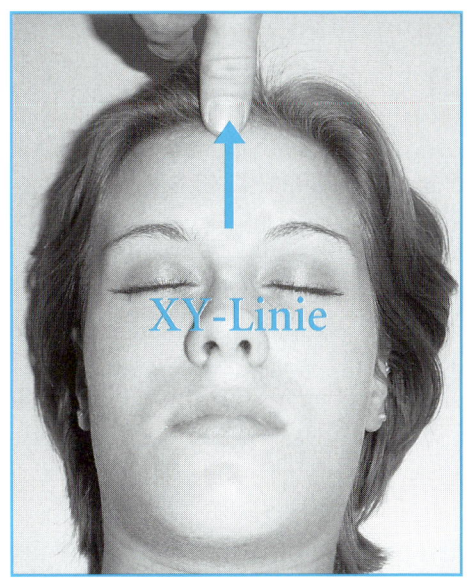

Schritt 4

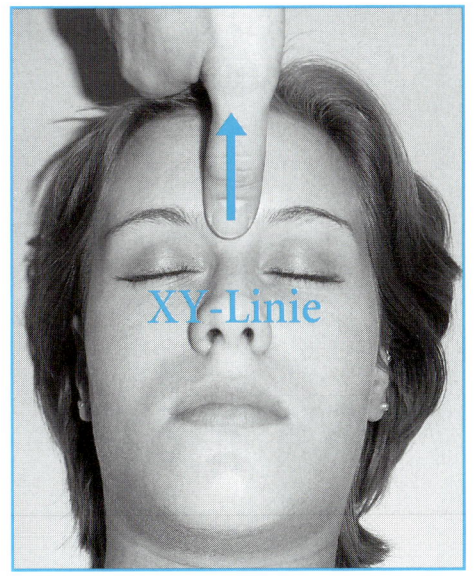

Schritt 3

Bei geschlossenen Augen wird der Yin-Anteil des Problems gespeichert. Dies bezieht sich also auf die unbewussten Anteile eines Problems.

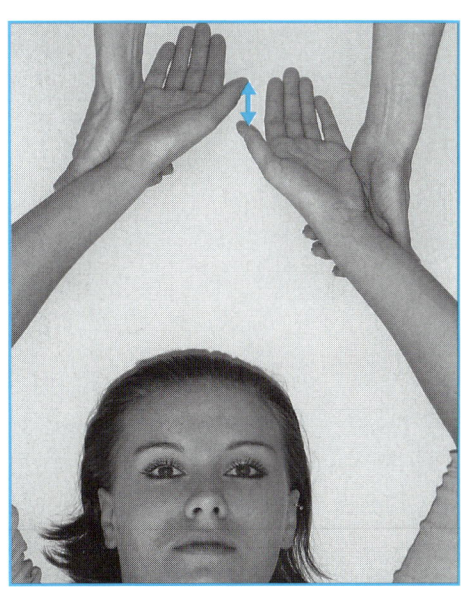

Als Ergebnis dieses Speicherprozesses entsteht in der Regel eine ungleiche Armlänge. Diese ungleiche Armlänge ist Ausdruck der gesamten Pathologie des eingespeicherten Reizes.

3.2.1 Das Speichern eines Akupunkturpunktes (Point-lock)

Da in der chinesischen Meridianlehre jedem Akupunkturpunkt ein eigener Gehalt an Information über bestimmte Organe und Organabschnitte zugeordnet wird, entspricht jeder einzelne dieser Akupunkturpunkte einem eigenen spezifischen File (siehe Kapitel 3.3). Die Elektroakupunktur nach Voll (EAV) und andere Systeme, die mit Hilfe elektronischer Messgeräte Akupunkturpunkte abgreifen, testen demnach a priori in spezifischen Files. Diese Feststellung korreliert auch mit der Tatsache, dass Elektroakupunktursysteme äußerst genaue diagnostische Erkenntnisse ermöglichen. Da in einem pathologisch veränderten Akupunkturpunkt die Krankheitsinformation von sich aus in einem zugriffsbereiten Yin-Zustand vorliegt, muss dieser File nicht erst geöffnet, sprich in einen zugriffsbereiten Zustand überführt werden. Es ist daher relativ einfach, das Öffnen eines spezifischen Files über einen Akupunkturpunkt vorzunehmen.

Im Prinzip besteht kein Unterschied zwischen einer Therapielokalisation und dem Einspeichern ihrer Pathologie und dem Point-lock eines Akupunkturpunkts. Ich habe die Prozessdarstellung des Einspeichern eines Akupunkturpunkts dazu benutzt, um prinzipielle Überlegungen zu wiederholen und um sie aus einer anderen theoretischen Perspektive heraus nochmals darzustellen. Das praktische Vorgehen zeigt das folgende Schema:

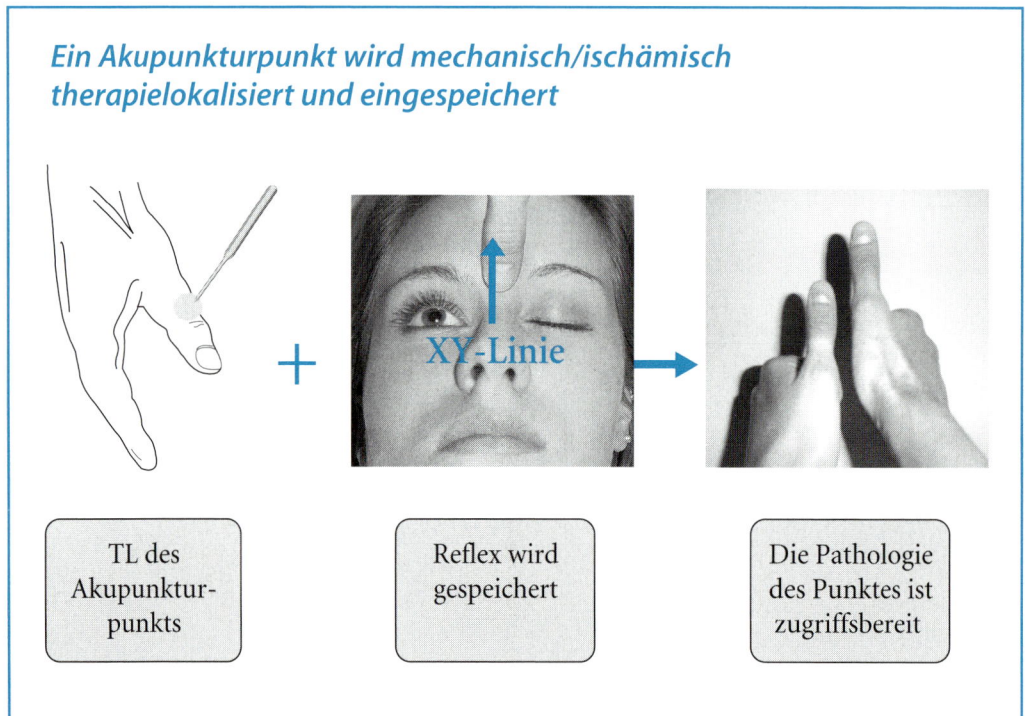

Ein Akupunkturpunkt wird mechanisch/ischämisch therapielokalisiert und eingespeichert

XY-Linie

| TL des Akupunktur- punkts | Reflex wird gespeichert | Die Pathologie des Punktes ist zugriffsbereit |

Eine andere Situation liegt bei kinesiologischen Verfahren vor. Diese arbeiten über Systeme, die in der Regel in einem bestimmen Yang-Zustand sein müssen, da sonst die Aufrechterhaltung eines muskulär getragenen Gleichgewichts, das gegen die Schwerkraft arbeiten und ansteuern muss, nicht möglich wäre. Nur durch besondere Provokationen werden Reflexsituationen im Sinne von Yin-Reaktionen angesprochen, die kurzfristig auf eine Pathologie hindeuten. Ebendies geschieht bei den kinesiologischen Muskel- und Sehnentesten. Durch die Exposition mit einem Testreiz werden die Schwächen oder Krankheitsursachen im Rahmen eines Resonanzphänomens sichtbar gemacht: Für den Tester wird der Übergang von einem Yang- in einen Yin-Zustand durch die Änderungen in der Kinetik sichtbar und für die Beurteilung zugänglich. Da der Organismus jedoch ständig bemüht ist, sein bioenergetisches Gleichgewicht in einer optimalen Balance zu halten, gleicht er kurzfristige Dysbalancen sofort wieder aus. Daher muss bei kinesiologischen Testen im Vergleich zur Elektroakupunktur ein größerer Aufwand betrieben werden. Dieser Mehraufwand besteht darin, dass die Dauer der Reaktion auf die Testprovokation verlängert werden muss. Dies ist in der Systemischen Kinesiologie der Prozess der Speicherung.

Der vermehrte Aufwand besteht ferner darin, dass die Information der Pathologie in einem zugriffsbereiten Zustand verbleibt. Dies entspricht in der Systemischen Kinesiologie dem Prozess des Öffnen eines spezifischen Files.

Literaturhinweis:

Lechner, J.: *Störfelddiagnostik, Medikamenten- und Materialtest, Teil I: Theorie und Praxis des Armlängenreflextests.* Kötzting: Verlag für Ganzheitliche Medizin 1998.

Jeder Speicherprozess hat also eine dreifache Wirkung:

- 1. Der einmal geöffnete Speicher (bzw. spezifische File) führt über den Aufbau eines Primärfeldes (vgl. Kapitel 2.2.1) zu einer Verlängerung der Testprovokation und kann über das Resonanzphänomen zu verschiedenen Testfragen oder Dekodierungsfeldern (siehe Kapitel 2.2.2) in Beziehung gesetzt werden.

- 2. Nach Beardall werden durch den Speicherprozess die zur Testprovokation gehörigen Daten (Therapielokalisationen, Visualisationen, Point-locks, Filterfragen, SkaSys®-Medikamente etc.) und deren pathologische Inhalte in einem zugriffsbereiten Zustand auf das Display überführt.

- 3. Das Primärfeld des spezifischen Files bleibt trotz der temporären Heraushebung aus dem Gesamtverband mit allen Daten ganzheitlich vernetzt.

Wird beispielsweise ein Mode durch eine Speicherprozedur eingespeichert, heißt dies, dass es vollständig in den Biocomputer integriert wird. Die Folge ist, dass alle zugehörigen Speicher-Files geöffnet und für Teste zugriffsbereit sind.

Der Mode erscheint nicht mehr auf dem Display, wenn er wiederholt getestet wird, da bereits alle mit ihm zusammenhängenden Daten auf dem Display geladen und angezeigt werden.

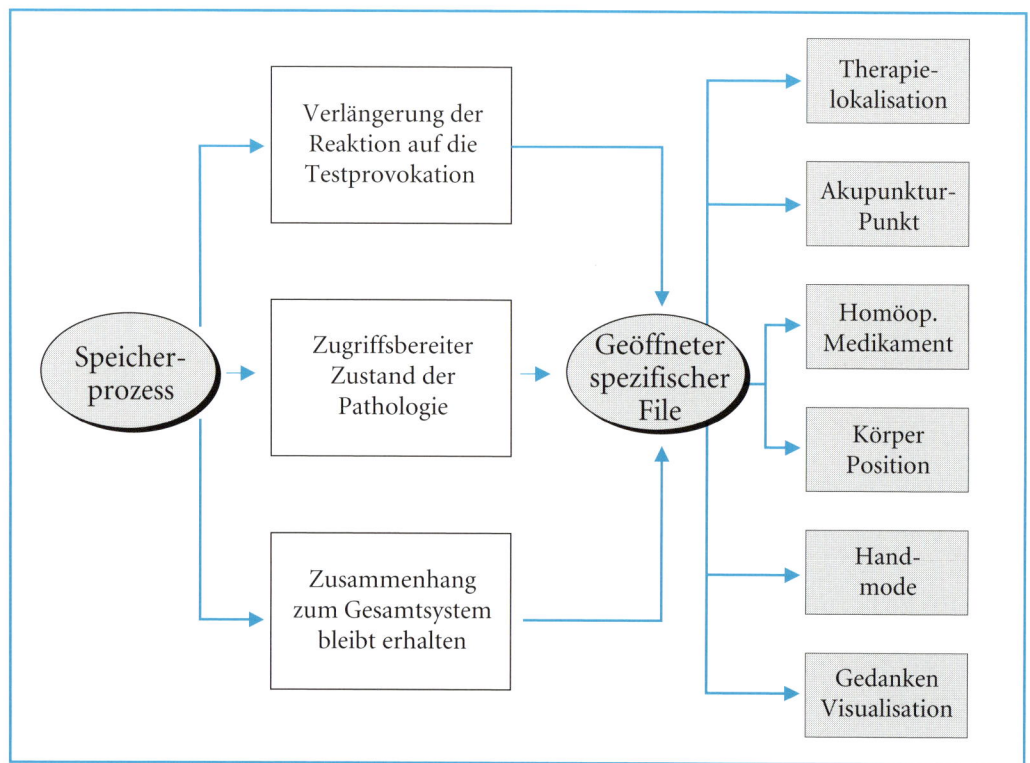

3.2.2 Modalitäten des Speicherns

Immer wieder bereitet die Technik des Speicherns von Mehrfachinformationen Schwierigkeiten. Ich vergleiche das Öffnen eines spezifischen Files mit Hilfe eines Speicherprozess gern mit der Handhabung eines Buches. Man geht in seine Bibliothek und sucht sich aus der Menge der Bücher dasjenige heraus, dessen Inhalt dem augenblicklichen Interesse entspricht. Geht es zum Beispiel um den Dickdarm, wird man zu diesem Thema ein Buch aus dem Regal nehmen und es aufschlagen, um darin das Gesuchte nachlesen zu können. Dieser einfache Vorgang entspricht dem Öffnen eines spezifischen Files auf der bioenergetischen Ebene. Ein bestimmter Informationsgehalt – in meinem Beispiel zum Thema Dickdarm – liegt jetzt zugriffsbereit vor.

Angenommen, wir finden in dem Buch über den Dickdarm die Information, dass der Dickdarm funktionelle Meridian-Verbindungen zum Ellenbogengelenk hat. Dann sind wir als Nächstes daran interessiert, noch mehr Informationen über das Ellenbogengelenk zu erhalten. Wir werden also in unserer Bibliothek nach einer weiteren Monografie über den Ellenbogen suchen, und wenn wir sie gefunden haben, werden wir auch sie aufschlagen und darin lesen. Ich nehme an, dass wir uns die Bücher, die uns interessieren, auf einem Schreibtisch zum Lesen hinlegen. Dort liegt bereits das erste Buch aufgeschlagen, das wir gefunden haben. Nun haben wir drei Möglichkeiten, die Situation mit dem neu hinzukommenden Buch zu gestalten.

- **Die erste Möglichkeit:**
  Sind wir sehr ordentliche Menschen oder ist der Schreibtisch sehr klein, werden wir das Buch über den Dickdarm schließen und es wieder an seinen Platz im Bücherregal zurückstellen. Die Informationen, die speziell den Dickdarm betreffen, stehen uns dann nicht mehr zur Verfügung. Das macht aber nichts, da wir ja jetzt unser Interesse dem Buch über den Ellenbogenzuwenden wollen. Auf bioenergetischer Ebene heißt das: Wir schließen den spezifischen File des Dickdarms, bringen dieses System also in seinen Ausgangszustand zurück und öffnen anschließend den spezifischen File des Ellenbogens.

Im Schema stellt sich dieses Vorgehen als Möglichkeit Nr. 1 folgendermaßen dar:

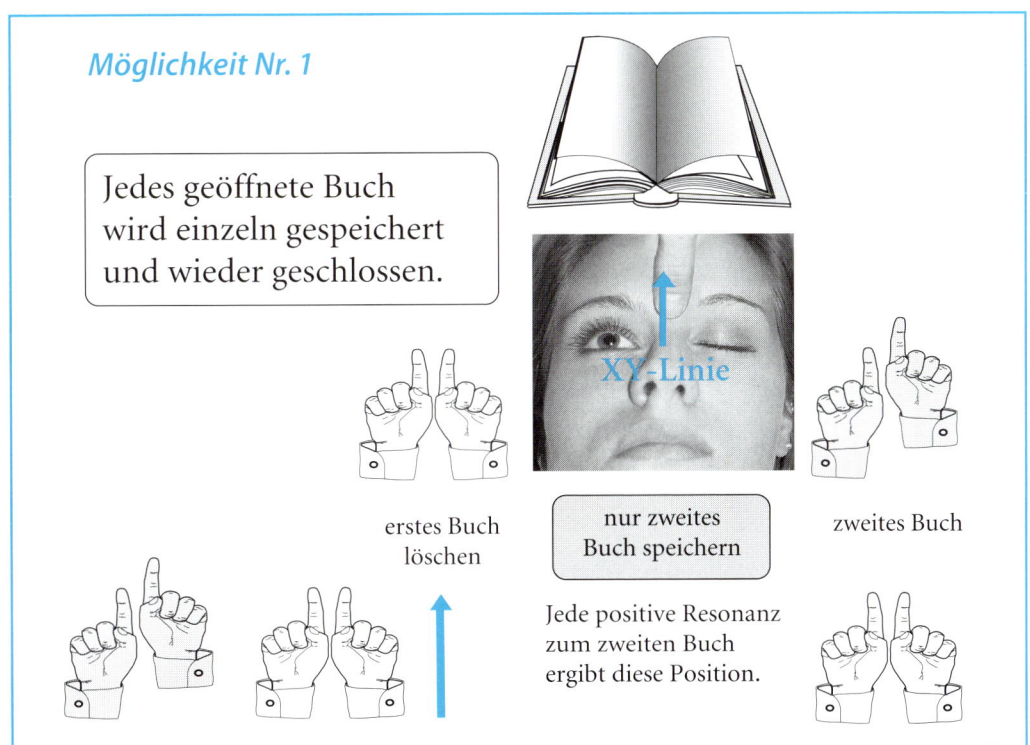

Möglichkeit Nr. 1

Jedes geöffnete Buch wird einzeln gespeichert und wieder geschlossen.

XY-Linie

erstes Buch löschen

nur zweites Buch speichern

zweites Buch

Jede positive Resonanz zum zweiten Buch ergibt diese Position.

Vorteile dieser Methode sind, dass wir immer nur ein geöffnetes Buch vor uns liegen haben und dass unsere Arbeitsfläche – der Schreibtisch (den wir auch als Display bezeichnen könnten) – stets aufgeräumt ist, da immer nur ein einziger geöffneter spezifischer File vorliegt.

Der Nachteil dieser Methode besteht darin, dass wir immer relativ umständlich ein Buch öffnen und es wieder schließen, bevor wir ein neues Buch offen auf den Tisch legen. Wir vertun daher unsere Zeit mit dem Schließen jedes „alten" Buches und berauben uns auch der Möglichkeit, schnell wieder in der früher gefundenen Informationsquelle nachzuschauen.

> **Zusammenfassend kann man sagen:**
>
> Wir arbeiten mit dieser Methode zwar sehr sauber und gehen auch sehr schonend mit unseren Büchern um, aber es ist dennoch ein zeitraubendes und umständliches Verfahren.

- **Die zweite Möglichkeit:**
  Nachdem das Buch über den Dickdarm bereits geöffnet auf dem Schreibtisch liegt, können wir das Buch über den Ellenbogen ebenfalls geöffnet daneben legen. Wir haben dann auf der bioenergetischen Ebene gleichsam zwei geöffnete spezifische Files nebeneinander vor uns liegen: den des Dickdarms und den des Ellenbogens.

Im Schema stellt sich Möglichkeit Nr. 2 folgendermaßen dar:

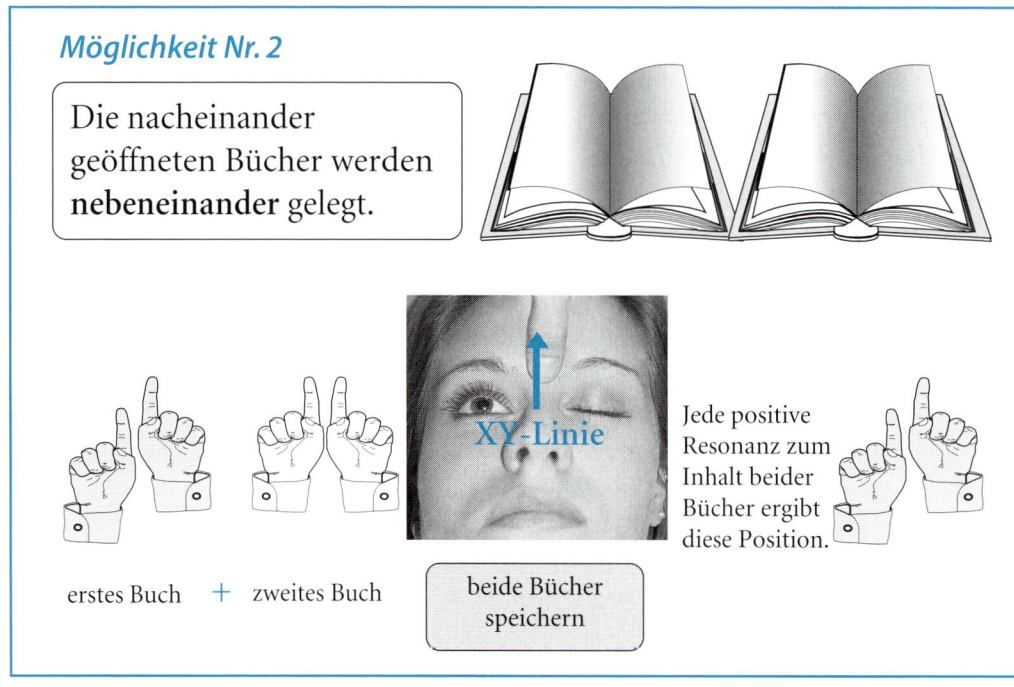

Möglichkeit Nr. 2

Die nacheinander geöffneten Bücher werden **nebeneinander** gelegt.

XY-Linie

Jede positive Resonanz zum Inhalt beider Bücher ergibt diese Position.

erstes Buch + zweites Buch

beide Bücher speichern

Der Vorteil dieser Methode besteht gegenüber der oben beschriebenen darin, dass wir hier eine viel größere Informationsfülle zur Verfügung haben, da wir gleichzeitig auf den Inhalt zweier Bücher zugreifen können. Der Nachteil dieser Methode ist ein rein verfahrenstechnischer: Das Speichern einer positiven Resonanzbeziehung innerhalb eines ersten Files und das Einfrieren dieses Armlängenreflexes durch den Speicherprozess öffnet einen neuen spezifischen File, dessen Inhalt lautet: „Dickdarmspezifische Informationen zum Ellenbogen".

Hatten wir im ersten Fall eine ungleiche Armlänge als Kennzeichen des ersten geöffneten Files, so haben wir jetzt eine gleiche Armlänge als Kenneichen des zweiten geöffneten Files vorliegen. Das Öffnen eines weiteren korrelierenden Files würde wieder zu einer ungleichen Armlänge führen, usw.

> **Zusammenfassend kann man sagen:**
>
> Wir arbeiten mit dieser Methode also sehr effizient, sowohl was den Zeitaufwand als auch die zur Verfügung stehenden Informationen betrifft. Es handelt sich demzufolge um eine sehr empfehlenswerte Methode. Ihr Nachteil kommt eigentlich nur dann zum Tragen, wenn man sie in das Testsystem SkaSys® integriert (siehe dazu Kapitel 6.5): Die schier unerschöpfliche Informationstiefe an Testelementen, die SkaSys® in schnellem Zugriff anbietet, führt dazu, dass der ständige Wechsel der Armlängen innerhalb der spezifischen Files den Tester verwirrt: Er verliert daher den Überblick über die Testantwort, da eine Ja-Antwort einmal in einer gleichen Armlängenstellung und im nächsten File in einer ungleichen Armlängenstellung resultiert.

- **Die dritte Möglichkeit:**
  Anstatt das neu geöffnete Buch über den Ellenbogen neben das bereits aufgeschlagene Buch über den Dickdarm zu legen, legen wir es darauf, wir decken also ein Buch mit dem anderen ab. Wir ersparen uns damit, das erste Buch wieder zuzuschlagen und zum Bücherregal an seinen Platz zurückzubringen, und wir sparen auch Platz auf unserem Schreibtisch, den wir vielleicht für später benötigen könnten.

Der Vorteil dieser Methode ist wieder verfahrenstechnischer Natur: Dadurch, dass immer nur ein Buch in geöffnetem Zustand sichtbar ist – das andere ist zwar auch geöffnet, aber nicht einsehbar –, führt der Speicherprozess jedes Mal zu einer gleichen Armlängenposition im geöffneten File.

Der Tester muss also nicht jedes Mal überlegen, ob die Ausgangstellung des augenblicklich getesteten Files ursprünglich eine gleiche oder ungleiche Armlänge war. Verwirrung ist so ausgeschlossen, insbesondere wenn man sich der Fülle der Testelemente in SkaSys® bedient.

Zusammenfassend lässt sich festhalten:

Mit dieser Methode arbeiten wir vor allem sicher, was die mentale Klarheit des Testers während des Testvorganges betrifft. Denn nichts ist bei einem bioenergetischen Test schlimmer, als wenn der Tester plötzlich die Übersicht verliert. Eine stringente Methodik, die einfach und sicher über mehrere Teststufen verfolgt werden kann, ist eine unabdingbare Voraussetzung für ein zuverlässiges Testergebnis.

Der Nachteil dieser Methode ist allerdings, dass das erste Buch zwar aufgeschlagen ist, dass sein Inhalt jedoch verdeckt und einem Informationszugriff nicht mehr zugänglich ist. Des Weiteren besteht die Gefahr, dass wir, wenn wir zu viele Bücher aufeinander stapeln, einen Bücherturm bauen, der umfallen kann. Durch das Zusammenfallen der Büchersäule würde unsere Lesearbeit dann auch empfindlich gestört. Dies entspricht allerdings genau dem Zustand eines Computercrashs (siehe Kapitel 4.1.2.2).

Der Unterschied zwischen den Speichermethoden Nr. 2 und Nr. 3 besteht lediglich darin, dass bei Ersterer nicht das Display des vorhandenen Reflexes gespeichert wird und dass bei Letzterer die Arme losgelassen werden. Außerdem wird dabei der neu entstehende Reflex der relevanten Neuinformation gespeichert.

Im Schema stellt sich Möglichkeit Nr. 3 folgendermaßen dar:

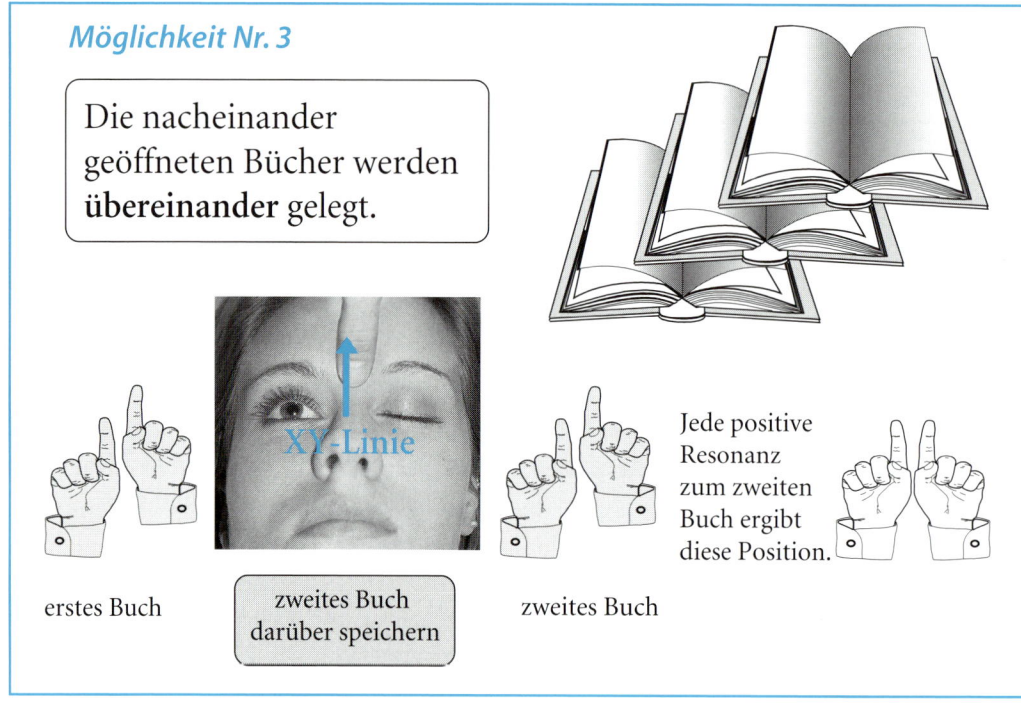

Möglichkeit Nr. 3

Die nacheinander geöffneten Bücher werden **übereinander** gelegt.

XY-Linie

Jede positive Resonanz zum zweiten Buch ergibt diese Position.

erstes Buch

zweites Buch darüber speichern

zweites Buch

3.3 Der spezifische File

Der technische Begriff File stammt aus der Computersprache und bezeichnet einen bestimmten Abschnitt eines größeren Massenspeichers, etwa den einer Festplatte. Ein File repräsentiert also eine bestimmte Teilmenge, die einer größeren Datenmenge angehört.

3.3.1 Das Mengenproblem des spezifischen Files

Aus der Fülle der Datenmenge, die im Biocomputer des Organismus ständig bearbeitet und den Lebensbedürfnissen gemäß aktualisiert wird, kann ein bestimmter Anteil gleichsam herausgenommen werden, nämlich der Teil, der uns beim Testen eigentlich interessiert. Dieser spezialisierte Teil des gesamten Datenpools stellt die aktuellen Inhalte zu einer eingegrenzten Fragestellung dar. Das innerhalb eines spezifischen Files erzielte Testergebnis wird weitaus präziser als ein aus dem gesamten Datenpool gewonnenes, denn im Prinzip gehorcht der Organismus beim Testen der Regel „Je präziser die Fragestellung ist, desto präziser ist die Antwort".

Präzisiert wird die Fragestellung an den Biocomputer durch Therapielokalisationen, Medikamentenauflage, Visualisationen, Handmodes etc. (siehe Kapitel 1.4.2 und 3.3.3).

3.3.2 Das dynamische Problem des spezifischen Files

Eine Fragestellung an den Körper, die wir über längere Zeit aktualisiert haben wollen, um sie in Ruhe beantworten oder testen zu können, bedarf einer besonderen Technik. Denn die Bewusstmachung unbearbeiteter Probleme durch die Fragestellung und eine positive Testreaktion darauf (in Form eines Armlängenreflexes) bedeutet einen tiefen Eingriff in die bestehende Verarbeitungsdynamik des Organismus. Durch die Bewusstmachung werden die Daten aus den abgelaufenen und gegenwärtig ablaufenden Adaptationsmechanismen herausgenommen. Wäre dies nicht der Fall, wäre ein Testzugriff auf diese Daten auf dem Display überhaupt nicht möglich. Selbstverständlich hat der Organismus jedoch das Bestreben, jeden einfließenden oder bewusst gewordenen Reiz sofort wieder in sein bestehendes System zu integrieren. Jede mit einem Armlängenreflex positiv beantwortete Testfrage wird also schnellstmöglich wieder vom Display verschwinden, weil die Integrationsdynamik des Organismus diesen Reiz wieder verarbeitet. Ohne eine spezielle Technik, mit der die spezifische Fragestellung aus dieser Dynamik neurophysiologisch herausgenommen werden kann, ist ein länger dauernder Test zu einer bestimmten Fragestellung nicht möglich.

3.3.3 Das Öffnen eines spezifischen Files

Das Öffnen eines spezifischen Files ist ein wichtiges methodisches Mittel, mit dem die oben geschilderte Problematik beim Arbeiten mit dem Armlängenreflex-Test umgangen werden kann. Das Öffnen eines Files bedeutet in der Systemischen Kinesiologie, die Antwortreaktionen des Organismus auf eine bestimmte Fragestellung zu beziehen und diese Fragestellung in einem gleichbleibend zugriffsbereiten Zustand zu halten

Es gibt verschiedene Möglichkeiten, einen spezifischen File zu öffnen. Es geht beispielsweise durch:

- Speicherung der Therapielokalisation von Akupunkturpunkten, Schmerz- oder Reflexzonen;
- Speicherung homöopathischer Medikamente, Organpräparate oder Nosoden;
- Speicherung allopathischer Medikamente oder Materialien;
- Speicherung von Test-Filtern (nach Schimmel);
- Speicherung des Informationsgehalts von Mudras beziehungsweise Handmodes;
- Speicherung mentaler und emotionaler Reize in Form von Visualisationen;
- Provokation einer Körperzone durch Ausführen einer Funktion, zum Beispiel der Gelenkfunktion oder dem Aufeinanderpressen der Zähne.

Das Testen in einem spezifischen File hat zwei Vorteile: Zum einen stellt die Reizantwort eine Erkennungsreaktion dar (siehe Kapitel 1.3), zum anderen ist die Reizantwort wegen der spezifischen Fragestellung weitaus spezifischer und genauer. Denn innerhalb eines spezifischen Files wird jede Reizsetzung zu einer spezifischen Erkennungsreaktion. Durch die Öffnung eines spezifischen Files erreicht die Systemische Kinesiologie die gleiche hoch differenzierte Aussage in der Testung wie die bioelektronischen Testverfahren (etwa EAV). Wird also aus dem gesamten Schwingungsspektrum des Organismus ein einzelner spezifischer Bereich herausgegriffen, so entspricht dies einer spezifischen Testfrage.

Die Informationstiefe der akkumulierten Daten ist natürlich für die Aussagekraft des Testes entscheidend. Hier gilt es zu fragen: Ist der Körper bereit und in der Lage, auf eine ihm gestellte Testfrage eine vollständige und erschöpfende Auskunft zu geben, oder weicht er aus und gibt nur eine Teilantwort?

Am größten ist die Informationstiefe, wenn der Speicherprozess während eines totalen Yin-Zustands des Biocomputers abläuft. Ein totaler Yin-Zustand zeigt sich in der Regel im Fünf-Quadranten-Test. Dies ist das Anzeichen für die tief greifende Umwälzung, die sich innerhalb des Informationssystems des Organismus vollzieht. Bei ursprünglich geöffnetem File und ungleicher Armlänge gleicht diese sich wegen der Akkumulation pathogenetischer Daten auf dem Display aus. Erst die Neueinspeicherung in Yin polt den Fünf-Quadranten-Test um und ergibt wieder eine ungleiche Armlänge als Ausdruck des neu geöffneten Files. Im Anschluss daran kann hervorragend und in die Tiefe gehend getestet werden.

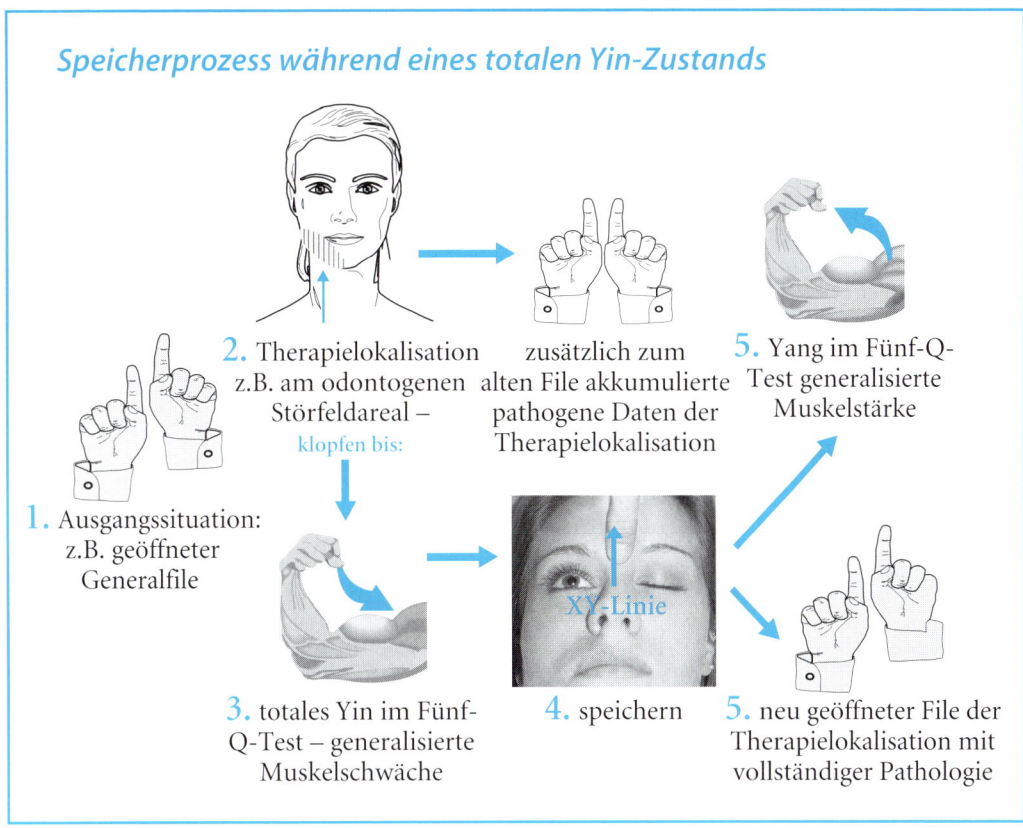

Speicherprozess während eines totalen Yin-Zustands

2. Therapielokalisation z.B. am odontogenen Störfeldareal – klopfen bis:

zusätzlich zum alten File akkumulierte pathogene Daten der Therapielokalisation

5. Yang im Fünf-Q-Test generalisierte Muskelstärke

1. Ausgangssituation: z.B. geöffneter Generalfile

XY-Linie

3. totales Yin im Fünf-Q-Test – generalisierte Muskelschwäche

4. speichern

5. neu geöffneter File der Therapielokalisation mit vollständiger Pathologie

Diese Informationstiefe wird beim Einspeichern von Therapielokalisationen erreicht, indem die entsprechenden Körperzonen geklopft werden. Dadurch läuft eine sympathikotone Provokation der dazugehörigen pathogenetischen Muster ab. Diese mobilisiert die pathogenetisch relevanten Daten und bringt sie zur Akkumulation auf dem Display.

3.3.4 Dauer eines spezifischen Files

Eine Frage, die immer wieder auftaucht, ist, wie lange der gespeicherte Informationsimpuls in dieser Form erhalten bleibt. Wird die Bewusstmachung nur zu diagnostischen Zwecken genutzt – wird also nicht auch unmittelbar therapiert – und verbleibt sie ohne Löschung auf dem Display, wird auch sie irgendwann wieder vom Display verschwinden. Sie unterliegt also einer Reintegration in das Gesamtsystem. Dieser Vorgang kann sich entweder nach der Therapie in Form einer Lösung oder als Adaptation in neuer oder alter Form, ohne ausreichende therapeutische Betreuung, vollziehen.

Wie lange ein gespeicherter Informationsimpuls auf dem Display bleibt, hängt von der Reintegrationskraft des Systems im Allgemeinen und von der Spezifität der Information im Besonderen ab. Zur Erläuterung ein Beispiel: Einer Patientin mit rezidivierendem Mammakarzinom wird mit der Testampulle Carcinominum D4 der spezifische File ihrer Krebserkrankung über die Speicherprozedur geöffnet und es wird ihr der Inhalt bewusst gemacht. Angenommen, es gelingt wirklich, die pathogenetischen Zusammenhänge der Krebserkrankung mit den oben beschriebenen Schritten für einen diagnostischen Zugriff zu öffnen, dann wird klar, dass wir damit innerhalb der Homöostase des Organismus – der ja versucht, mit seiner Krebserkrankung in irgendeinem Gleichgewicht zu leben – eine Büchse der Pandora öffnen: Wir machen dem Körper plötzlich bewusst, dass er Krebs hat. Bleibt diese Information auf dem Display eingefroren, also auf einer bewussten Verarbeitungsebene, ohne Therapie und ohne dass dieser geöffnete File wieder geschlossen wird, so kann diese Information sehr lange bestehen bleiben und unter Umständen die Ausbreitung der Krebserkrankung fördern. Denn diesem Organismus werden aus eigener Kraft nur sehr geringe Ressourcen und Repairmechanismen zur Verfügung stehen, mit denen die während des Speicher- und Testvorgangs geöffnete pathogenetische Information wieder in die zugehörigen Adaptationsketten reintegriert werden kann. Als Grundregel lässt sich daher sagen, dass eine Löschung oder ein Schließen geöffneter Files um so notwendiger ist, je kränker das System sich insgesamt darstellt und je relevanter die Inhalte des geöffneten Files für das ablaufende Krankheitsgeschehen sind.

3.3.5 Testtechnik mit spezifischen Files

Das Öffnen mehrerer spezifischer Files hintereinander ist das wesentliche Grundgerüst der Testtechnik der Systemischen Kinesiologie mit dem Armlängenreflex-Test. Diese Technik lässt sich in folgendes Schema fassen: Innerhalb eines spezifischen Files wird auf eine positive Resonanz getestet. Mit dieser positiven Resonanz kann über den Speicherprozess wieder ein spezifischer File geöffnet werden. Mit wiederholten Testungen und Öffnungen weiterer spezifischer Files gewinnt der Test allmählich immer mehr an Tiefe und Aussagekraft.

Einspeichern der Info

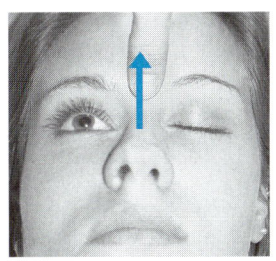

3. Einspeichern
der Info
der Resonanz

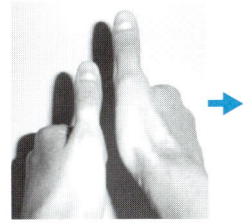

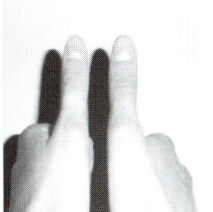

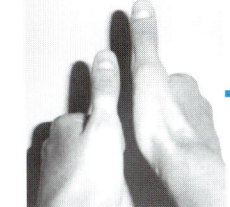

5. Auf nächste
Resonanz testen

1. Geöffneter
spezifischer
File mit
spezifischer
Pathologie

2. Resonanz
der Pathologie
des geöffneten
Files mit
NEUER Info

4. Neuer
spezifischer File
geöffnet mit
neuer
Pathologie

3.4 Die Therapielokalisation

Zur Therapielokalisation ist grundsätzlich zu sagen, dass die Vorstellung über die angewandten Techniken in der Systemischen Kinesiologie eine andere ist als in der Applied Kinesiology. Für die Applied Kinesiology ist jede Körperoberfläche, die eine binäre Antwort gibt – die also einen starken Muskel schwach oder einen schwachen Muskel stark macht –, ein therapiebedürftiges Areal. In der Clinical Kinesiology und beim Armlängenreflex-Test spiegelt eine positive Therapielokalisaton hingegen die inneren Lösungsstrategien des Organismus wider, mit denen er versucht, seine Probleme zu bewältigen.

3.4.1. Was ist eine Therapielokalisation?

Bei der Therapielokalisation (TL) handelt es sich um eine Technik, bei der der Therapeut mit Hilfe des Armlängenreflexes die Ätiologie schrittweise aufdeckt, um die Symptomatik erfolgreich aufzulösen. Wie kommt es zu einer Therapielokalisation? Der Körper ist normalerweise binär aufgebaut. Die äußeren Oberflächen sind elektromagnetisch positiv oder Yang; Yang ist das äußere schützende Chi. Die inneren Oberflächen sind demgegenüber elektromagnetisch negativ oder Yin; Yin ist das innere nährende Chi. Der Organismus ist eine Funktionseinheit, deren Prozesse über den ständigen Vergleich von Unterschieden gesteuert werden. Wenn eine Störung in der normalen Energie eines Areals auftritt, wird diese Störung in ein anderes Areal reflektiert. Die inneren Lösungsstrategien des Körpers werden durch das elektromagnetische Feld auf die Körperoberfläche (Haut) reflektiert.

Eine Therapielokalisation ist nun nichts anderes als der physische Kontakt mit der oberflächlichen Anzeige der inneren Lösungsstrategien des Körpers. Dieser Kontakt wird durch das Berühren der Haut hergestellt. Durch die Berührung wird eine Änderung in der kinetischen Antwort bewirkt.

Wenn eine Zone (zumeist die Schmerzzone) mit der Handinnenfläche berührt wird, erfolgt wegen der hohen sensiblen Versorgung der Hände eine Verstärkung des nervalen Inputs zum zentralen Nervensystem. Um beide Gehirnhälften zu sensibilisieren, empfiehlt es sich, beide Hände aufzulegen. Nachdem die Testperson auf ihren Neutralzustand und ihre Testfähigkeit hin überprüft wurde, berührt sie mit ihren Händen selbst die pathogene Zone beziehungsweise die Symptomzone. Daraufhin ergibt sich in den meisten Fällen ein Armlängenreflex, der Ausdruck einer Stressreaktion ist. Diese Armlängendifferenz wird eingespeichert. Dadurch wird der spezifische File der Zone der Therapielokalisation geöffnet.

An dieser Stelle sei aufgezählt, wie eine Therapielokalisation durchgeführt werden kann:

- Durch Berühren einer Symptomzone,
- durch Augenbewegungen in verschiedene Richtungen,
- durch Stören der Oculomotoren,
- durch Visualisieren eines emotionalen Problems,
- durch die Inhalation eines verdächtigen Toxins (zum Beispiel Chlor oder Ozon),
- durch Hautkontakt mit einem verdächtigen Allergen, etwa einem Deodorant, einem Parfüm oder einer Creme,
- durch den Kontakt der Schleimhaut mit einem verdächtigen Material (zum Beispiel Zahnmaterialien oder einem bestimmten Nahrungsmittel),
- durch Konzentration auf Geräusche (etwa bei Tinnitus),
- durch die Übertragung elektromagnetischer Schwingungen (wie sie etwa von einem Mobiltelefon oder einem Mikrowellengerät ausgehen),
- durch die Übertragung relevanter Bioinformationen über Skalarwellen (zum Beispiel SkaSys®, siehe Kapitel 6.5).

Unter Therapielokalisation versteht man also sämtliche Körperzonen, alle chemischen Substanzen, alle Handmodes usw., die in der Lage sind, einen eingespeicherten Armlängenreflex auszugleichen. Eine Therapielokalisation kann eine Pathologie darstellen beziehungsweise therapeutische Mittel und Wege aufzeigen, die die Regeneration einleiten können.

Therapielokalisation am rechten Kiefergelenk

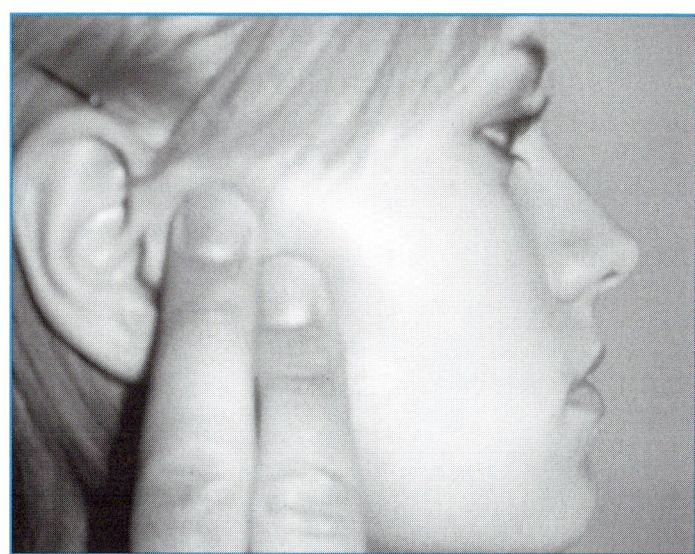

Die Testperson legt beide Hände bzw. zwei Finger auf die pathogene Zone.

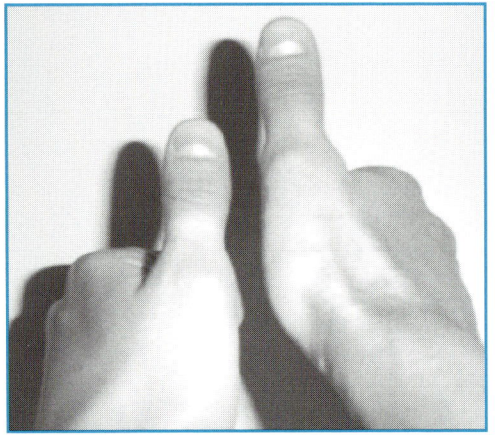 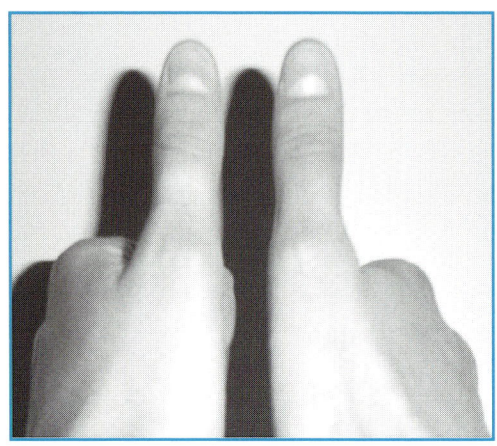

Der Patient reagiert mit einem Armlängenreflex, der Zeichen einer Stressreaktion. Diese Reaktion wird eingespeichert (siehe Kapitel 3.2).

Jedes Therapiemudra, alle chemischen Substanzen, Farben, Akupunkturpunkte, Körperzonen usw., die den eingespeicherten Armlängenreflex ausgleichen, stehen mit der pathogenen Zone in Verbindung oder kommen als Therapie zur Anwendung.

Kommt es bei der Berührung einer Körperzone oder beim Auflegen einer Testsubstanz, eines Mudras oder Ähnlichem zu **keiner Veränderung**, so besteht zu diesem Zeitpunkt kein Zusammenhang zwischen dem Inhalt der gespeicherten Therapielokalisation und dem Dekodierungsreiz.

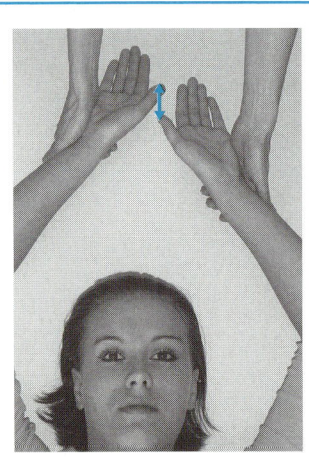
Ausgangsstellung:
Pathologie eines
spezifischen Files
oder Generalfile
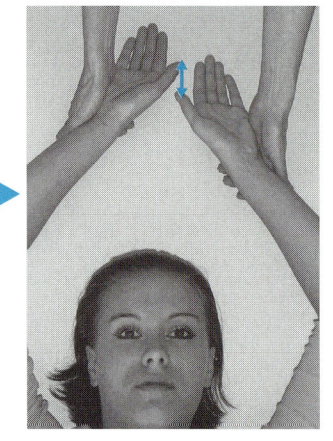

Kommt es bei Berührung einer Körperzone oder beim Auflegen einer Testsubstanz, bei einem Mudra oder Ähnlichem zum **Ausgleich der Armlängen**, besteht zu diesem Zeitpunkt ein pathogener Zusammenhang zwischen dem Inhalt der gespeicherten Therapielokalisation und dem Dekodierungsreiz.

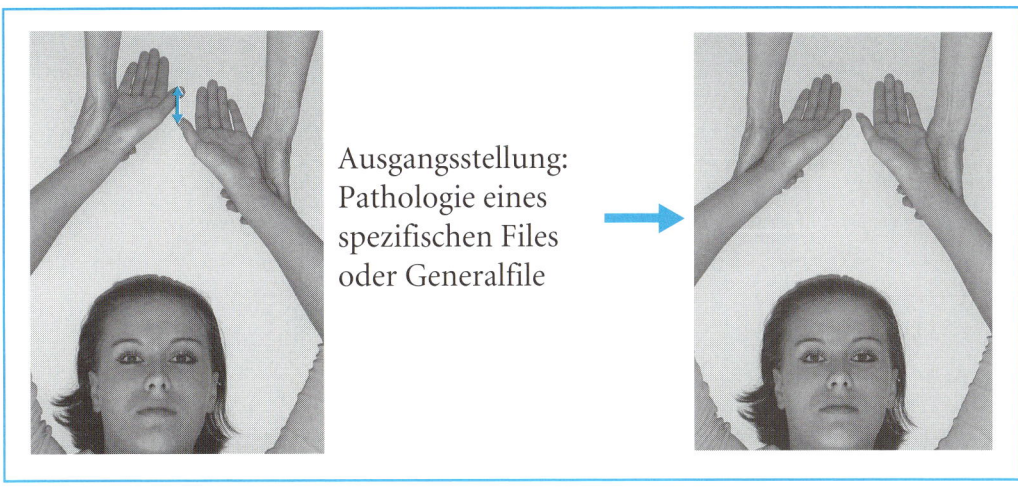

Ausgangsstellung:
Pathologie eines
spezifischen Files
oder Generalfile

Verstärkt sich die Armlängendifferenz, handelt es sich in den meisten Fällen um zwei Pathologien, die in keinem direkten Zusammenhang zueinander stehen.

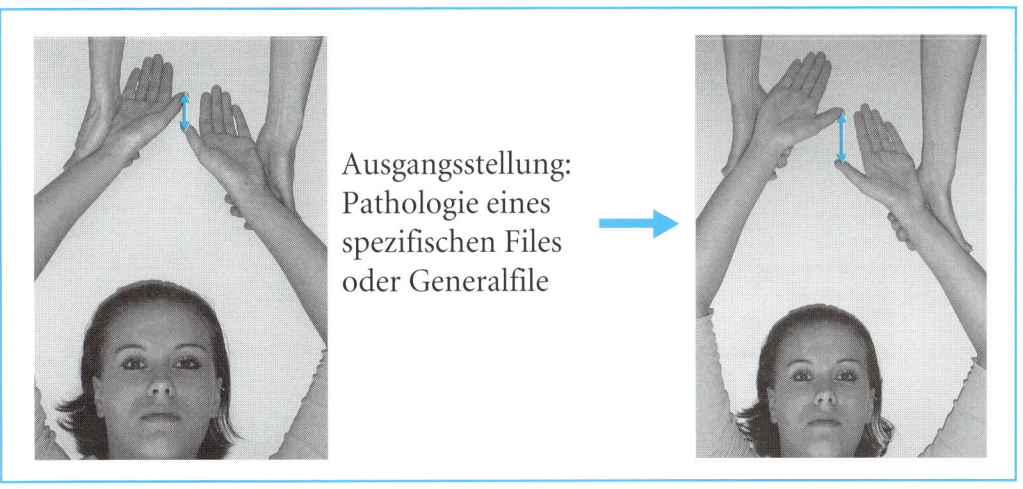

Ausgangsstellung:
Pathologie eines
spezifischen Files
oder Generalfile

In diesem Fall ist es ratsam, zuerst die eingespeicherte Pathologie zu behandeln und anschließend die zweite pathogene Zone einzuspeichern und zu therapieren.

3.4.2 Grundlagen der Therapielokalisation

Eine Therapielokalisation bedeutet entweder eine durch Druck auf Körpergewebe hervorgerufene Ischämie – also eine verminderte Durchblutung – oder einen energetischen Kurzschluss zwischen einem Punkt auf der Hautoberfläche und den Fingerspitzen.

Dieser Kurzschluss bewirkt erfahrungsgemäß eine besondere bioenergetische Hervorhebung des Körperareals im Bewusstsein des Körpers (siehe Kapitel 2.2.1), im Sinne eines Primärfeldes und der korrespondierenden Organe, Reflexzonen und Meridiane. Denn durch den Kurzschluss wird ein Primärfeld erzeugt, dessen pathogenetische Relevanz als kinetische Antwort in Form eines Muskel- oder Sehnenreflexes sichtbar wird.

Eine Therapielokalisation ergibt in der Regel nur dann einen positiven Muskel- oder Sehnenreflex, wenn das kurzgeschlossene Areal in irgendeiner Form pathologisch oder therapiebedürftig ist. Eine positive Therapielokalisation kann in das Informationsgefüge des Körpers eingespeichert werden. Die Pathologie der Therapielokalisation bleibt dann auf dem Display erhalten und kann zu weiteren Dekodierungen genutzt werden (siehe Kapitel 2.2.2).

Mit dem Biocomputer-Modell (siehe Kapitel 2.1.1) kann man sich die Technik der Therapielokalisation folgendermaßen vorstellen: Durch die Therapielokalisation per Hand erhält man Zugriff zu einem Speichersatz. Sie bewirkt im Biocomputer die Fragestellung, ob augenblicklich eine Information im Speicher vorhanden ist, die mit einer mechanischen Fragestellung in Zusammenhang steht. Eine Therapielokalisation sollte daher immer mit zwei Fingern durchgeführt werden, zum Beispiel mit dem Zeige und Mittelfinger. Da jeder Finger eine andere Polarität besitzt, wird bei einer Einzelfinger-Therapielokalisation entweder nur die Yin- oder die Yang-Polarität angesprochen. Werden Zeige- und Mittelfinger gleichzeitig verwandt, wird hingegen das Gesamtspektrum der Information angesprochen.

Weiterführende Literatur zum Thema Therapielokalisation:

Beardall, A. G.: *Clinical Kinesiology.* Portland: Private Publishers 1982.

Goodheart: *Kinesiology and Dentistry.* In: Journal of the American Society for Preventive Dentistry, December 1976.

Klinghardt, D.: *Lehrbuch der Psychokinesiologie.* Freiburg: Hermann Bauer 1996.

Lechner, J.: *Störfelddiagnostik, Medikamenten- und Materialtest, Teil I: Theorie und Praxis des Armlängenreflextests.* Kötzting: Verlag für Ganzheitliche Medizin 1998.

3.4.3 Besonderheiten der Therapielokalisation

Was die Technik der Therapielokalisation anbelangt, sind einige Sonderformen und Differenzierungen zu beachten. Es macht beispielsweise sehr wohl einen Unterschied aus, ob der Patient oder ob der Therapeut die Therapielokalisation durchführt. Dies betrifft insbesondere die so genannten Riddler-Punkte, die für spezifische Resonanzreaktionen im Bereich von Vitaminen und Spurenelementen zur Verfügung stehen. Macht der Therapeut die Therapielokalisation und erfolgt dabei ein Reflex, so deutet dies auf einen Mangel an Vitaminen oder Spurenelementen hin. Wird die Therapielokalisation jedoch vom Patienten selbst gemacht und kommt es dabei zu einem Reflex, bedeutet dies einen Überschuss an Vitaminen oder Spurenelementen.

Nur bei pathologischen, therapiebedürftigen Körperzonen spielt es keine Rolle, wer die Therapielokalisation durchführt.

Übersicht über die Riddler-Punkte:

1. Parotis

2. Salzsäure:
Der Zeigefinger wird zwischen dem Xiphoid-Sternum und dem linken Rippenbogen platziert.

3. Pflanzliche Enzyme:
Der Zeigefinger wird zwischen dem Xiphoid-Sternum und dem rechten Rippenbogen platziert.

4. Galle:
Fünf Zentimeter unter der rechten Brustwarze, in einer mamillaren Linie. Der Punkt fühlt sich wie eine Vertiefung im Rippenbereich an.

5. Gallensalze:
Eine Vertiefung zwischen der 11. und 12. Rippe an der rechten Seite. Kontakt mit zwei Fingern ist nötig.

6. Acidophilus Lactobacillus:
Der Punkt liegt vier Finger breit oberhalb des rechten unteren Brustkorbrandes.

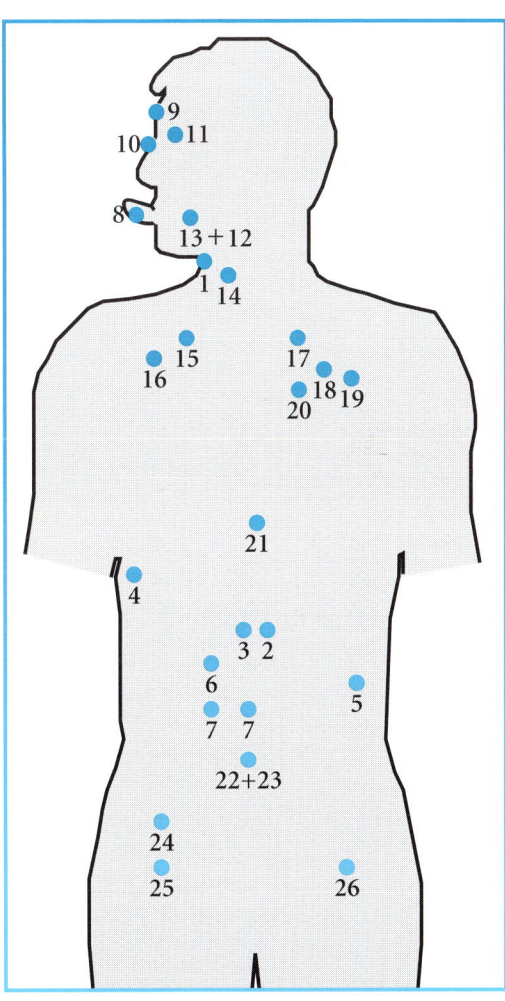

7. Pankreasenzyme:
Der Zeigefinger wird fünf Zentimeter über dem Nabel platziert und der Mittelfinger zweieinhalb Zentimeter rechts davon – am Kopf der Bauchspeicheldrüse.

8. B-Komplex:
Den Zeigefinger auf der herausgestreckten Zunge platzieren. Individuelle B-Komplexe können mit der homöopathischen Dosis getestet werden, um schwache Muskeln wieder zu stärken.

9. Protein:
Das Kopfhaar zwischen den Fingern reiben.

10. Ribonukleinsäure (RNA):
Glabella

11. Vitamin A:
Mit dem Finger leichten Druck am geschlossenen rechten Auge ausüben.

12. Kalium:
Mit dem Finger Druck am Masseter rechts ausüben.

13. Natrium:
Mit dem Finger Druck am Masseter links ausüben.

14. Spurenelemente:
Mit dem Finger Druck auf die Mitte des Vorderrandes des M. Sternocleidomastoideus ausüben.

15. Ungesättigte Fettsäuren – Vitamin F:
Direkt über dem sternoklavikularen Punkt am Ansatz des M. Sternocleido-mastoideus rechts mit dem Finger Druck ausüben.

16. Vitamin E:
Mit dem Finger unter das rechte Schlüsselbein, 3,5 Zentimeter lateral vom Sternum, drücken.

17. Jod:
Mit dem Finger ca. 2,5 Zentimeter über der Jugularkerbe in das weiche Gewebe drücken.

18. Kalzium:
Wie bei Vitamin F, aber auf der linken Seite drücken.

19. Vitamin C:
Wie bei Vitamin E, aber auf der linken Seite drücken.

20. Vitamin P oder Bioflavonoide:
Mit dem Finger auf der linken Seite 1,5 Zentimeter vom Sternum entfernt unter dem Schlüsselbein drücken.

21. Phosphor:
Mit dem Finger den dritten Interkostalbereich, nahe am Sternum, auf der rechten Seite drücken.

22. Magnesium:
Mit dem Finger auf den Nabel drücken.

23. Mangan:
Mit dem Finger auf den Nabel drücken.

24. Zink:
Auf der rechten Seite: die Linie zwischen Christa Iliaca und Nabel halbieren und

dann 2,5 Zentimeter unterhalb davon drücken.

25. Eisen:
Mit drei Fingern auf den mittleren klavikulären Bereich des rechten inguinalen Bandes drücken.

26. Vitamin D:
Wie bei Eisen, aber auf der linken Seite drücken.

27. Kupfer:
Wie bei Zink, aber auf der linken Seite drücken.

Die oben angeführten Riddler-Punkte sind nach dem Arzt benannt worden, der diese Punkte in klinischen Studien mit dem Mangel verschiedener Mineralien und Vitamine und mit Dysfunktionen der Verdauung in Zusammenhang gebracht hat. Es konnte festgestellt werden, dass Leute, die einen Punkt zu testen versuchten, aber dabei den falschen Punkt ausgewählt hatten, bei der Therapielokalisation doch einen positiven Reflex in Form eines schwachen Muskels bewirkt hatten (siehe Kapitel 2.2.4). Anschließende biochemische Analysen haben die Antwort dennoch bestätigt. Die Riddler-Punkte scheinen Gültigkeit zu haben, aber wie alle Teste der Angewandten Kinesiologie werfen sie noch Fragen auf. Die Riddler-Punkte eignen sich als Mittel zur Hinweisdiagnostik; man sollte aber keinesfalls eine klinische Labordiagnose daraus machen.

3.4.3.1 Das Scannen

Das Scannen ist eine Form der Therapielokalisation, die nicht auf der Oberfläche der Haut, sondern innerhalb des energetischen Feldes des Organismus stattfindet – ohne dass der Patient dabei berührt wird. Offensichtlich beinhalten auch die energetischen Schichten des biologischen Feldes kognitive Resonanzqualitäten. Sie ermöglichen auch in diesem Bereich die Therapielokalisation.

Um zu erkennen, ob sich die aktive, auf die Fragestellung bezogene Therapielokalisationszone auf der Vorderseite des Organismus befindet, werden die Körperzonen mit der Handinnenfläche – palmar – abgefahren, ohne dass sie berührt werden, bis an einer bestimmten Stelle ein positiver Armlängenreflex erfolgt. Zum Scannen der Rückseite des Körpers wird die dorsale Handfläche verwendet, ohne dass sich der Patient dafür in die Bauchlage drehen muss.

3.4.3.2 Die situative Therapielokalisation

Durch die Technik des Speicherns lassen sich auch die Pathologien dynamischer Abläufe auf dem Display fixieren. Dies ist notwendig, da der menschliche Organismus nicht nur eine statische Zustandsbeschreibung, sondern ein ständig in Bewegung befindliches System ist. In der Systemischen Kinesiologie bezeichnet man das Festhalten des Krankheitsgehalts an einem Bewegungsablaufs als situative Therapielokalisation.

Das einfachste Beispiel hierzu lässt sich aus der Zahnmedizin ableiten: Die Frage, mit der der Patient in die Praxis kommt, lautet: „Ist meine Okklusion (das mechanische Zusammentreffen der Oberkieferzahnreihe mit der Unterkieferzahnreihe) in Ordnung, oder stört sie das propriozeptive Gleichgewicht meines Körpers?"

Das Vorgehen zur Klärung dieser Frage läuft in der Systemischen Kinesiologie nach folgendem Schema ab:

- 1. Durchführung der Vorteste (siehe Kapitel 4.1)
- 2. Bei ausgeglichener Armlänge: Öffnen des Generalfiles (siehe Kapitel 4.2.1)
- 3. Bei jetzt vorliegender ungleicher Armlänge: „Zusammenbeißen" – dadurch wird die Situation der Okklusion beim Patienten therapielokalisiert.
- 4. Erfolgt jetzt ein positiver Armlängenreflex, weist dies auf eine grundsätzliche Pathologie der vorliegenden Okklusion hin. Verbleibt der Patient in der Okklusionsstellung und wird die Pathologie der Okklusion nach Speichermethode Nr. 3 (siehe Kapitel 3.2.2) auf dem Display festgehalten, ist dadurch der spezifische File der Okklusion geöffnet.
- 5. Liegt jetzt eine ungleiche Armlänge vor, repräsentiert sie die Pathologie der Okklusion. Diese Pathologie kann jetzt im Hinblick auf die angemessene Therapie, Diagnose oder Korrektur durchgetestet werden, zum Beispiel unter Verwendung einer Aufbiss-Schiene.

3.5 Die Handmodes

3.5.1 Definition und Wirkungsweise

Vorläufer der modernen Handmodes sind die Mudras, die ihren Ursprung in der indischen Mythologie haben. Der amerikanische Arzt A. G. Beardall entwickelte aus den Mudras mehr als 200 Handmodes und war in der Lage, jeder dieser verschlüsselten Fingerstellungen einen bestimmten Aussagewert zuzuschreiben. Die in diesem Buch aufgeführten Modes gehen in erster Linie auf Beardall zurück. Von seinen Schülern wurden weitere Modes entwickelt. So hat beispielsweise Kim Da Silva ein völlig eigenes System von Handmodes aufgestellt.

Offensichtlich ist das Informationssystem des Organismus in der Lage, die Fingercodes in Form der Dekodierungsfelder über kognitiv-evaluative Feldresonanzen aufzunehmen. Das Informationssystem kann diesen Feldern sowohl funktionelle Zustände als auch die Inhalte der körpereigenen Informationen zuordnen (die Wirkungsweise der Handmodes wird in Kapitel 2.2.2 behandelt).

Ein positiver Mode liegt vor, wenn durch ihn eine Änderung im kinetischen Zustand der Muskulatur oder der Sehnenreflexe hervorgerufen wird. Dabei spielt es keine Rolle, ob der Mode durch die Hand des Patienten oder des Therapeuten gebildet wird. Er zeigt in beiden Fällen einen wichtigen Bezug zu den bioenergetischen Reaktionsmustern des Patienten an. Handmodes werden generell an einem neutralen Körperareal in das Informationsfeld des Körpers eingegeben, typischerweise am Unterarm.

*Eingabe eines Hand-
modes am Unterarm*

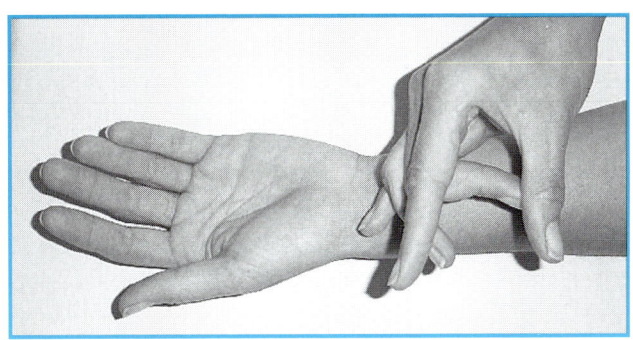

Bereits bei meiner ersten Begegnung mit den Ideen Beardalls vor rund 15 Jahren war ich sofort von der Möglichkeit fasziniert, nicht nur mit Hilfe von feinenergetischen Signalen aus homöopathisierten Medikamenten, Organpräparaten oder Nosoden mit den unbewussten Anteilen des Organismus zu kommunizieren, sondern auch durch die kodierten Informationsinhalte, die über die Fingerstellungen an den Organismus weitergegeben werden. In der Tat ermöglichen die Handmodes einen diagnostischen Zugang zum immateriellen Informationspool des menschlichen Organismus.

Für den Wirkungsmechanismus der Handmodes gibt es verschiedene Erklärungsmodelle, von denen das neurophysiologische das Nächstliegende ist. Man weiß, dass bestimmte Fingerstellungen die Aktivität bestimmter Gehirnareale fördern. Man kann in Anlehnung an Williams davon ausgehen, dass das Einnehmen bestimmter Fingerstellungen – wie es bei den Modes üblich ist – bestimmte Inhalte kortikaler Areale aktiviert beziehungsweise auslöst. Das erkenntnistheoretisch nächstliegende Erklärungsmodell besteht aber in der Annahme, dass durch kollektive Übereinkunft Realität geschaffen wird.

Hierzu ein Beispiel:

Für einen neutralen Beobachter, der aus einem extraterrestrischen Raumschiff das Treiben auf unseren Straßen beobachtet, stellt sich folgender Sachverhalt dar: Jedes Mal, wenn an einer Straßenkreuzung das Licht rot aufleuchtet, bleiben die Autos stehen. Daraus zieht der Beobachter für sich den einleuchtenden Schluss, dass eine Wechselwirkung zwischen dem rotem Licht und dem Stopp der Bewegung der Autos bestehen muss, denn es gibt offensichtlich einen kausalen Zusammenhang zwischen dem Aufleuchten der roten Lichter und dem Anhalten der Autos. Da für den außenstehenden Beobachter – der selbstverständlich nichts über die Funktionsweise der Autos weiß – die Art und Weise der Einwirkung nicht ersichtlich ist, könnte er sich seine Beobachtung damit erklären, dass die Lichteinwirkung der roten Ampeln die Autos direkt zum Stehen bringt. Die Übermittlung könnte auch durch korpuskulär nicht definierte Transmitterfunktionen erfolgen. Dieser „wissenschaftlichen" Hypothese setze ich natürlich meine Kenntnis der Zusammenhänge entgegen:

Wir alle wissen, dass durch allgemeine Übereinkunft jeder Fahrer eines Autos bei Rot anhält und bei Grün wieder anfährt. Das heißt, der für den außenstehenden Beobachter zwangsläufig offenbare Kausalzusammenhang zwischen den roten Ampeln und dem Anhalten der Autos ist in Wirklichkeit gar kein kausaler Zusammenhang. Er besteht lediglich, weil die gesamte Gesellschaft sich der Übereinkunft unterwirft, bei Rot anzuhalten. Das bedeutet, wir schaffen uns durch diese Übereinkunft eine Realität, die jenseits kausaler Bezüge liegt, obwohl es für den uneingeweihten Betrachter so aussehen muss, als ob kausale Zusammenhänge vorliegen. Ein solches Phänomen liegt auch bei der Anwendung der Handmodes vor.

Durch die kollektive Übereinkunft einer größeren Gruppe von Individuen wird eine Realität in dem Sinne geschaffen, dass zunächst kryptogene Modes in ihren Inhalten den Charakter von Wirklichkeit annehmen, obwohl ein kausaler Zusammenhang bei der Anwendung von Modes ebenso wenig gegeben ist wie beim Anhalten der Autos vor den roten Ampeln. Dies bedeutet, dass zur Schaffung von Realität Kausalität gar nicht notwendig ist. Innerhalb lebendiger Systeme, die untereinander in individuellen Beziehungen stehen, genügt eine Übereinkunft, um eine bestimmte Realität entstehen zu lassen.

Weiterführende Literatur zum Thema Handmodes:

Beardall, A. G.: *Clinical Kinesiology.* Private Publishers 1982.

Lechner, J.: *Störfelddiagnostik, Medikamenten- und Materialtest, Teil I: Theorie und Praxis des Armlängenreflextests.* Kötzting: Verlag für Ganzheitliche Medizin 1998.

da Silva, Kim: *Gesundheit in unseren Händen.* München: Knaur MensSana 2000.

Williams, Louisa L.: *AANTK Mode Cards.* Eigenverlag 1999.

3.5.2 Unterscheidung der Handmodes

Grundsätzlich unterscheidet man drei Arten von Handmodes:

1. Diagnostische Modes

Beispiel: Prioritäts-Mode
Das Ansprechen dieses Modes bedeutet, dass das damit kombinierte Organ oder Medikament, die damit kombinierte Therapielokalisation oder Nosode oder der damit kombinierte Filter Priorität hat. Der Prioritäts-Mode wird benutzt, um festzustellen, ob einer der Datensätze, die im Display des Biocomputers angezeigt werden, vor den anderen Datensätzen Priorität hat. Ist dies der Fall, versetzt dieser Mode den Biocomputer in die Lage, eine Prioritätenliste der gespeicherten Daten anzufertigen. Nur der Datensatz mit Priorität ruft dann bei einem Test noch eine positive Reaktion hervor.

Prioritäts-Mode

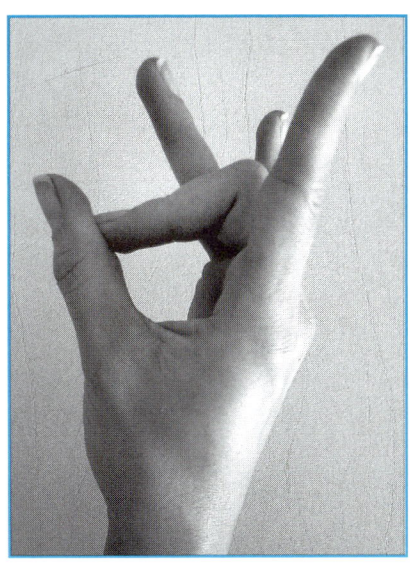

2. Therapeutische Modes

Beispiel: Akupunktur-Mode

Das Ansprechen dieses Modes bedeutet, dass für das gleichzeitig angesprochene Organ eine Akupunkturbehandlung als Therapie angezeigt ist.

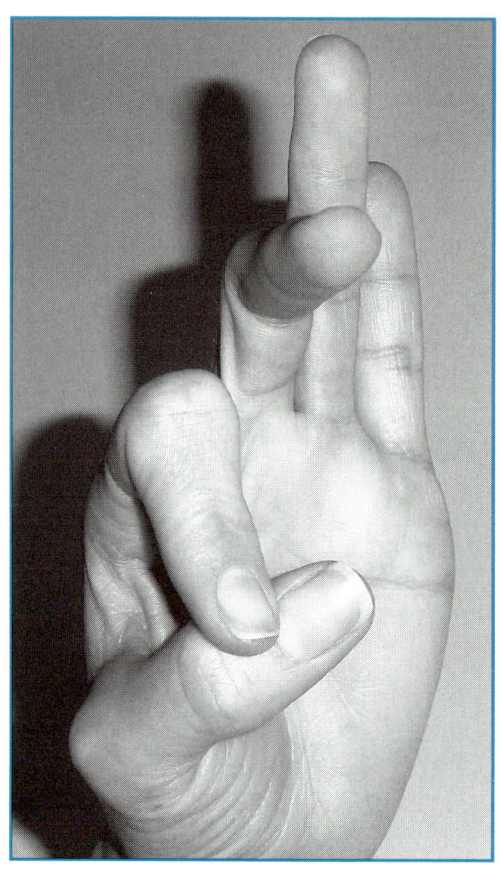

Akupunktur-Mode

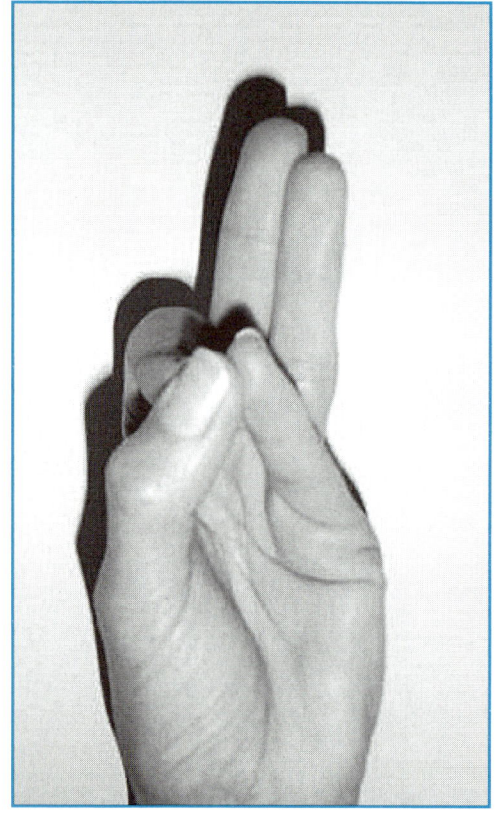

Mode für Kieferhöhlenschleimhäute

3. Gewebs- oder Tissue-Modes

Beispiel: Mode für die Kieferhöhlenschleimhäute

Das Ansprechen dieses Modes setzt energetische Beziehungen zu den Schleimhäuten der Kieferhöhlen frei, zeigt also ein Primärfeld auf (vgl. Kapitel 2.2.1). Gewebsmodes sorgen dafür, dass die Informationen über die energetischen Beziehungen auf dem Display erscheinen.

3.5.3 Ebenen-Modes

Gerade bei einem so komplexen kybernetischen und selbstregulierenden System wie dem menschlichen Körper ist es von immenser Bedeutung, Erkenntnisse über die Ebenen zu erlangen, auf denen Probleme entstanden sind, und Erkenntnisse darüber, wie diese Probleme akut behandelt werden können. Zur Ermittlung der betroffenen Ebenen können im Armlängenreflex-Test unter anderem die Handmodes dieser Ebenen angesprochen werden. In der täglichen Praxis ist immer wieder erstaunlich, wie schnell auf diese Weise Probleme erkannt und anschließend therapeutisch angegangen werden können. Die Ebenen-Modes dienen also dazu, festzustellen, auf welcher Ebene bei einem Patienten Probleme vorliegen.

Ebenen-Modes

Strukturelle Ebene

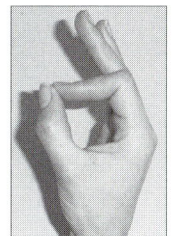

z.B: Wirbelsäule, Kraniales System, Kraniosakrales System, Ileosacralgelenke, usw.

Chemische Ebene

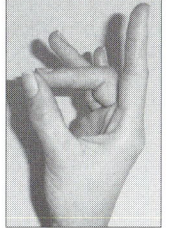

z.B: Wassermangel, biochemische Zellsalze, Vitamine, Mineralien, Viren, Bakterien, Parasiten, usw.

Emotionale Ebene

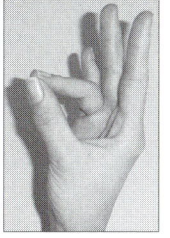

z.B: Bachblüten, Emotionale Stress Reduktion (ESR), Ungelöster seelischer Konflikt, usw.

Informative Ebene

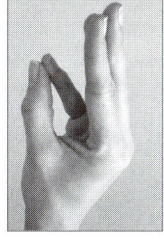

z.B: Meridiane, Akupressur und Akupunktur, Neurolymphatische- und Neurovasculäre Reflexpunkte, Aurikulotherapie, Störfelder, usw.

Die Modes der Ebenen wurden von dem amerikanischen Kinesiologen Utter in dieser Form in der von ihm kreierten Applied Physiology erstmalig eingeführt. Beardall bezeichnet diese Modes als Submodes, um darauf hinzuweisen, dass sie nur in einem geöffneten File eine Wirkung hervorbringen. Die Systemische Kinesiologie schließt sich dieser Erfahrung an und empfiehlt, die Ebenen-Modes nur nach dem Öffnen des Generalfiles, des spezifischen Files eines Minicomputers oder innerhalb eines anderen Files zu benutzen. Auch Kim da Silva beschreibt in seinen Büchern Modes, und zwar seine eigenen. Dies ist keineswegs ein Kuriosum, sondern erscheint nach meinen grundsätzlichen Überlegungen zur Wirkungsweise von Gedankenfeldern (Kapitel 2.2.1), Glaubenssystemen (Kapitel 2.2.4) und Modes (Kapitel 3.5.1) als eine selbstverständliche, legitime Möglichkeit. Hier Überzeugungskriege darüber auszufechten, was als „richtig" und was als „falsch" zu gelten habe, zeigt meines Erachtens lediglich, dass die Streitbeflissenen nicht verstanden haben, worum es bei den Handmodes geht.

> Weitere Erläuterungen zu den Handmodes nach Beardall, Utter, Williams und van Assche enthalten die Bücher von A. G. Beardall und seinem Sohn Dr. Chris Beardall.

3.5.4 Die Priorisation beim Medikamententest

Der grundsätzliche Ansatz einer systemisch orientierten Kinesiologie zielt darauf ab, mit einer weitestgehend punktgenauen Testung eine exakte Therapie zu ermöglichen. Die „Schrotschuss-Taktik" mancher Testpraktiken soll damit vermieden werden. Anstatt einer Unmenge an Medikamenten sollte dem Patienten nur eine kleine, aber präzise wirksame Menge appliziert werden. Aus der Clinical Kinesiology habe ich Beardalls Prioritäts-Mode in die Systemische Kinesiologie übernommen (mit Genehmigung von Dr. Chris Beardall). Mit diesem Mode können mehrere bereits getestete Elemente auf ihre Priorität hin überprüft werden, was sowohl unter diagnostischen als auch unter therapeutischen Aspekten die Testaussagen auf das Wesentliche beschränkt.

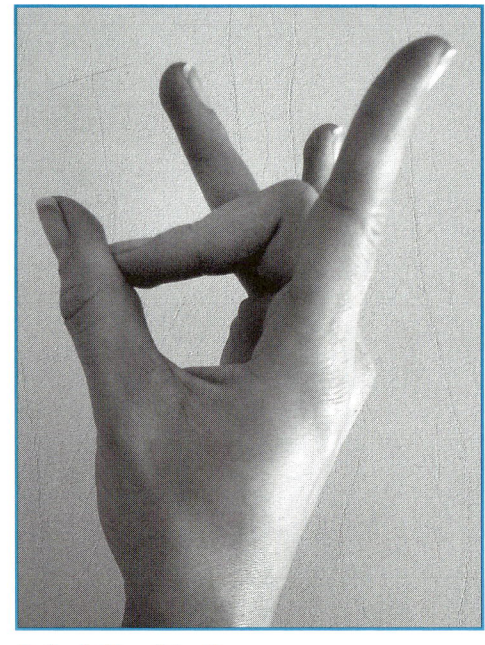

Prioritäts-Mode

Mit dem Prioritäts-Mode können mehrere positive Testelemente in der Reihenfolge ihrer Bedeutung für den „inneren Arzt" geordnet und festgelegt werden. Diese Testmöglichkeit bezieht sich sowohl auf Medikamente als auch auf die Ebenen-Modes. Hierzu ein Beispiel: Im spezifischen File des Dünndarms sollen bestimmte Medikamente auf ihre Wirkung getestet werden. Der Dünndarm-File wurde über das Einspeichern des Kontrollmesspunktes am Dünndarm-Meridian geöffnet.

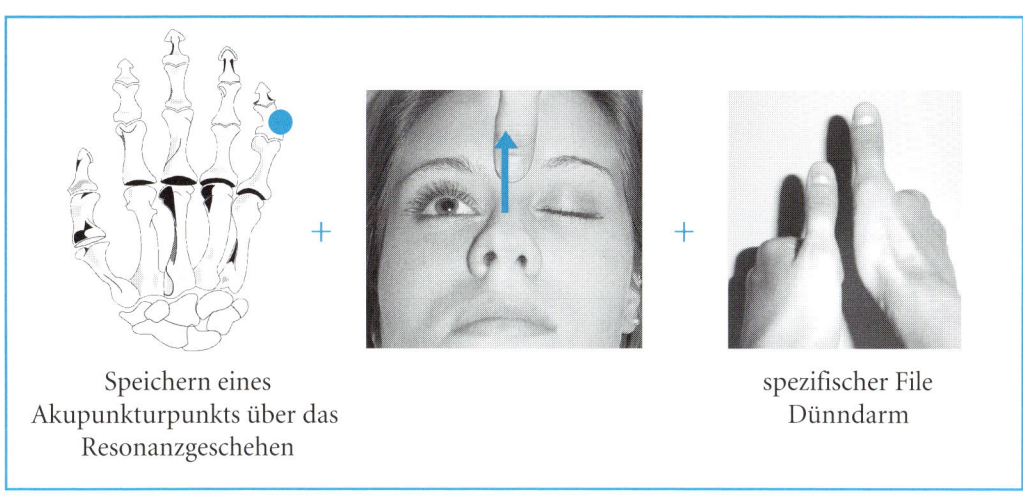

Speichern eines
Akupunkturpunkts über das
Resonanzgeschehen

spezifischer File
Dünndarm

Nehmen wir an, die Medikamente Bufo rana D6 und Hypericum C30 sprechen im Armlängenreflex-Test beide als Therapeutika des Dünndarm-Meridians an. Nun lautet die Frage: Welches dieser beiden Medikamente hat Priorität?

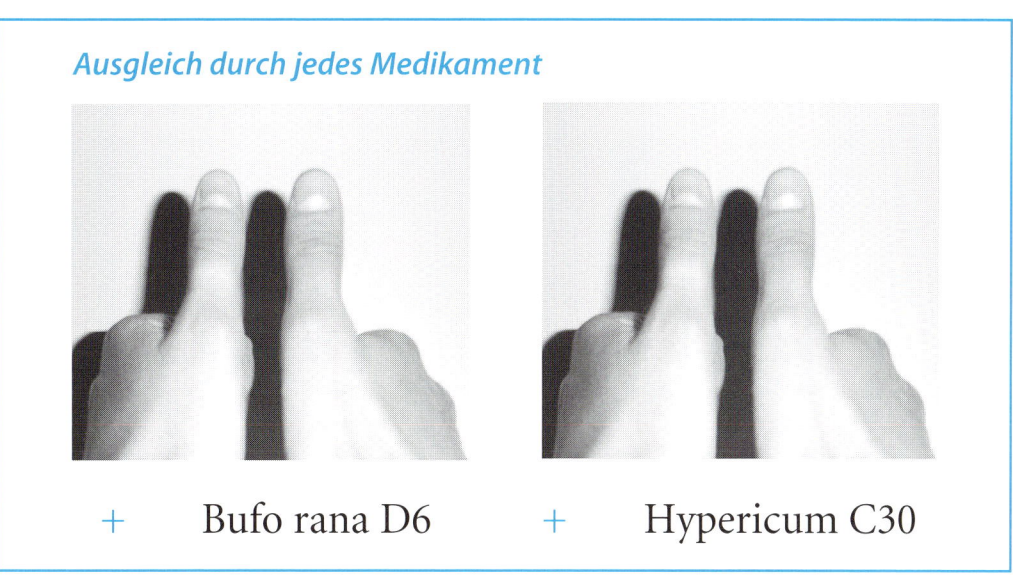

Ausgleich durch jedes Medikament

+ Bufo rana D6   + Hypericum C30

Die Priorisation dieser Medikamente erfolgt über eine Nachtestung mit dem Prioritäts-Mode innerhalb des noch immer geöffneten Dünndarm-Files. Dabei gilt das Prinzip: Wird der Prioritäts-Mode gleichzeitig mit einer der beiden Medikamenteninformationen eingegeben, so entsteht dabei eine Neuinformation, die sich aus dem Inhalt des Medikaments und dem des Prioritäts-Modes zusammensetzt. Während im ersten Testdurchgang beide Medikamente einen positiven Armlängenreflex innerhalb des spezifischen Files des Dünndarms gezeigt haben, zeigt nur noch ein Medikament (Bufo rana D6) in der Kombination mit dem Prioritäts-Mode einen positiven Armlängenreflex. Dieses Medikament hat demnach Priorität gegenüber dem anderen (Hypericum C30).

Also ergibt die Testung, dass letzteres Medikament in der Kombination mit dem Prioritäts-Mode keinen positiven Armlängenreflex zeigt. Ihm kommt also auch aus diesem Grund keine Priorität zu.

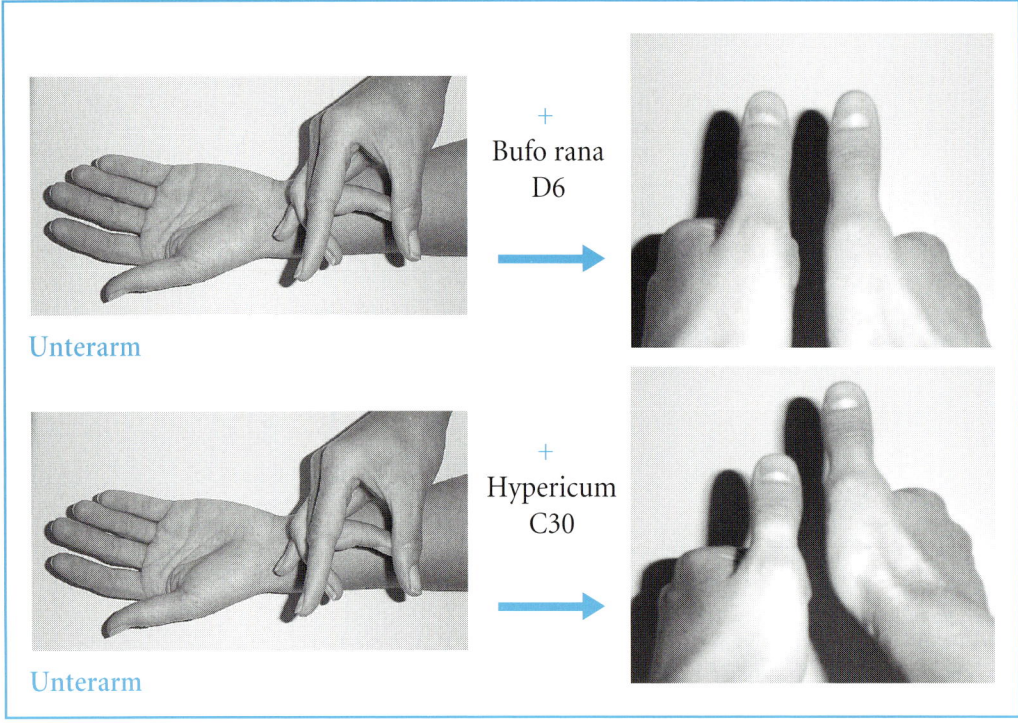

+
Bufo rana
D6

Unterarm

+
Hypericum
C30

Unterarm

Neben dem ökonomischen Vorteil empfiehlt sich das Testen mit dem Prioritäts-Mode insbesondere dann, wenn der Organismus auf sehr viele Medikamente mit einer positiven Antwort reagiert. Dies kann zwei unterschiedliche Ursachen haben: Meiner Meinung nach verliert der Organismus seine spezifische Erkennungsqualität, je kränker er ist. Das heißt, mit abnehmender Gesundheit nimmt auch seine Fähigkeit ab, das zu erkennen, was ihm helfen könnte. Die Fragestellung – also die Spezifität des Files, in dem getestet wird – ist nicht genau genug formuliert, so dass die spezifischen Dekodierungsqualitäten des Organismus nicht zum Tragen kommen.

Hierzu ein einfacher Vergleich: Wenn man einen Hungrigen an eine wohlgedeckte Tafel führt und ihn fragt, ob er ein Stück Melone wolle, wird er ja sagen, genauso wie er bei Brot, Schinken und Kuchen ja sagen wird, denn all diese Dinge sind geeignet, seinen Heißhunger zu stillen. Fragt man ihn aber, was er zuerst möchte, wird er aus der Menge der angebotenen Speisen durchaus eine bestimmte Wahl treffen.

3.6 Homöopathische Verdünnungen als Testpotenzen

Wie bereits in Kapitel 1.3.1 dargestellt, bietet die Systemische Kinesiologie mit dem Armlängenreflex-Test nicht nur Ja- oder Nein-Antworten wie die anderen kinesiologischen Testverfahren, sondern sie bietet darüber hinaus auch ein quantitatives Beurteilungskriterium, nämlich eine größere oder kleinere Armlängendifferenz. Dieses Kriterium ist insbesondere beim Testen mit den unterschiedlichen Potenzen eines an sich passenden Mittels wichtig. Mit dem Armlängenreflex-Tests kann sich die Systemische Kinesiologie die Potenzen verschiedener Homöopathika für die diagnostische Dekodierung bioenergetischer Zustände nutzbar machen. Dadurch kann sie eine fein eingestellte Zustandsbeschreibung biologisch-dynamischer Prozesse in ihr System integrieren.

3.6.1 Homöopathische Potenzen

Homöopathische Medikamente sind tierischen, pflanzlichen oder mineralischen Ursprungs. Ihre Potenzierung – also ihre Verdünnung inklusive Dynamisierung – reicht in der Regel von den so genannten Tiefpotenzen (D 1 bis D 12) bis zu den Hochpotenzen (C2000 und mehr). Die klassische Homöopathie geht davon aus, dass höhere Potenzen auf höheren Steuerungsebenen des Organismus über längere Zeit wirken, während tiefere Potenzen bei akuten und oberflächlichen Krankheitsprozessen eine entsprechend kürzere Wirkungsdauer erzielen.

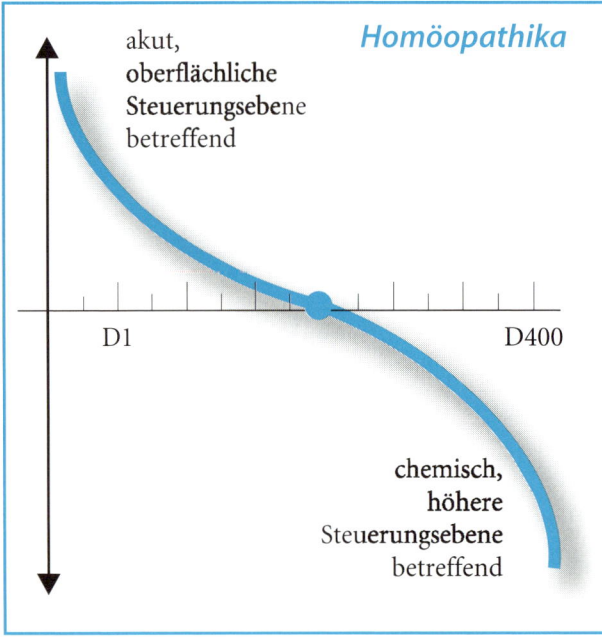

Die Diskussion, ob in der Homöopathie die Tiefpotenzen wirksamer als die Hochpotenzen sind oder ob generell Hochpotenzen verabreicht werden sollten, scheint bis heute nicht zu einem klärenden Abschluss gekommen zu sein. Wie häufig in der bioenergetischen Medizin, argumentieren verschiedene Therapeutengruppen mit den Erfahrungen ihrer eigenen Glaubenssysteme gegeneinander. Hübner ist es meines Erachtens gelungen, in diese Diskussion ein logisch begründetes Ordnungselement einzubringen. Die erhellenden Darlegungen Hübners habe ich ausführlich in meinem Buch *Störfelddiagnostik, Medikamenten- und Materialtest, Teil II: Armlängenreflex-Test und skalarwellengestütztes Computersystem SkaSys®* (Verlag für Ganzheitliche Medizin, Kötzting 2000) dargestellt.

3.6.2 Organpräparate

Organpräparate (Heel bezeichnet sie als Suis-Präparate) werden aus gesunden Organen fötaler Kälber oder Schweine gewonnen. Ein Organpräparat erinnert den Körper daran, wie er eigentlich sein sollte. Da Organpräparate aus gesunden Organen hergestellt werden, geben sie von sich aus keine spezifische Auskunft über das Stadium einer Belastung. Man geht davon aus, dass der Bereich von D6 bis D8 einem gesunden Organzustand entspricht. Alle Werte unterhalb der D6-Grenze entsprechen in steigendem Maße degenerativen Zustandsbeschreibungen, alle Werte über D8 entsprechen zunehmend entzündlichen Zustandsbeschreibungen des entsprechenden Organs.

Wenn zum Beispiel eine D3 des Organpräparats Pulpa dentis optimale Testergebnisse liefert, dann ist dieses Organ durch eine degenerative Belastung geschädigt. Testet eine Pulpa dentis D60, so liegt eine entzündliche Belastung der Zahnpulpa vor.

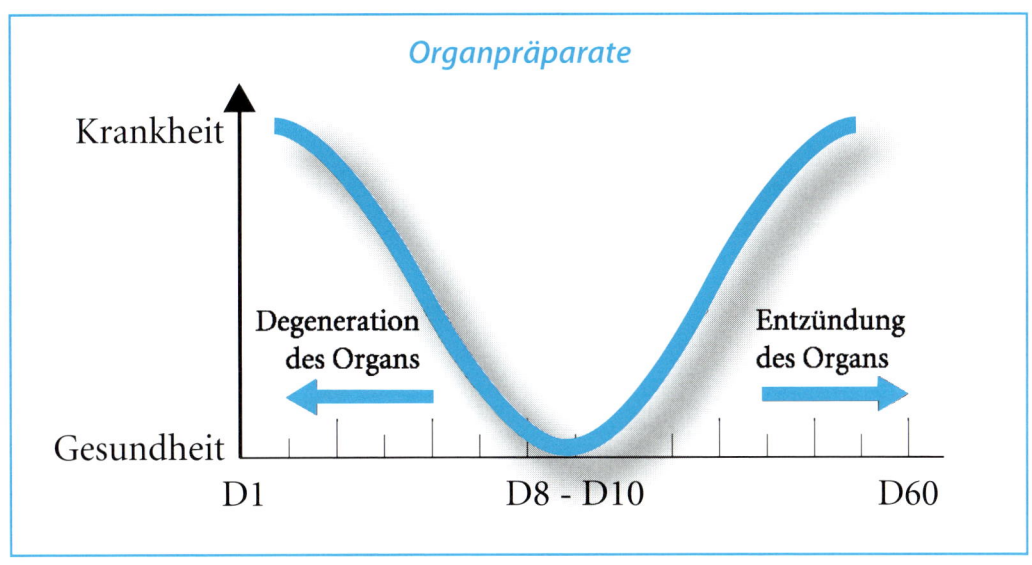

Ein anderes Beispiel: Wenn innerhalb eines spezifischen Files eines Zahnes eine D3 des Organpräparats Pulpa dentis optimal testet, dann ist dieses Organ durch eine degenerative Belastung geschädigt. Testet eine Pulpa dentis D60, so liegt eine entzündliche Belastung der Zahnpulpa vor.

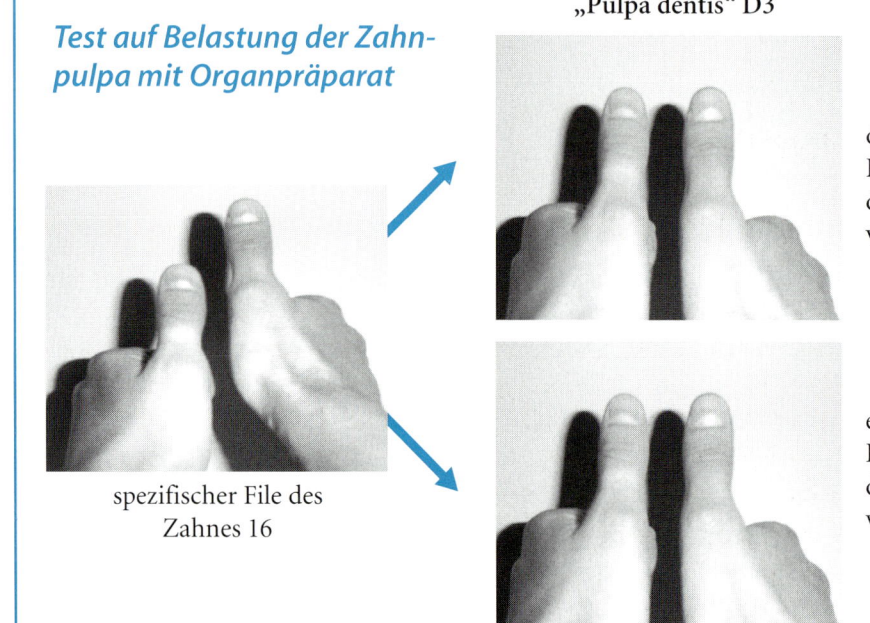

Test auf Belastung der Zahn-pulpa mit Organpräparat

„Pulpa dentis" D3

spezifischer File des Zahnes 16

degenerative Belastung der Pulpa von Zahn 16

entzündliche Belastung der Pulpa von Zahn 16

„Pulpa dentis" D60

3.6.3 Essentielle Stoffe

Unter diesen Oberbegriff fallen Spurenelemente, Vitamine und Mineralien ebenso wie körpereigene Stoffwechselprodukte, zum Beispiel Neurotransmitter. Essentielle Stoffe können im Normgehalt vorliegen, in zu geringer Anzahl oder im Überfluss vorhanden sein.

Die Grafik stellt die unterschiedliche Bewertung verschiedener Potenzstufen der essentiellen Stoffe dar, da hier ein sehr differenzierter Bewertungsmaßstab anzulegen ist.

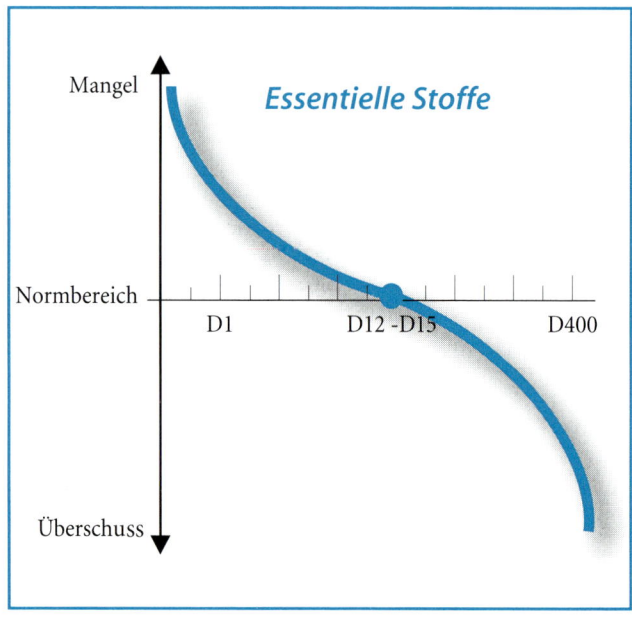

Essentielle Stoffe

Mangel

Normbereich

D1   D12 -D15   D400

Überschuss

3.6.4 Die Doppelfunktion von Nosoden und Toxinen

Allopathische Arzneimittel, Toxine und Umweltgifte wie Insektizide oder Holzschutzmittel können ebenfalls homöopathisiert und in Potenzreihen hergestellt werden. Bei der Bewertung von Toxinen, Nosoden und Umweltgiften gilt innerhalb der Potenzen ein linearer Maßstab. Je niedriger die Potenz mit dem ausgeprägtesten Resonanzphänomen im Medikamententest ist, desto intensiver, stofflicher und akuter ist die jeweilige Belastung durch das getestete Toxin. Je höher die Potenz mit dem ausgeprägtesten Resonanzphänomen ist, desto niedriger und zeitlich weiter zurückliegend, aber auch energetisch tief wirkender ist die Belastung.

An dieser Stelle sei an die klassische Interpretation verschiedener Potenzstufen von Nosoden und Toxinen erinnert: Niedrige Stufen betreffen demnach eher akute Belastungen; während höhere Potenzstufen eher tiefer und weiter zurückliegende Belastungsformen betreffen.

Es besteht Anlass, diese Interpretation zu erweitern: Da sich im Grunde immer zwei Potenzstufen mit einer optimalen Wirkungsspitze zeigen, postuliert die Systemische Kinesiologie, dass tiefe Potenzstufen von Nosoden und Isopathika den augenblicklichen Grad der Belastung anzeigen. Höhere Potenzstufen von Nosoden und Isopathika weisen hingegen auf die spezifische Therapie je nach Belastungsgrad hin.

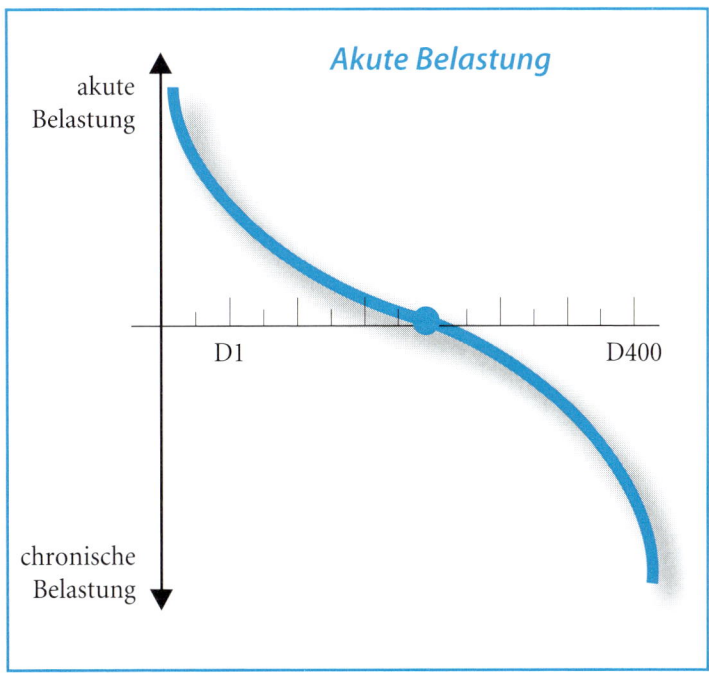

Dies führt zu wellenartigen Wirkprofilen. In den Testprozessen stellt sich dies so dar, dass bei Nosoden und Isopathika zumeist sowohl eine Niederpotenz als auch eine Hochpotenz anspricht. Dazwischen befindet sich ein „Wellental" der Resonanzbereitschaft, das heißt, die Potenzen, die vor und hinter den Resonanzspitzen liegen, zeigen im Belastungsprofil des Organismus keinerlei Relevanz.

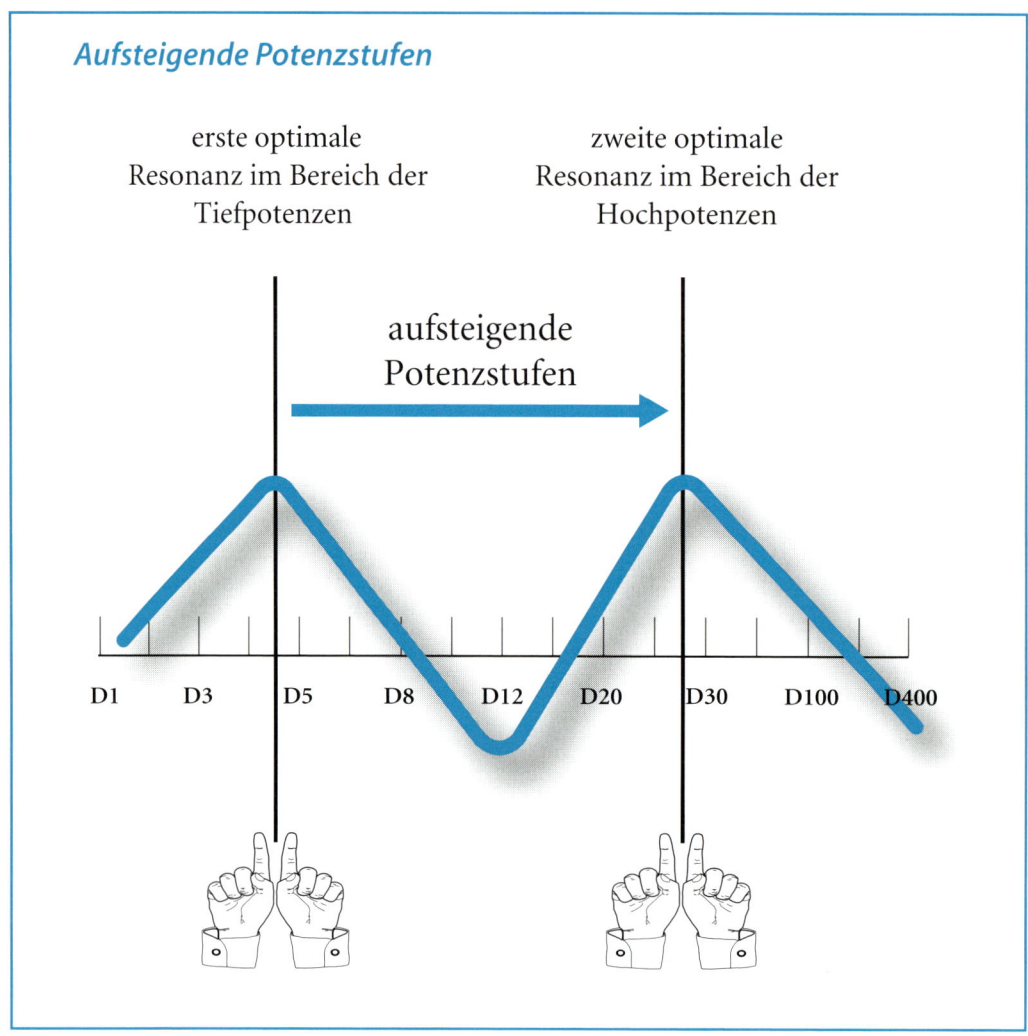

Wir können also feststellen, dass die Potenzstufen von Nosoden und Isopathika eine Doppelfunktion ausüben, und zwar dahingehend, dass die positiv ansprechenden Niederpotenzen als Diagnostika und die positiv ansprechenden Hochpotenzen als Therapeutika dienen.

3.6.5 Zusammenfassung zum Potenzentest mit Beispielen

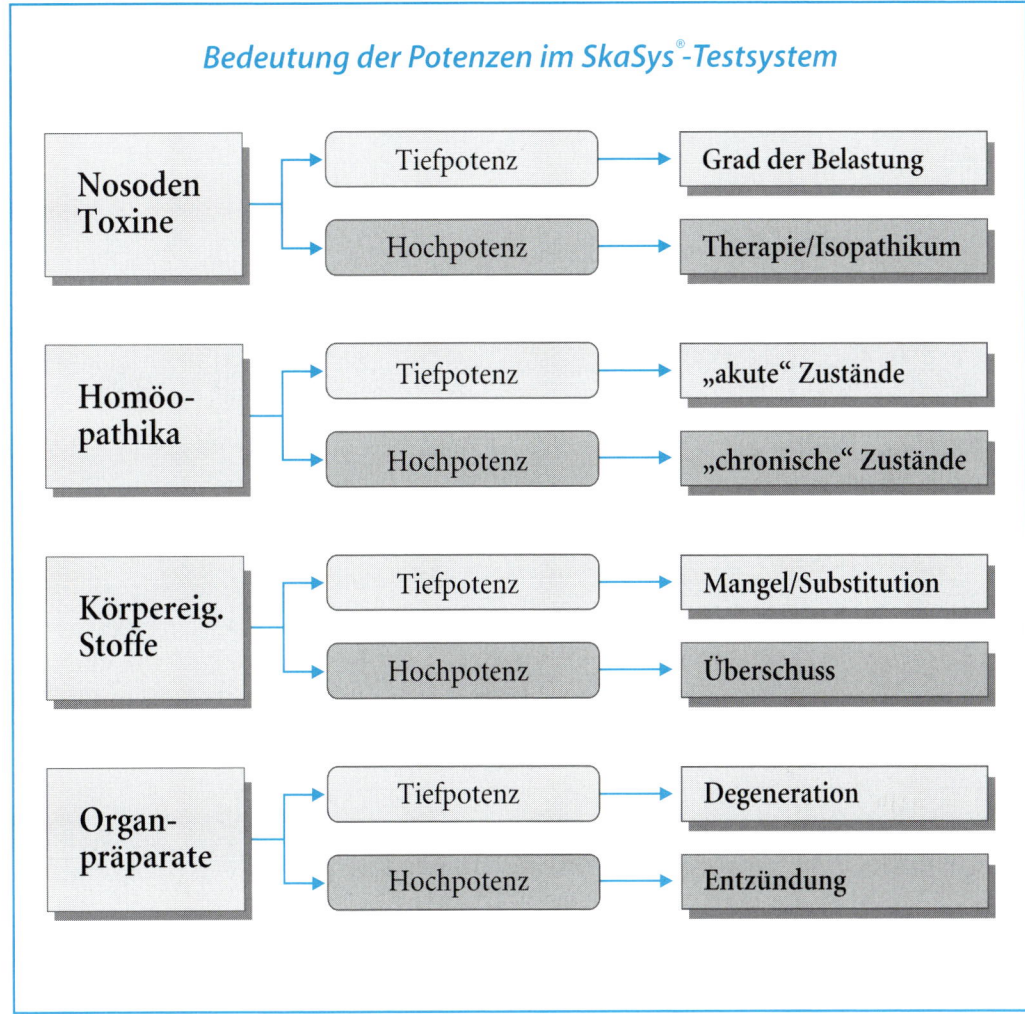

Bedeutung der Potenzen im SkaSys®-Testsystem

Nosoden Toxine	Tiefpotenz	Grad der Belastung
	Hochpotenz	Therapie/Isopathikum
Homöo-pathika	Tiefpotenz	„akute" Zustände
	Hochpotenz	„chronische" Zustände
Körpereig. Stoffe	Tiefpotenz	Mangel/Substitution
	Hochpotenz	Überschuss
Organ-präparate	Tiefpotenz	Degeneration
	Hochpotenz	Entzündung

Weil ihnen in der Systemischen Kinesiologie eine so hohe Wichtigkeit zukommt, fasse ich die Interpretationen der verschiedenen Potenzstufen nochmals zusammen:

Entscheidend für die medizinische Interpretation ist immer der spezifische File, in dem gerade getestet wird. In dem folgenden Beispiel gehe ich von der Annahme aus, der Patient habe im Generalfile eine positive Resonanz auf eine Ampulle mit Silberamalgam D3 gezeigt. Folgerichtig hätte ich mit dieser Ampulle den spezifischen File Silberamalgam D3 geöffnet (Darstellung im Diagramm auf der nächsten Seite).

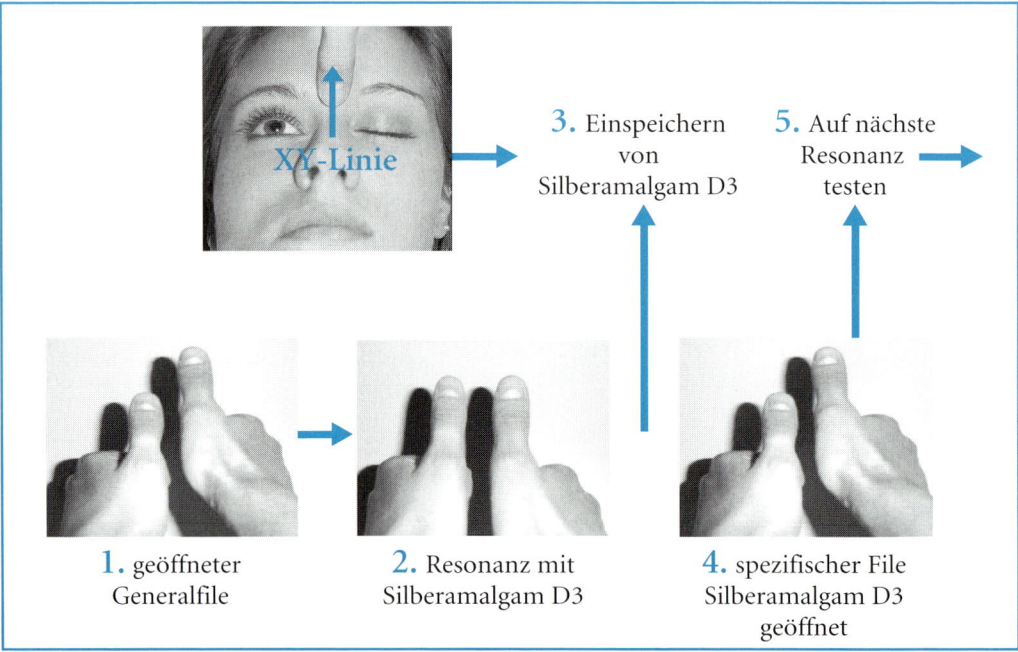

3. Einspeichern von Silberamalgam D3

5. Auf nächste Resonanz testen

XY-Linie

1. geöffneter Generalfile

2. Resonanz mit Silberamalgam D3

4. spezifischer File Silberamalgam D3 geöffnet

Ist jetzt der spezifische File Silberamalgam D3 geöffnet, wird nach einer positiven Resonanz zu ihm gesucht. Ich suche also jetzt nach dem Organ oder dem Krankheitszustand, der reflektorische Beziehung zu diesem Belastungszustand hat und der der Stärke und Spezifität von Silberamalgam D3 entspricht.

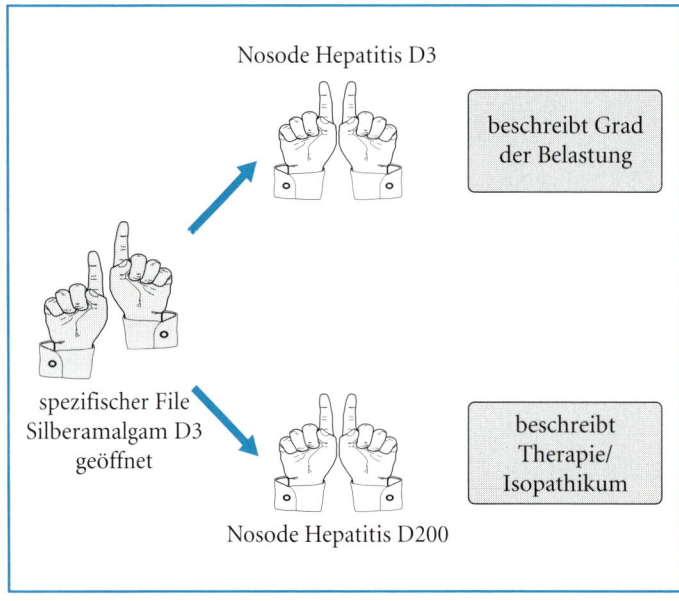

Nosode Hepatitis D3

beschreibt Grad der Belastung

spezifischer File Silberamalgam D3 geöffnet

beschreibt Therapie/ Isopathikum

Nosode Hepatitis D200

Silberamalgam D3 hat eine Resonanz zu der Pathologie, die einer akuten Hepatitis in der Stärke D3 entspricht. Man kann daher schlussfolgern, die vorhandene Belastung durch Silberamalgam in der Stärke, die einer Ampulle D3 entspricht, kann **pathogenetisch** zum akuten Zustand einer Hepatitis D3 in Beziehung gesetzt werden. Und die Belastung durch Silberamalgam in Stärke einer Ampulle D3 kann **therapeutisch** mit der Potenz D200 der Nosode Hepatitis in Beziehung gebracht werden.

Lautet die Fragestellung: Welche Auswirkungen hat die Silberamalgam D3-Belastung auf den Mineralhaushalt des Organismus? – etwa auf den Kupferhaushalt –, liegt folgende Vorgehensweise nah:

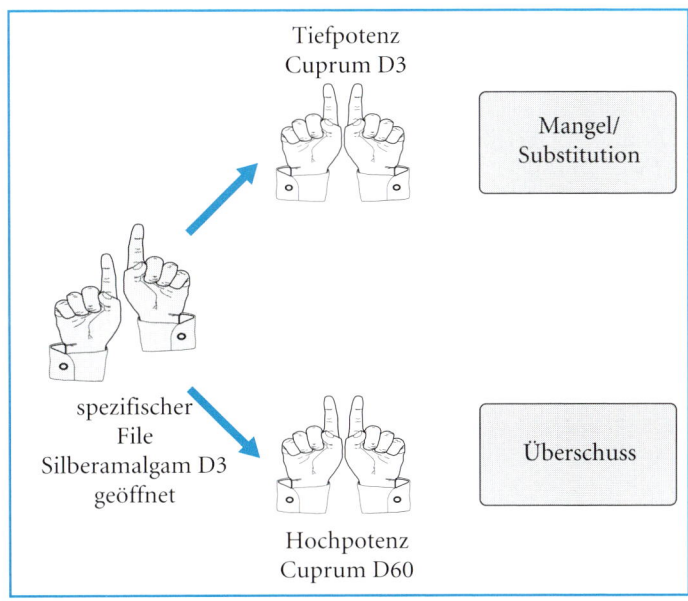

Lautet die Fragestellung: Welche Auswirkungen hat die Silberamalgam D3-Belastung auf die Leber?, empfiehlt sich folgende Vorgehensweise:

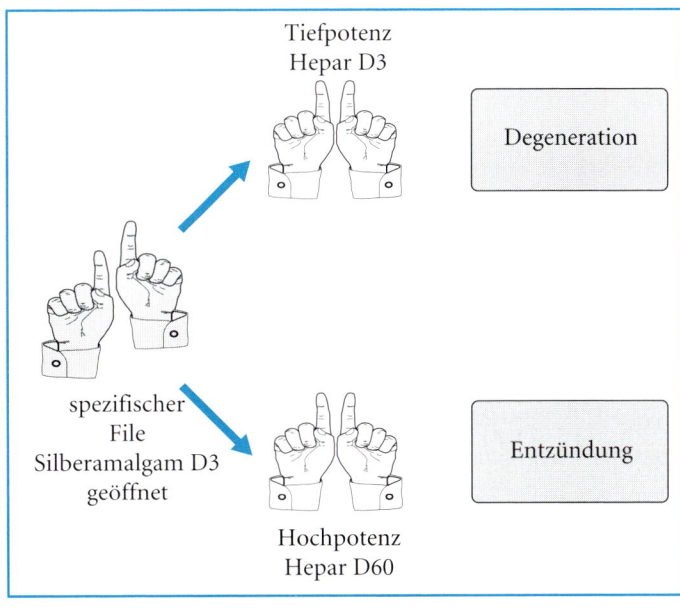

Sollte die Fragestellung lauten: Welches Homöopathikum hilft zur Kompensation der Silberamalgam D3-Belastung?, ist diese Vorgehensweise nahe liegend:

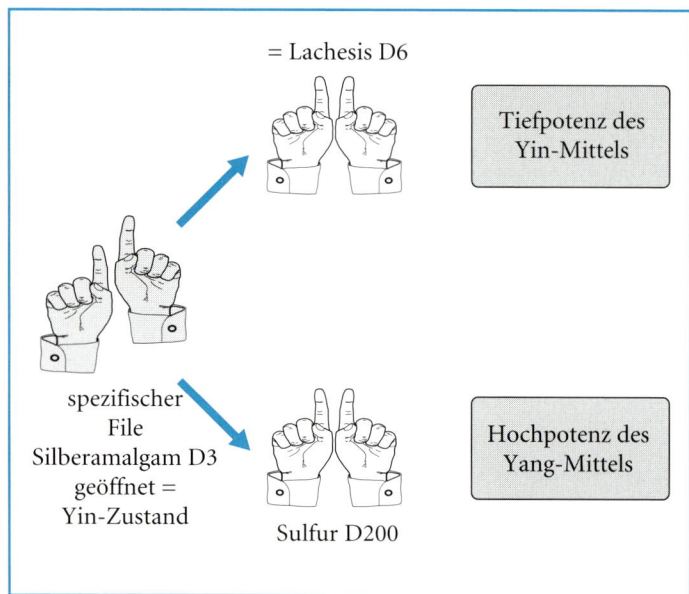

= Lachesis D6

Tiefpotenz des Yin-Mittels

spezifischer File Silberamalgam D3 geöffnet = Yin-Zustand

Sulfur D200

Hochpotenz des Yang-Mittels

3.7 Arbeiten mit Filtern

Schimmel war der Erste, der in dem von ihm eingeführten VEGA-Testsystem zur Vereinfachung diagnostischer Testschritte so genannte Filterampullen verwandte. Diese Filterampullen enthalten Mittel, die je nach der Zusammenstellung ihrer Potenzen und ihrer Herkunft eine gewisse alchimistishe Anmutung zeigen. Da diese Filter sich in der bioenergetischen Testpraxis gut bewährt haben, habe ich ihre Aussagen und die mit ihnen verbundenen Bewusstseinsfelder in die Systemische Kinesiologie übernommen. In ihr können diese Filter grundsätzlich auf zwei Arten verwendet werden:

- Als Diagnostikum zur Dekodierung von Primärfeldern (siehe Kapitel 2.2) und

- als positive Resonanz, um einen spezifischen File zu öffnen.

Im folgenden Schema wird dargestellt, wie ein Test mit der Filterampulle Causticum D30 für Lebensmittelunverträglichkeit verläuft. Dabei soll geklärt werden, ob überhaupt eine Lebensmittelunverträglichkeit vorliegt und auf welche Art von Lebensmitteln sie sich erstreckt.

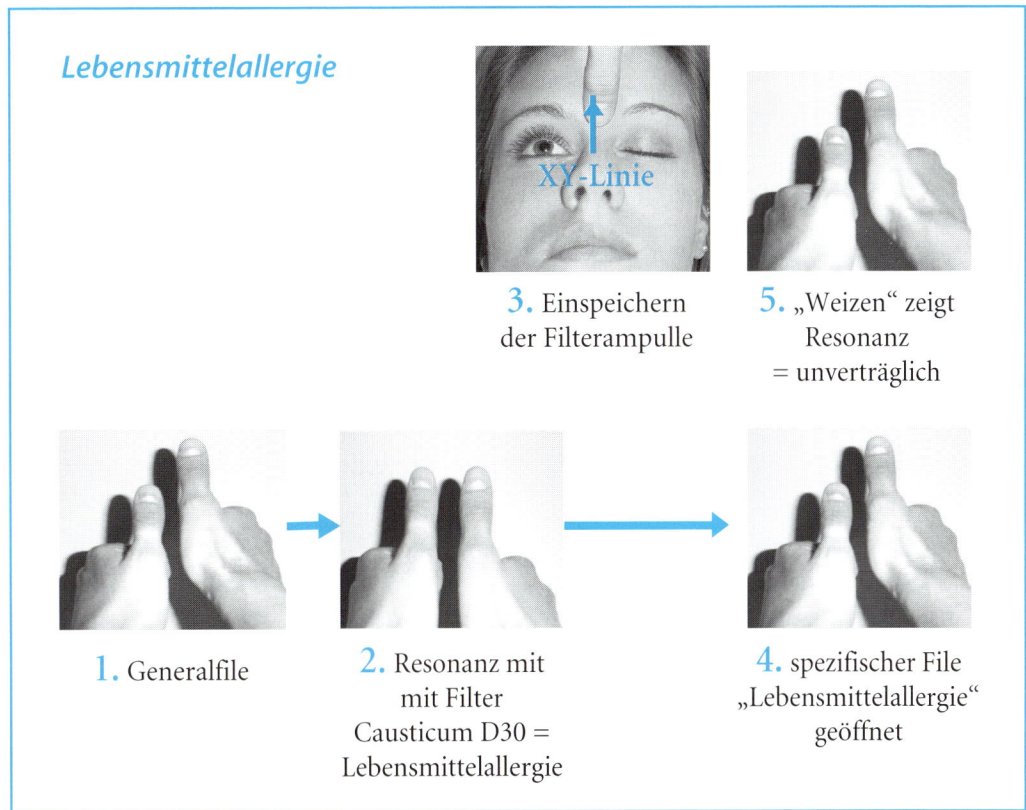

Lebensmittelallergie

XY-Linie

3. Einspeichern der Filterampulle

5. „Weizen" zeigt Resonanz = unverträglich

1. Generalfile

2. Resonanz mit mit Filter Causticum D30 = Lebensmittelallergie

4. spezifischer File „Lebensmittelallergie" geöffnet

3.7.1 Filter nach Schimmel und anderen

Folgende Filter werden in der Systemischen Kinesiologie als Fragestellungen an den Körper verwendet:

Hypothalamus D8	Hauptbelastete(r) Ebene/Meridian/Meridianpunkt
Arsenicum D60	Ursprung der Beschwerden
Asa foetida D30	Regenerationsstörung
Molybdaenum D800	Regenerationsstörung
Phosphorus D800	Funktionsstörung
Phosphorus D400	Funktionsstörung mit Behandlungspriorität
Spartium scopar D60	Narbenstörfeld
Phosphorus D32	Stärkste morphologische Störung
Zincum D400	Belastung
Zincum D32	Starke Belastung
Zincum D60	Kritische Belastung
Thuja D30	Signifikant störendes Feld
Thuja D200	Dominant störendes Feld
Causticum D200	Signifikant gestörtes Feld
Causticum D400	Dominant gestörtes Feld
Epiphysis D15	Akute Entzündung
Epiphysis D4	Struktur – chronische Entzündung; Psyche – psychische Belastung
Chromium D400	Substantielle Intoxikation
Chromium D30/D60/D400	Erworbene Intoxikation
Chromium D60/D400/D800	Ererbte Intoxikation
Causticum D30	Nahrungsmittelallergie

Histamin D60	Umgebungsallergie
Acidum formicicum D30	Autoimmunkrankheit
Manganum D200	Vitaminmangel
Cuprum D200	Mineralstoffmangel
Cobaltum D200	Spurenelementemangel
Ubichinon D30	Zell-Enzym-Mangel
Mylobdaenum D200	Hormonmangel
Epiphysis D400	Hypersensivität
Asa foetida D60	Gedankenblockierte Therapie
Hypothalamus D800	Psychosomatische Tendenz
Mandragora D30	Depression
Mandragora D60	Endogene Depression
Thalamus D4	Autonome Dysfunktion
Asa foetida D200	Gedankenaktivierte Erkrankung
Phosphorus D60	Physikalische Belastung
Viroide D60	Virenbelastung
Infektiöse RNA D60	Infektiöse RNA
Cytochrom A D60	Gestörter Mikrozyklus – Enderlein
Silicea D60	Geopathische Belastung
Manganum D26/D800	Verträglichkeit
Polyxan blau	Fülle
Polyxan gelb	Leere
Polyxan grün	Ausgeglichenheit
Tetracyclin D30	Bakterien und bakterielle Toxine
Interferon D60	Viren und virale Toxine
Sporen D60	Pilze und Pilztoxine

Chemie/pilzed60.wav	Sporen
Acidum oxalicum D30	Alkalischer Gewebs-pH-Wert
Lithium carbonicum D30	Saurer Gewebs-pH-Wert
Sulfur D2000	Verlangsamter Metabolismus
Indican D32	Dünndarm-Dysbiose
Skatol D32	Dickdarm-Dysbiose
Ferrum metallicum D26/D800	Effizienz
Sulfur D400	Überdosierung
Manganum D30	Toleranz
Chromium D2000	Isonosode
Zincum D200	Enzymmangel
Mesenchym D400	Vorzeitiges Altern
Psorium D24	Prämaligner Prozess
Conium D30	Gutartiger Tumor
Rhus tox D30	Zystischer Prozess
Acidum succinicum D200	Maskierte Toxine
Silicea D2000	Frequenzstress

3.7.2 Filter zur spirituellen Fehlsteuerung

Nach *Potratz* finden in der Systemischen Kinesiologie auch Filter zu Phänomenen der spirituellen Fehlsteuerung Verwendung.

Ego-Destabilisierung:	Bismuthium	D12
	Laurocerasus	D5
	Wyethia helenoides	D4
	Zea	D4
Verwünschungen:	Kalium chloricum	D12
	Kalium bichromicum	D12

Praxis- und Materialhinweise:

Die in dieser Liste aufgeführten Filter sind großteils bei der Firma VEGA in Schiltach erhältlich. Die Filter sind außerdem auch im computergestützten Testsystem SkaSys® als skalarwellengestützte Bioinformationen enthalten. Näheres dazu in Kapitel 6.5.

Das Arbeiten mit den Filtern ist weiter beschrieben in: Lechner, *Störfelddiagnostik, Medikamenten- und Materialtest, Teil II: Armlängenreflex-Test und skalarwellengestütztes Computersystem SkaSys.* Kötzting: Verlag für Ganzheitliche Medizin 2000.

Prozesse des Armlängenreflex-Tests

Schon die Testprozesse der Applied Kinesiology Goodhearts waren beeindruckend. Darüber hinausgehend hat sein Schüler A. G. Beardall eine Reihe weiterer kinesiologischer Testprozesse entwickelt, die einen tieferen systemischen Zugang zum menschlichen Organismus ermöglichen. Die Systemische Kinesiologie hat Beardalls Prozesse für den Armlängenreflex-Test modifiziert, ergänzt und in ihr System integriert.

4.1 Die Klarheit des Systems

Klarheit ist die Voraussetzung für eine zielgerichtete Diagnostik, etwa einer exakten Störfeldlokalisation oder eines zuverlässigen Tests auf Materialverträglichkeit. Ohne Klarheit ist jedes Testergebnis nur eine relative, auf eine bestimmte Adaptation bezogene Aussage.

Nach Beardalls Definition ist der Organismus dann in einem Zustand der Klarheit, wenn er sich anfänglich – das heißt, in der Phase 1 des Testvorgangs – in einem positiven Zustand befindet. Die Formulierung „Phase 1 positiv" bedeutet, dass alle Minicomputer untereinander reibungslos miteinander kommunizieren können. Ist ein Phase 1 positiv-Zustand erreicht, können daher genaue und zutreffende Informationen vom Biocomputer abgerufen werden.

Kennzeichen von Phase 1 positiv:

- Stärke in allen Muskeln im Fünf-Quadranten-Test bei offenen und geschlossenen Augen (Lokal-Computer, siehe Kapitel 2.1.4 und 5.1.1)
- Gleiche Beinlänge bei offenen und geschlossenen Augen (Spinal-Computer, siehe Kapitel 2.1.4 und 5.1.1)
- Gleiche Armlänge bei offenen und geschlossenen Augen (Endokriner Computer, siehe Kapitel 2.1.4 und 5.1.1)
- Gleiche Armlänge bei offenen und geschlossenen Augen, die Zunge liegt am harten Gaumen an (Primär-Computer, siehe Kapitel 2.1.4 und 5.1.1)

- Kein positiver Armlängenreflex bei Zungenhaltung am weichen Gaumen (der Master-Computer ist in das Netzwerk integriert)
- positives Handchakra in einem spezifischen File

„Phase 1 negativ" bedeutet demgegenüber, dass ein Minicomputer nicht an der Kommunikation teilhat und daher keine genaue Daten über seinen Zustand liefern kann. In der Phase 1 negativ können auch mehrere Minicomputer betroffen sein.

Kennzeichen von Phase 1 negativ:

- Schwäche in einer der Muskelgruppen im Fünf-Quadranten-Test bei offenen und geschlossenen Augen (Lokal-Computer)
- Ungleiche Beinlänge bei offenen und geschlossenen Augen (Spinal-Computer)
- Ungleiche Armlänge bei offenen und geschlossenen Augen (Endokriner Computer)
- Positiver Armlängenreflex bei Zungenhaltung am weichen Gaumen (der Master-Computer ist nicht in das Netzwerk integriert)
- Verlust des positiven Handchakras in einem spezifischen File (Computercrash, siehe Kapitel 4.1.2.2)

4.1.1 Die Klarheit des Systems vor dem Testen

Die störenden Einflüsse, die zu anfänglichen Dysorganisationen führen, bezeichnet man als übergeordnete Störfaktoren. Übergeordnet deshalb, weil sie wie Kulissen vor den eigentlichen pathogenetischen Belastungen stehen und den direkten Zugang zu ihnen behindern. Andererseits ergibt die Diagnose der übergeordneten Störfaktoren auch einen hervorragenden Einblick in das vordergründige pathogenetische Geschehen. Diese Störungen führen dazu, dass der Organismus zum Zeitpunkt des Testens auf Testfragen keine klaren Antworten geben kann. Er befindet sich dann also nicht in einem Zustand der Klarheit. Es ist jedoch ein unabdingbares Ziel, die Klarheit im System herzustellen, um auf zuverlässige Weise an tiefer liegende und unverfälschte, für die Erkennung der Krankheit relevante Informationen zu gelangen. Bei den übergeordneten Störfaktoren handelt es sich um abrufbare Zustände der Körperreflexe, die vordergründig ablaufen und die sich in verschiedenen Formen phänomenologisch Ausdruck verschaffen, etwa als Switching, als ungleiche Armlänge, die von Anfang an vorliegt; als Oszillation, als blockierte Regulation oder als positives Handchakra auf der Zugangsebene (siehe Kapitel 4.4 und 4.5 sowie Kapitel 1.5.3).

Das Testen dieser Faktoren geschieht grundsätzlich in zwei Schritten: Zuerst erfolgt die Identifikation der Störung, daran schließt sich die Identifikation der zugehörigen Ursache an.

Wie bereits betont, ist es wichtig, die systemischen Bedingungen zu beachten, unter denen spezifische Testfragen ausgeführt werden. Andernfalls kann jeder bioenergetische Test zu Falschaussagen führen. Ein wesentliches Ziel der Testprozesse der Systemischen Kinesiologie mit dem Armlängenreflex-Test ist daher die Diagnose und Therapie der Fehlfunktionen, bis das System in einem Zustand der Klarheit ist.

Die Erfahrung aus vielen Seminaren zeigt, dass Dysbalancen und Dysorganisationen, die von Anfang an bestehen, dem Einsteiger in die Systemische Kinesiologie mit dem Armlängenreflex-Test in der Regel am meisten Probleme bereiten. Der Einstieg in ein dysbalanciertes System ist für viele in der Tat das größte Testhindernis.

4.1.2 Die Klarheit des Systems während des Testens

4.1.2.1 Der Verlust der Klarheit während des Testens

Im Grunde ist der Test auf Phase 1 positiv bzw. Phase 1-Klarheit nichts anderes als ein Test auf die Funktionstüchtigkeit der Minicomputer (vgl. Kapitel 2.1.4 und 5.1).

Folgende Unterschiede sind dabei stets zu berücksichtigen:

- Phase 1-Klarheit (Phase 1 positiv): Sie sollte zu Beginn des Testes hergestellt sein.

- Phase 1 negativ: Dies bedeutet den Verlust der Phase 1 positiv-Situation, also den Verlust der Klarheit während eines Medikamententests. Die Phase 1 negativ äußert sich durch plötzlich auftretende, unterschiedliche Arm- und Beinlängen, Muskelschwächen innerhalb des Fünf-Quadranten-Tests und das Auftreten eines positiven Armlängenreflexes beim Test des Master-Computers.

Mit dem Verlust der Klarheit will der Körper sagen: „Ich habe nicht genügend Daten zur Verfügung, um eine exakte Stellungnahme zu diesem Medikament, zu dieser Therapielokalisation, Visualisation etc. abzugeben, aber die Daten reichen immerhin aus, um diesen Mangel anzuzeigen". Wird der Stressor weggenommen, stabilisiert sich das System in der Regel wieder.

Eine typische Situation, die beim Verlust der Klarheit während des Testens (Übergang von Phase 1 positiv in Phase 1 negativ) eintritt, ist der Computercrash.

4.1.2.2 Der Computercrash

Die Verbindung des Handchakras mit dem Verlust der Phase 1-Klarheit beim Medikamententest und der Blockade der Datenverarbeitung wurde von A. Robinson erstmals hergestellt. Robinson hat dieses Phänomen als Computercrash bezeichnet.

Mit dem Computercrash will uns der Körper sagen: „Ich habe überhaupt keine Daten zur Verfügung und kann überhaupt nichts zur Fragestellung sagen". Wird der Stressor weggenommen, stabilisiert sich das System in der Regel nicht wieder. Es bedarf dann besonderer Prozesse, um das System wieder in den normalen Gang seines internen Informationsflusses zurückzubringen.

Das Testen auf Vorliegen eines Computercrashs ist immer dann notwendig, wenn der Körper auf verschiedene Testfragen stets gleichbleibende Nein- oder Ja-Antworten gibt. Das Testen auf Computercrash wird grundsätzlich in einem spezifischen File durchgeführt, und zwar durch eine Provokation des Handchakras der dominanten Hand. Nach der Provokation sollte sich ein positiver Armlängenreflex ergeben. Bleibt die Ausgangssituation jedoch gleich, so liegt ein Computercrash vor.

Die folgenden Abbildungen zeigen die praktische Durchführung des Testens auf Vorliegen eines Computercrashs:

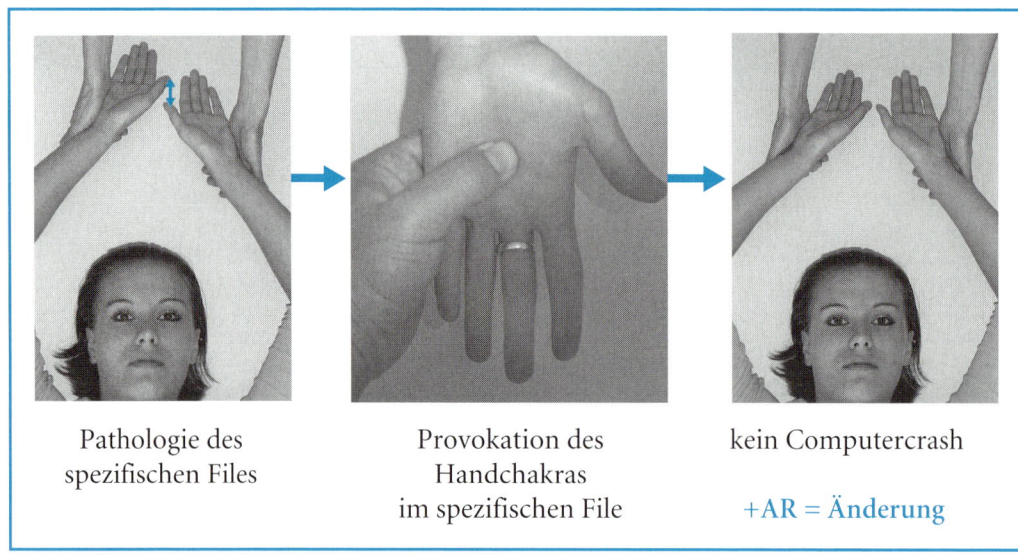

Pathologie des spezifischen Files	Provokation des Handchakras im spezifischen File	kein Computercrash +AR = Änderung

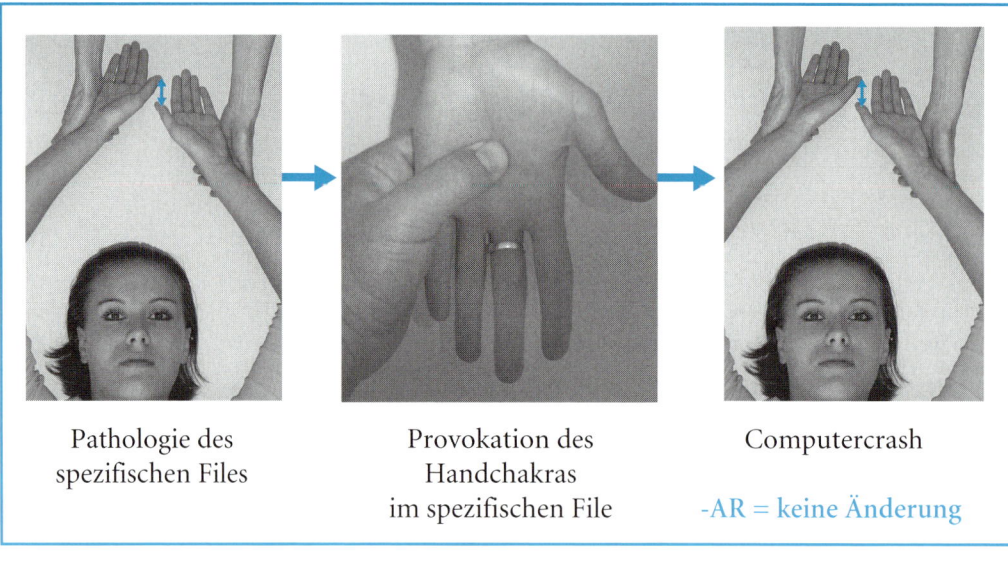

Pathologie des spezifischen Files	Provokation des Handchakras im spezifischen File	Computercrash -AR = keine Änderung

Dem praktischen Anwender bereitet häufig die Frage Probleme, wie er nach einem Computercrash weiter verfahren soll. Bei einem Computercrash ergeben sich folgende Vorgehensweisen, mit denen das System wieder in Klarheit zurückgebracht werden kann:

- Verwendung von Aura-Soma-Ölen (R. Holding)
- Reset des Biocomputers nach S. Thom (siehe Kapitel 5.1.5)
- Harmonisierungsprozess durch SkaSYNC® (J. Lechner; siehe Kapitel 6.4)

4.1.2.3 Der Verlust der Klarheit durch Processing

Jedes lebendige System benötigt zur Reizverarbeitung ein gewisses Maß an Zeit. Wenn während eines Tests viele Testfragen auf das System einstürzen, kann es sein, dass es nach außen signalisiert, dass es etwas Bedenkzeit braucht, um die Testfragen richtig beantworten zu können. In der Clinical Kinesiology wird dieser Vorgang als Processing, also „Bearbeitung" eines Problems, bezeichnet.

Während eines Processings verliert der Körper seine Klarheit. Dieser Verlust ist aber nur ein vorübergehender Zustand. Er wird durch einen positiven Armlängenreflex auf den Processing-Mode (nach Beardall) identifiziert. Der Zustand wird gelöst, indem man einfach wartet und im Testprozess innehält, bis die Klarheit sich wieder einstellt und der Processing-Mode keinen positiven Armlängenreflex mehr auslöst.

Die folgende Abbildung zeigt schematisch das Vorgehen beim Verlust der Klarheit während des Testens und den Processing-Mode nach Beardall:

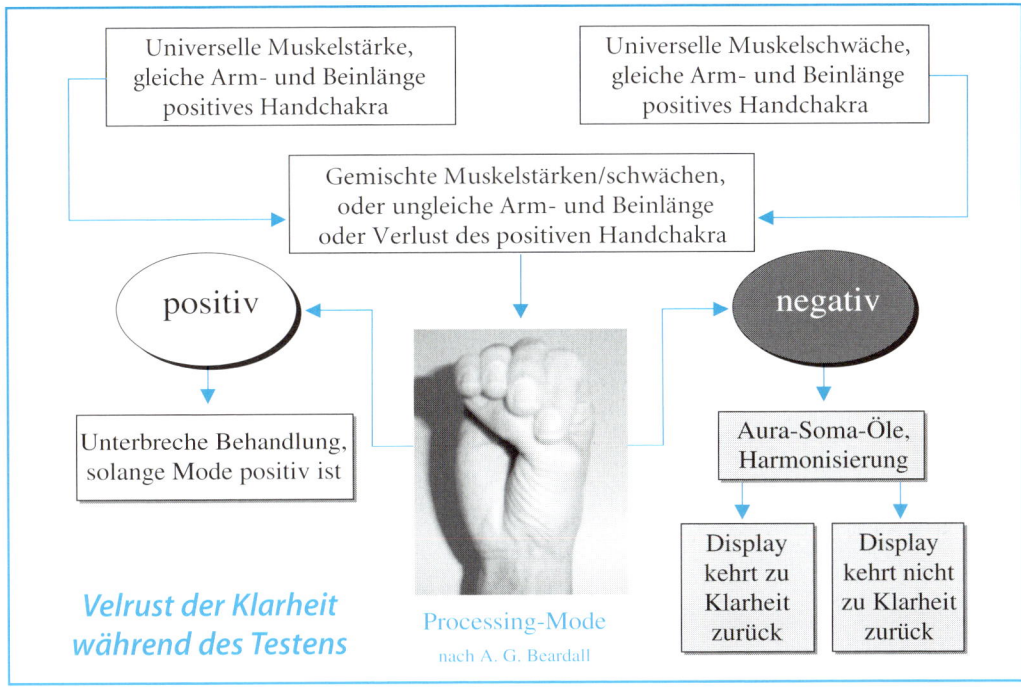

4.2 Der Zugang zum System

Wenn ich hier die aus der Clinical Kinesiology entliehenen Testprozesse mit Testbegriffen wie Biocomputer-Segmentation, Handmoding, Computercrashing usw. zusammenführe, so geschieht dies in der Absicht, eine Testroutine zu propagieren, die all die Prozesse aufdecken kann, auf die der Körper zurückgreift, um mit Krankheitsproblemen fertig zu werden. Diese Prozesse sollen in ihrer Gesamtheit in einer spezifischen Diagnostik entschlüsselt werden.

Das Hauptanliegen bei bioenergetischen Testen muss dem Zugang zu den tiefer liegenden Informationen des Systems gelten. Als Warnung und Mahnung gegen eine allzu oberflächliche Schau bioenergetischer Testverfahren sei hier nochmals der bemerkenswerte Satz aus der amerikanischen Kinesiologie wiedergegeben: „Sick tissue makes sick corrections". Das bedeutet nichts anderes, als dass zwangsläufig falsche binäre Antwortreaktionen vom Organismus zu erwarten sind, wenn die augenblicklichen Entgleisungssituationen des Systems nicht berücksichtigt werden.

4.2.1 Das Öffnen des Generalfiles

Hat man das System auf funktionelle Anfangsstörungen hin überprüft und diese beseitigt (siehe Kapitel 6.4), ist die nächste Aufgabe, sich einen Zugang zu den krankheitsrelevanten Informationen des Organismus zu verschaffen. Nach dem in den Kapiteln 4.3, 4.4 und 4.5 geschilderten Vorgehen schließt sich als nächster Schritt das Öffnen des Generalfiles zum Einstieg in die chronischen und tiefer liegenden Informationen an.

Es wäre entwicklungsgeschichtlich für die Fortpflanzung und das Überleben eines Individuums nicht sonderlich zuträglich, wenn die für die Pathogenese relevanten Informationen ständig sichtbar und von außen zugriffsbereit wären. Wäre dies der Fall, so könnte kein Individuum im Überlebenskampf bestehen, und auch seine Gene könnten sich nicht durchsetzen. Papageno würde niemals seine Papagena bekommen und umgekehrt. Die Individualentwicklung baut also auf der Prämisse auf, dass wir grundsätzlich nach außen hin schön, stark, erfolgreich, kurzum als begehrenswerte Partner zu erscheinen haben. Um dieser Forderung gerecht zu werden, können wir alle eine starke Yang-Hülle um uns herum aufbauen. Diese Hülle erlaubt dem Individuum, ein starkes Ich nach außen zu spiegeln, doch ihr Hauptzweck besteht darin, dass alle schwachen und kränkelnden Anteile des Individuums in das Innere des tiefer liegenden Yin gepackt werden, das nach außen hin zunächst unsichtbar bleibt.

Die tiefer liegenden Yin-Anteile sind nun jedoch genau der Bereich, den wir zu erforschen haben, wenn wir uns auf die Suche nach chronischen Dauerreizen und der Ursache von Adaptationsketten begeben.

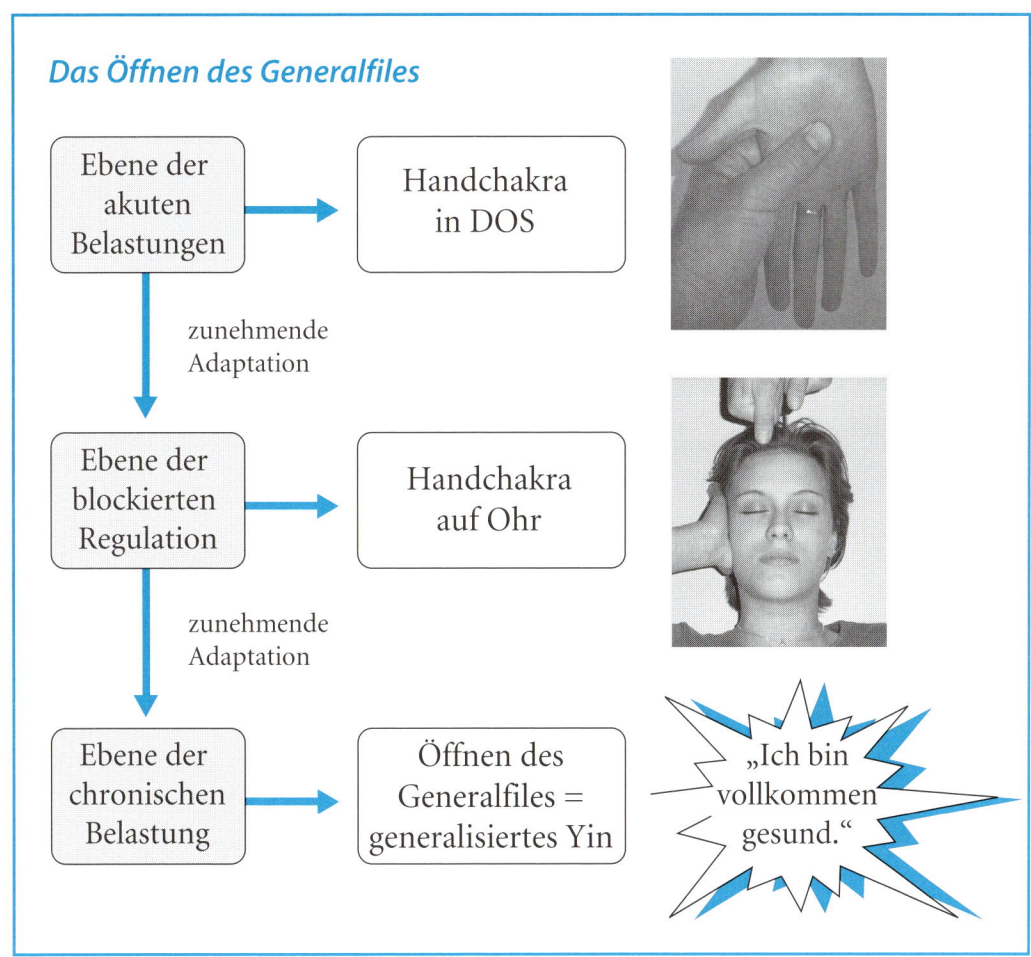

Das Öffnen des Generalfiles

Ebene der akuten Belastungen → Handchakra in DOS

zunehmende Adaptation

Ebene der blockierten Regulation → Handchakra auf Ohr

zunehmende Adaptation

Ebene der chronischen Belastung → Öffnen des Generalfiles = generalisiertes Yin

„Ich bin vollkommen gesund."

Akute Störungen wie zum Beispiel ein Schnupfen, eine Magenverstimmung oder eine vorübergehende Lebensmittelallergie setzen sich in Form von Pathologie-Spitzen auf das Yang auf. Sie sind nicht nur spür- oder sichtbar, sondern können auch ohne Weiteres durch bioenergetische Teste von der oberflächlichen Yang-Ebene aus abgerufen werden. Ganz anders aber verhält es sich mit den tiefer liegenden Yin-Informationen. Diese sind nur zugänglich, wenn der starke Yang-Panzer aufgebrochen und ein Zugang zu den verborgenen Yin-Anteilen geschaffen wird.

Ein Zugriff auf die tiefer liegenden, pathogenetisch bedeutsamen Informationen des Systems kann nur über einen generalisierten Yin-Zustand erfolgen. Der Zugang zu diesen Informationen sollte möglichst alle Yin-Anteile betreffen. Das heißt, es sollte ein möglichst unspezifischer, aber das gesamte System berührender Reiz gesetzt werden, der in der Lage ist, das starke Yang zu durchbrechen und einen Zugang zu den Yin-Anteilen zu eröffnen.

137

Mit der Visualisation eines optimalen Gesundheitszustandes ist ein generalisierter Stress auszulösen. Denn der Satz „Ich bin vollkommen gesund" bedeutet für die allermeisten Patienten – die ja nicht gesund sind – einen massiven Stress, da diese Aussage nicht dem Zustand entspricht, den sie empfinden. Wie alle anderen Files, sollte auch der Generalfile in Yin mit geschlossenen Augen und in Yang mit geöffneten Augen eingespeichert werden. Regelmäßig zeigen Patienten bei normaler und ausgeglichener Ausgangslage im Armlängentest einen positiven Armlängenreflex nach dem Öffnen des Generalfiles.

Der positive Armlängenreflex, der in ungleicher Armlänge mündet, ist Ausdruck des Yin-Zustandes, in den die Falschaussage („Ich bin vollkommen gesund.") den Patienten gebracht hat. Durch die Yin-Phase ist der Patient jetzt allerdings in einen Zustand versetzt worden, in dem ein weiterer Zugriff auf die tiefer liegenden pathogenetischen Informationen möglich ist.

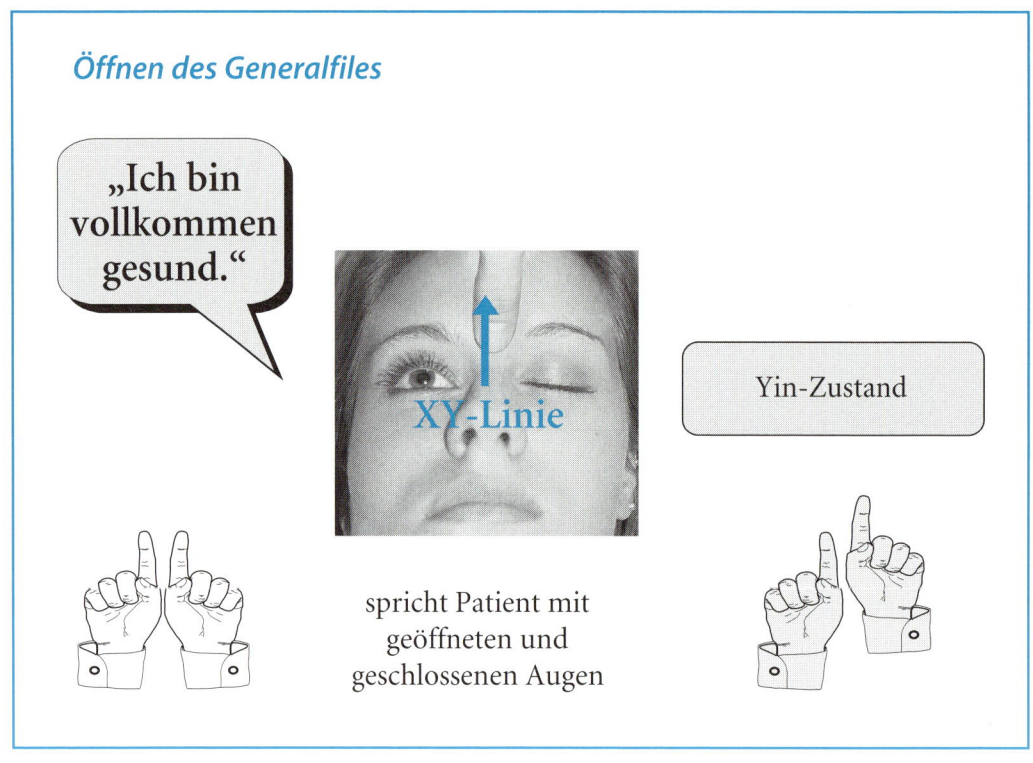

Will man hingegen im Yang – also in akuten pathologischen Problembereichen – bleiben, ist das Öffnen des Generalfiles nicht nötig: Die akuten Files lassen sich jederzeit durch Therapielokalisationen und Medikamententeste ohne den Umweg über eine Yin-Phase abrufen.

4.2.2 Die dominante Hand

Nach dem Öffnen des Generalfiles ist es sehr leicht, die dominante Hand des Patienten herauszutesten. In den Kapiteln über den Anfangs-Armlängenreflex (1.5) und den Computercrash (4.1.1.2) haben wir das Handchakra bereits kennen gelernt. Die Seite, deren Aktivierung des Handchakras im Generalfile einen positiven Armlängenreflex ergibt, ist die Seite der dominanten Hand. Die andere Seite zeigt nach einer Aktivierung des Handchakras im Generalfile in der Regel keine Änderung der Armlänge. Es fragt sich nun: Was bedeutet der Ausdruck dominante Hand, und worin besteht seine Bedeutung?

Die dominante Hand repräsentiert die Gehirnhälfte, die den besten Zugang zu den zentralnervösen Vernetzungen des Systems ermöglicht. Deshalb sollten Testinformationen wie zum Beispiel durch Medikamentenauflage oder Handmodes vorzugsweise an der dominanten Hand abgefragt werden. Über die dominante Hand erfolgt der intensivste und vollständigste Testabgleich.

4.2.3 Der Kaltstart

Der Kaltstart ist eine Sonderform des Speicherns. Ein Speicherprozess, der in einem spezifischen File durchgeführt wird, der aber keine Pathologie auf dem Display anzeigt, wird in Anlehnung an Holding als Kaltstart bezeichnet (siehe hierzu auch Kapitel 1.2.7). Man zwingt den Organismus damit zu einer Informationsfreigabe, die er jedoch nicht leisten kann, weil er auf die Informationen in diesem Augenblick keinen Zugriff hat. Nach einem Kaltstart können sich zwei Zustände einstellen, nämlich ein Kaltstart mit positivem oder negativem Handchakra.

Das positive Handchakra kann zweierlei bedeuten: Entweder zeigt es an, dass der Biocomputer jetzt online ist, oder es kann auch ein Zeichen dafür sein, dass trotz des blockierten Informationszugriffs doch noch ein Zugang zum Netzwerk des Systems möglich ist, wenn auch unter erheblichen inhaltlichen Einschränkungen.

Ein Kaltstart mit negativem Handchakra bedeutet, der Biocomputer ist offline. Als Testgrundlage für das Erkennen eines tiefer liegenden chronischen Geschehens gibt das negative Handchakra nur wenig her.

4.3 Die Bewertung der Armlänge

Liegt eine gleiche Armlänge als Ausgangszustand im Armlängenreflex-Test vor, ist damit zunächst die erste Voraussetzung für eine aussagekräftige Fortsetzung des Testes erfüllt. Das bedeutet allerdings nicht, dass alles in Ordnung ist. Es sind dann weitere funktionelle Zugangsebenen zu überprüfen, bevor in die Pathologie des Systems eingestiegen werden kann (siehe die Kapitel 4.4 Switching und 4.5 Blockierte Regulation).

Liegt eine ungleiche Armlänge vor, ist eine wichtige Unterscheidung zwischen zwei verschiedenen Erscheinungsformen der ungleichen Armlängen zu treffen. Laut der Definition der Clinical Kinesiology ist die ungleiche Armlänge ein Indikator für Störungen im Verarbeitungssystem des endokrinen Computers (siehe Kapitel 5.1.1). Diese ungleiche Armlänge bezieht sich jedoch auf eine Ungleichheit in der Armlänge als Reaktion auf einen aktiven Zug bei palmar aneinander gelegten Händen. Mit der ungleichen Armlänge, von der im Rahmen des Zugangsprotokolls beim Armlängenreflex-Test die Rede ist, ist demgegenüber eine ungleiche passive Armlänge gemeint, die von Anfang an besteht und die in der beim Armlängenreflex-Test üblichen subtilen Sehnenspannung auftritt.

Der Auslöser der von Anfang an bestehenden ungleichen passiven Armlänge ist leicht zu diagnostizieren, da dessen Pathologie bereits in geöffnetem und zugriffsbereitem Zustand vorliegt. Die ungleiche passive Armlänge kann verschiedenes bedeuten: Zum Beispiel eine oberflächliche augenblickliche Störung, die durch Kleidungsstücke oder von am Körper getragenen Gegenständen wie Quarzuhren oder Haarspangen verursacht wird. Abhilfe schafft man, indem man die Testperson diese Gegenstände ablegen lässt. Das bringt sofort wieder Balance in die Armlänge.

Wenn auch nach dem Ablegen der Gegenstände die Armlänge ungleich bleibt, bedeutet dies, dass die Dysbalance tiefer geht und systemimmanent ist. Sie kann auf verschiedenen Einflüssen beruhen, die der Organismus augenblicklich nicht so weit kompensieren kann, dass sein äußeres Yang-Gleichgewicht aufrechterhalten bleibt. In aller Regel sind solche Dysbalancen nur kurzfristig, da die Fortdauer dieses dysbalancierten Zustandes mit einem gesunden Lebenszustand nicht vereinbar ist. Mögliche Ursachen für dysbalancierte Zustände sind:

- Elektromagnetischer Stress durch Tram- und U-Bahnen, mit denen der Patient in die Praxis gekommen ist. Abhilfe: Testen mit dem Filter Phosphorus D60.

- Akute Unverträglichkeit eines eben eingenommenen Lebensmittels. Abhilfe: Testen mit Filter Causticum D30.

- Hochfrequenz-Stress. Der liegt vor, wenn der Patient kurz vor der Behandlung mit dem Mobiltelefon telefoniert hat. Abhilfe: Testen mit Filter Silicea D2000 (zu den Filtern siehe Kapitel 3.7.1).

4.3.1 Sympathikotonie/Vagotonie

Eine ungleiche Armlänge von Anfang an kann auch durch augenblickliche vegetative Dystonien verursacht werden, beispielsweise durch den psychischen Stress der Untersuchungssituation. Um diese Frage zu klären, wird auf das Vorliegen einer vegetativen Entgleisungssituation getestet. Der Grundgedanke dieses Prozesses ist, mit dem Mittel Polyxan gelb eine in Richtung Sympathikotonie wirkende Yang-Provokation zu setzen beziehungsweise eine in Richtung Parasympathikotonie wirkende Yin-Provokation mit dem Mittel Polyxan blau. Zeigt sich bei einer ungleichen Armlänge als Ausgangssituation, dass eine Korrektur mit einem parasympathikoton wirkenden Mittel (Polyxan blau) die Balance wieder herstellt, so können wir davon ausgehen, dass eine vorübergehende Sympathikotonie Auslöser der ungleichen Armlänge war. Das gleiche gilt natürlich umgekehrt in Sinne des folgenden Schemas:

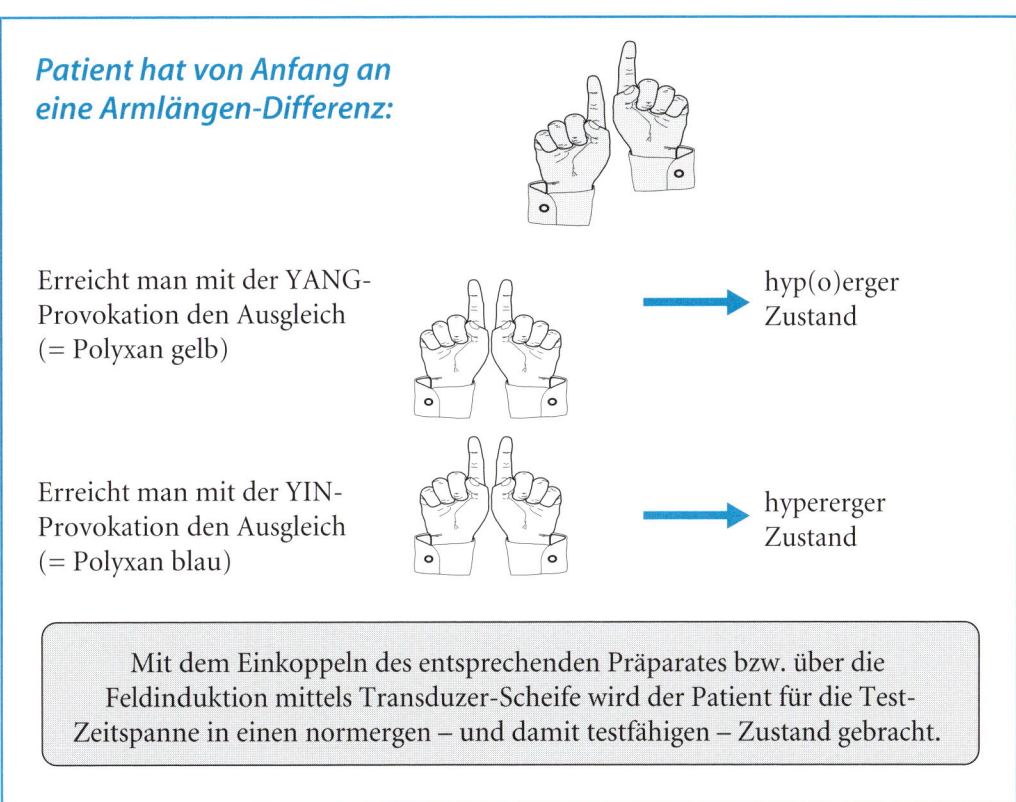

Patient hat von Anfang an eine Armlängen-Differenz:

Erreicht man mit der YANG-Provokation den Ausgleich (= Polyxan gelb) → hyp(o)erger Zustand

Erreicht man mit der YIN-Provokation den Ausgleich (= Polyxan blau) → hypererger Zustand

Mit dem Einkoppeln des entsprechenden Präparates bzw. über die Feldinduktion mittels Transduzer-Scheife wird der Patient für die Test-Zeitspanne in einen normergen – und damit testfähigen – Zustand gebracht.

Die Vorstellung, dass getestet wird, ohne auf vegetative Entgleisungssituationen Rücksicht zu nehmen, ist natürlich fatal. Erfolgt der Test in einer sympathikotonen Übersteuerungssituation, werden alle Testergebnisse relativ auf diese Entgleisungssituation bezogen und sind dementsprechend mit Fehlern behaftet.

4.3.2 Akuter destabilisierender Stress

Zur weiteren Erläuterung des Vorgehens bei einer ungleichen Armlänge von Anfang an fahre ich nun mit einem Beispiel aus meiner Praxis fort. Eine Patientin erscheint morgens zum Test. Sie zeigt einen Anfangs-Armlängenreflex mit ungleicher Armlänge. Alle üblichen Versuche, dies zu beheben – Ablegen der Uhr, des Haarreifs usw. – bringen kein Ergebnis. Auf meine Fragen nach ihrem Befinden antwortet sie, dass sie leichte Kopfschmerzen habe.

Das Testen des kranialen Meisterpunktes (GG 20) ergibt bei ihr einen positiven Armlängenreflex, der einen Ausgleich der Armlängen bewirkt. Das Einspeichern des kranialen Bezugspunktes und Öffnen dieses Files erlaubt die Fortführung des Testens. Die kraniale Situation reagiert auf den Adaptations-Mode (siehe Kapitel 2.1.2), das heißt, die kraniale Läsion – ich betone: der akuten Situation – ist nur eine sekundäre Folge eines vorgeschalteten Stresses, der vermutlich aus dem Okklusionsbereich herrührt. Die Patientin zeigt dann in einem weiteren Test erneut einen positiven Armlängenreflex, der den Ausgleich der Armlängen über die Okklusionsprovokation bringt.

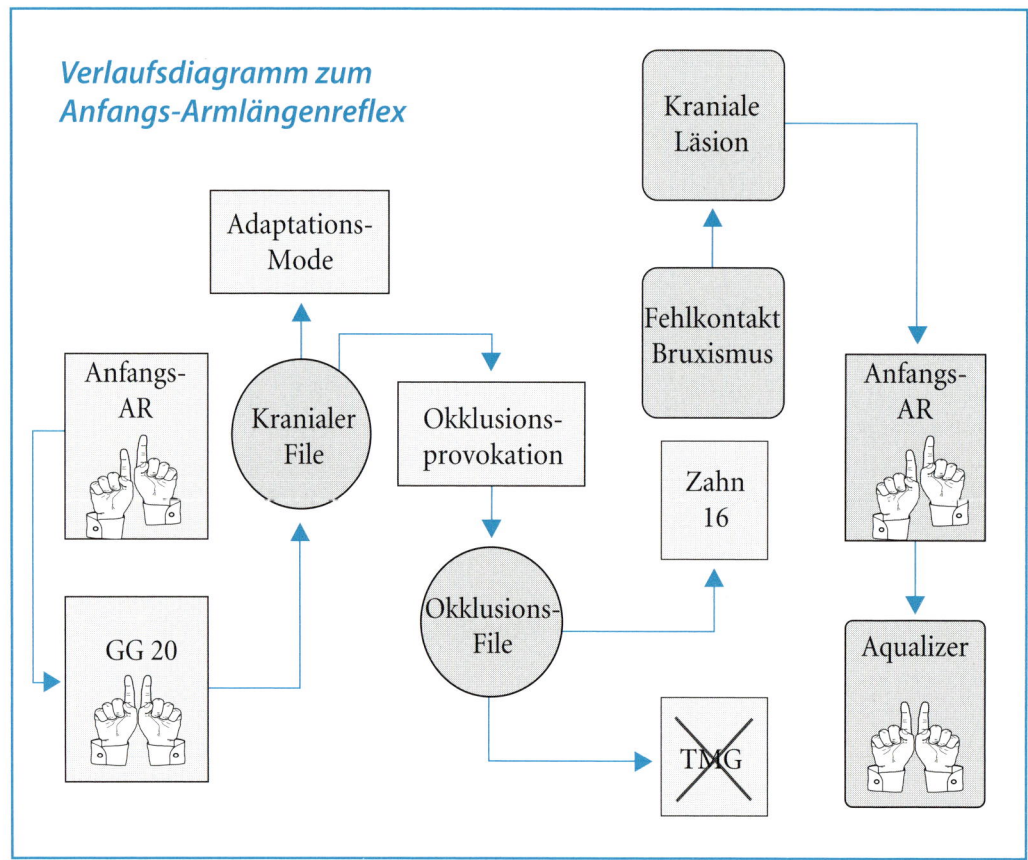

Nach dem Einspeichern der Okklusion und dem damit verbundenen Öffnen dieses spezifischen Files teste ich die Kiefergelenke der Patientin. Dies bleibt ohne positiven Armlängenreflex. Sodann führe ich eine Druckprovokation des leicht aufbissempfindlichen Zahnes 16 durch. Diese Provokation resultiert in einem positiven Armlängenreflex, der auch den Ausgleich innerhalb des geöffneten Files Okklusion herstellt.

Schlussfolgerung: Die Patientin hat nachts mit dem Zahn 16 geknirscht und dadurch einen kranialen Stress provoziert, der seinerseits wiederum eine akute Dysorganisation hervorrief, die sich in dem Anfangs-Armlängenreflex geäußert hatte.

Ende der Behandlung: Nachdem ich die Patientin zwei Minuten lang auf ein Aqualizer-Kissen habe aufbeißen lassen, ist der Anfangs-Armlängenreflex behoben.

4.3.3 Wechsel der Armlänge während des Testens

Ein Wechsel der Armlänge während des Testens bedeutet, dass durch den Testreiz ein Wechsel in der vegetativen Steuerungssituation des Patienten provoziert wurde. Testet man beispielsweise die Potenzen eines an sich passenden homöopathischen Mittels, so kann eine bestimme Potenz durchaus einen Wechsel der Armlänge provozieren. Dies würde dann bedeuten, dass das Mittel nicht nur eine Resonanz auslöst, sondern im Körper auch eine überschießende Korrektur provoziert.

In der Homöopathie bezeichnet man solche Zustände als Erstverschlimmerungen oder euphemistisch als Heilungskrisen.

Durch die Möglichkeit, Potenzen über die graduell-quantitative Testmöglichkeit beim Armlängenreflex-Test aufs Genaueste zu bestimmen, treten diese Probleme in der Systemischen Kinesiologie nicht auf. Tritt der Wechsel der Armlänge beim Testen von Nosoden oder Therapielokalisationen auf, kann man von einem Prae-Crash des Biocomputers sprechen (zum Begriff Computercrash siehe Kapitel 4.1.2.2). Die Resonanzbeziehung zwischen dem Testreiz und der tatsächlichen pathogenetischen Information ist so stark, dass eine überschießende Antwort erfolgt.

Wäre die vorliegende pathogenetische Information noch stärker, so würde der Organismus den Testzugriff unter Umständen verweigern und mit einem Computercrash reagieren.

Der Wechsel der Armlänge entspricht dabei einem besonderen Erregungs- oder Alarmzustand. Dieses Alarmmuster zeigt an, dass die korrespondierende Information eine besondere Beziehung zum System hat und nicht einfach nur mit Ja oder Nein beantwortet werden kann. Dem Wechsel der Armlänge folgt häufig ein Crash des Biocomputers.

4.3.4 Die Oszillation

Noch schwieriger wird die Situation, wenn der Patient von Anfang an oszilliert, das heißt, dass er ständig mit von links nach rechts wechselnden Armlängendifferenzen eine augenblickliche Destabilisierung und Dysbalance seines Systems anzeigt. Dies ist besonders unangenehm, da auf der Basis dieser labilen Situation keine verlässliche diagnostische Zwei-Punkt-Beziehung hergestellt werden kann.

Möglichkeiten zur Abhilfe: In den oszillierenden Prozess hinein wird eine Speicherprozedur in Yang und in Yin durchgeführt. Dies zwingt den Organismus aus seinem hochgradig dynamisierten, aber auch labilisierten Zustand zur Fixation. Dieser Schritt ist mit dem abrupten Anziehen der Handbremse bei einem schleudernden Auto vergleichbar. Der Speicherprozess führt zu einer ungleichen Armlänge, die Ausdruck der Pathologie der Oszillation ist. Jetzt kann mit den Ebenen-Modes oder mit dem Testen auf vegetative Dystonie nach den Ursachen der Oszillation gesucht und diese therapiert werden.

Für die Suche nach den Ursachen einer Erkrankung und für die Pathogenese ist dieser Test aber nicht sonderlich relevant, weil mit der Beseitigung der Oszillation nur eine oberflächliche Dysbalance ausgeglichen wurde.

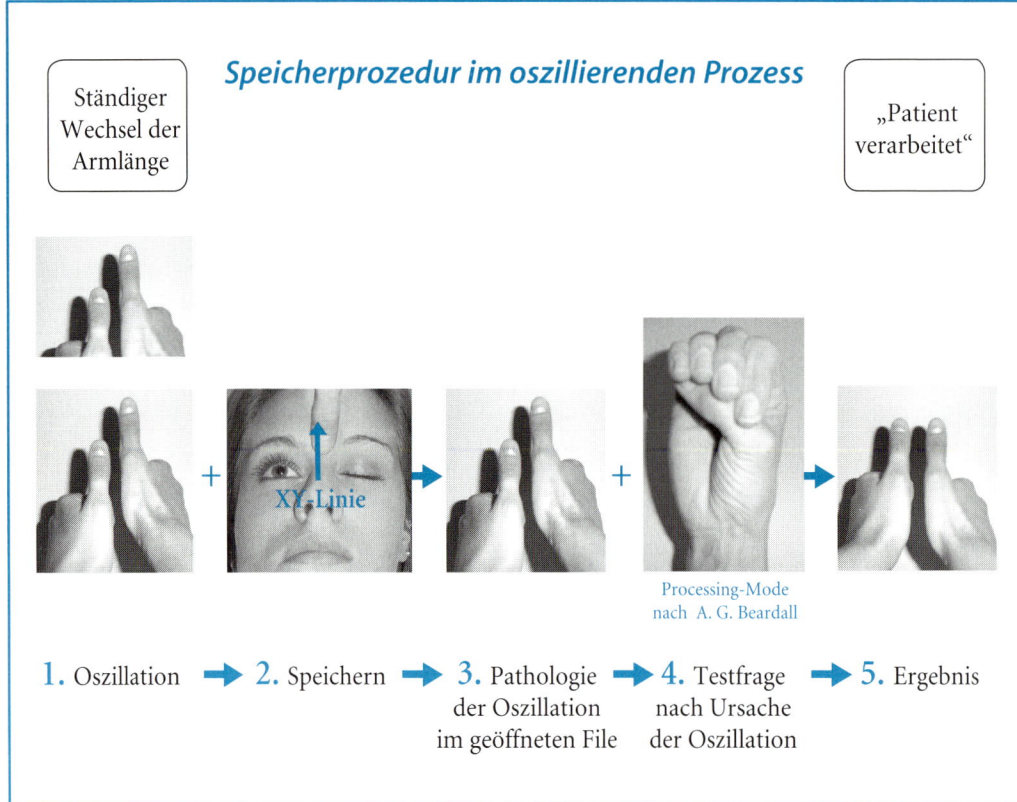

Speicherprozedur im oszillierenden Prozess

Ständiger Wechsel der Armlänge

„Patient verarbeitet"

XY-Linie

Processing-Mode nach A. G. Beardall

1. Oszillation ➡ 2. Speichern ➡ 3. Pathologie der Oszillation im geöffneten File ➡ 4. Testfrage nach Ursache der Oszillation ➡ 5. Ergebnis

Eine vergleichbare Situation kann eintreten, wenn der Patient nach einer therapeutischen Einflussnahme während des Testes zu oszillieren beginnt. Ein Weitertesten ist dann selbstverständlich nicht mehr möglich. Um beurteilen zu können, was der Auslöser der Oszillation ist, kann der oben beschriebene Speicherprozess durchgeführt werden. Die darauf folgende ungleiche Armlänge ist Ausdruck dessen, was zur Oszillation geführt hat, also deren spezifischer File.

Ergibt sich darauf nach der Eingabe des Processing-Modes ein positiver Armlängenreflex, bedeutet dies, dass der Organismus in einem labilisierten Zustand war, weil er Korrekturimpulse aus der vorherigen Therapie verarbeiten musste. Die Oszillation ist Ausdruck dafür, dass der Korrektur- und Heilprozess noch nicht abgeschlossen, sondern noch immer in vollem Gange ist. Grundsätzlich kann jedoch jeder labilisierte Zustand über einen Harmonisierungsprozess mit SkaSYNC® (siehe Kapitel 6.4) versuchsweise stabilisiert werden.

4.4 Das Switching

Für einen systemorientierten Zugang muss sich der kinesiologische Tester Gedanken darüber machen, wie der Körper mit seinen pathogenetischen Informationen und mit deren Verarbeitungsformen im Sinne von Adaptationen umgeht. Es ist eine Illusion zu glauben, dass der Organismus dem nachfragenden Tester seine krankheitsrelevanten Informationen unverschlüsselt, unverformt und bereitwillig offenbart (siehe Kapitel 2.1). Diese Reaktionen laufen im Organismus unbemerkt ab und hinterlassen in ihm in der Regel keine spürbaren oder pathologischen Folgen, da negative oder für das Individuum nicht zuträgliche Impulse normalerweise vom Regelsystem des Organismus sinnvoll verarbeitet und abgepuffert werden. Erst wenn die Summe oder Intensität der einfließenden Impulse eine bestimmte biologische Schwelle überschreitet, wird das Regelsystem des Körpers zu Kompensationsreaktionen gezwungen. In der Sprache der Reizphysiologie sprechen wir dann von Adaptationen, die zu Phänomenen wie Switching und blockierter Regulation (als Ausdruck kurzfristiger, oberflächlicher Adaptationen) oder zur Segmentation und Isolation (als Ausdruck langfristiger, tiefer liegender Adaptationen) führen können.

Bei längerem Fortbestehen dieser Situation tritt Unwohlsein oder gar Krankheit auf. Für den gesamten Testverlauf und seine Ergebnisse ist die Überprüfung, ob ein Switching vorliegt, wichtig. Einerseits zwingt es nämlich die Informationsbildung zu einer Phasen-Umkehr, das heißt, der Impulsaustausch wird gleichsam um 180 Grad verschobenen; andererseits kann es beim Switching aber auch wegen dieser Richtungsumkehr zu einer Rekursion mit laufend falsch zwischengespeicherten Informationen kommen.

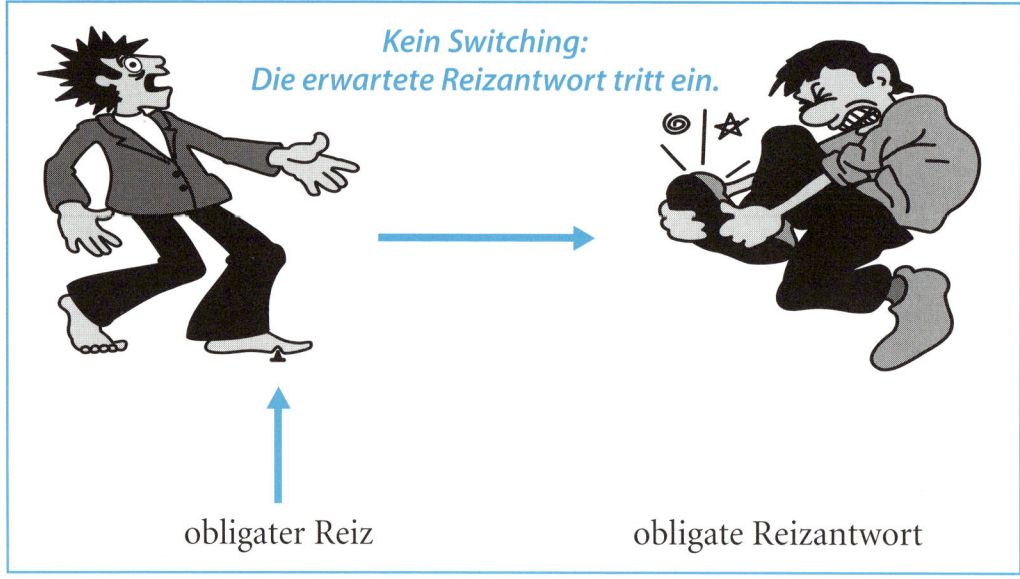

Kein Switching:
Die erwartete Reizantwort tritt ein.

obligater Reiz   obligate Reizantwort

Die simple Folge einer Polarisations-Umkehr in der Reizantwort ist: Statt Ja sagt der Körper Nein und statt Nein sagt er Ja. Für jede Form der Diagnose bedeutet Switching daher, dass auf eine Reizsetzung, die von ihrer Art oder Stärke her zu einer obligaten Irritation des Systems führt, eine obligate Reizantwort in Form einer Änderung des Systems erfolgen muss. Tritt die erwartete Reizantwort ein, liegt kein Switching vor. Tritt die erwartete Reizantwort jedoch nicht ein, so liegt Switching vor.

Weil der Sachverhalt einfach ist, gibt es eine große Zahl von Prozessen, mit denen überprüft werden kann, ob ein Switching vorliegt, vom Kontakt mit einer Batterie bis hin zum Auflegen einer Ampulle mit niedrig potenziertem E605. Auch der Test auf blockierte Regulation ist eine Art des Switching-Tests.

Zur Überprüfung eines Switching-Phänomens hat sich in der Systemischen Kinesiologie der Polaritäts-Test nach Versendaal durchgesetzt. Damit kann in leicht durchführbarer Weise eine Situation auf Switching überprüft und das Switching auf einem Display sichtbar gemacht werden. Der Polaritäts-Test basiert auf der Vorstellung, dass die Informationsströme im Körper dann richtig fließen, wenn der Organismus richtig gepolt ist und dass der Körper nur dann richtige Testaussagen liefern kann. Ist jedoch die neurologische Weiterleitung von Informationsimpulsen negativ polarisiert, spricht man von einem Switching-Phänomen.

Die Durchführung des Polaritäts-Tests nach Versendaal verläuft nach folgendem Schema:

Schritt 1

Die Berührung des Polaritätspunkts mit der positiven Seite des Fingers darf keine Änderung in Yang ergeben. Der Yang-Zustand entspricht geöffneten Augen.

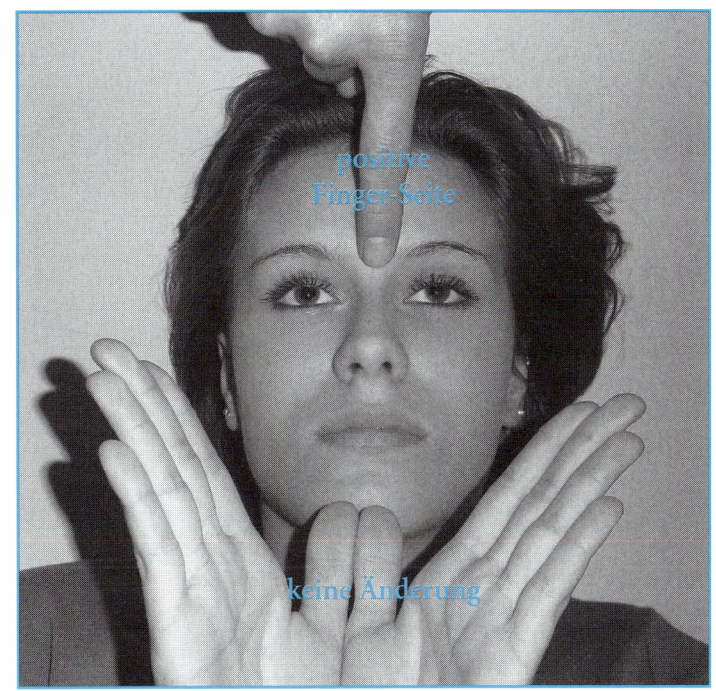

Schritt 2

Die Berührung des Po-
laritätspunkts mit der
negativen Seite des Fin-
gers muss eine Ände-
rung in Yang ergeben
(der Yang-Zustand ent-
spricht geöffneten Au-
gen).

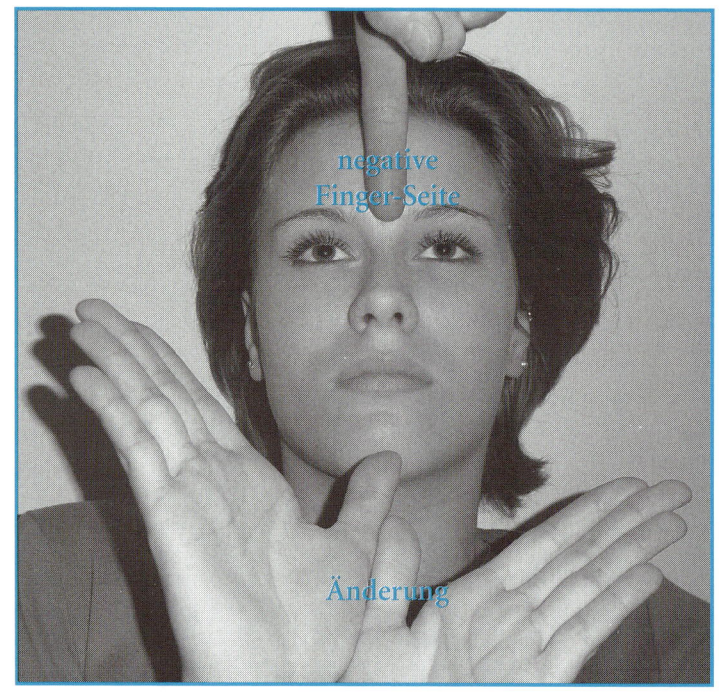

Schritt 3

Die Berührung des Po-
laritätspunkts mit der
positiven Seite des Fin-
gers darf keine Ände-
rung in Yin ergeben.
Der Yin-Zustand ent-
spricht geschlossenen
Augen.

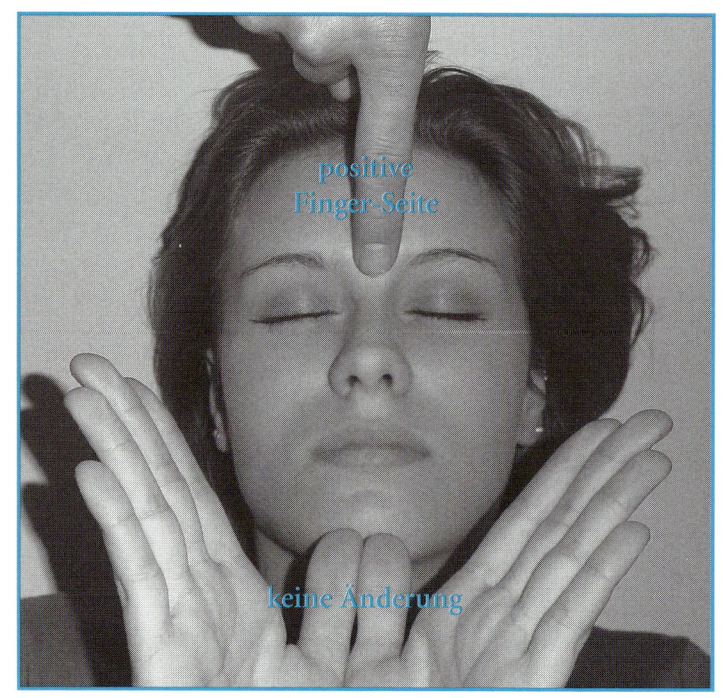

Schritt 4

Die Berührung des Polaritätspunkts mit der negativen Seite des Fingers muss eine Änderung in Yin ergeben (der Yin-Zustand entspricht geschlossenen Augen).

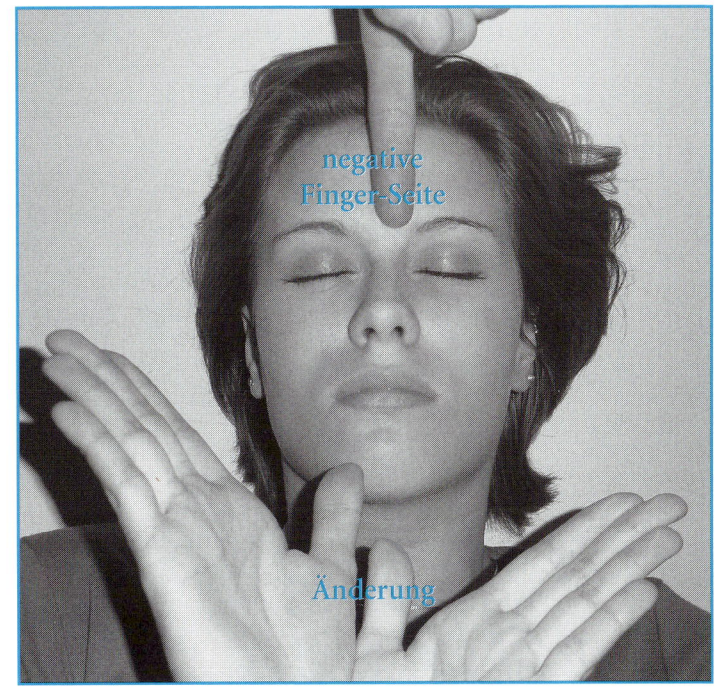

Neben diesen beiden Möglichkeiten – also mit „richtiger" oder „falscher" Polarisation – kann hier auch noch ein drittes Testresultat eintreten: Keine der beiden Provokationen des Polaritäts-Punktes ergibt eine Änderung im Armlängenreflex-Test. Dass heißt, dass der Patient im Augenblick an einer generellen Minderung der Intensität seiner elektrischen Informationsimpulse leidet. Dies kann auf vorübergehende Umweltbelastungen wie beispielsweise auf die Wirkung von dem in Nahrungsmittelverpackungen enthaltenen Aluminium oder auf Belastungen durch Fahrten mit der U- oder Trambahn zurückzuführen sein (siehe dazu auch Kapitel 4.3). Das Switching-Phänomen kann aber auch von einem Mangel an essentiellen Bestandteilen herrühren, durch den die Ladung der Meridiane soweit vermindert wurde, dass dadurch eine Erosion – oder Blockade – der Verbindungskreisläufe entstanden ist.

Einem Switching kann man auf zweierlei Wegen abhelfen: Indem man das Erosions-Phänomen der Schaltkreise des Biocomputers durch Gaben von Ribonucleinsäuren, Niacinamid, organischem Jod oder Vitamin B12 behandelt oder durch eine Harmonisierung mit Hilfe der SkaSYNC®-Apparatur (siehe Kapitel 6.4).

4.5 Die blockierte Regulation

Eine Beschreibung der blockierten Regulation wurde bereits in Kapitel 2.1 bei der Darstellung des Biocomputer-Modells gegeben. Grundsätzlich kann die Untersuchung, ob eine Regulationsblockade vorliegt, an jeder Körperöffnung durchgeführt werden, da sich dort jeweils die drei Keimblätter treffen. Die Systemische Kinesiologie hat eine Modifikation des ursprünglichen Bauchnabeltestes eingeführt. Dabei wird das Handchakra (an Stelle des Nabels) mit einem anderen Energiezentrum des Körpers in eine Kurzschlussposition gebracht, nämlich mit dem Ohr. Die Kurzschlussposition muss eine Änderung in der Ausgangsituation der Armlänge provozieren. Die Regulation ist dann intakt oder „offen". Bewirkt der Kurzschluss jedoch keine Änderung, liegt eine blockierte Regulation vor.

Dies hat den großen Vorteil, dass auf eine Entkleidung des Bauchnabels verzichtet werden kann. Darüber hinaus ist es bequemer, in der für den Armlängenreflex-Test typischen Sitzposition die Hände des Patienten an sein Ohr statt an seinen Nabel zu führen. Es ergeben sich also zwei Möglichkeiten, den Test auf blockierte Regulation durchzuführen:

- Testet man am Ohr, sollte die Reaktion bei homolateraler Testung die gleiche sein wie bei kontralateraler Testung.

- Ist dies nicht der Fall, ist dies ein Hinweis auf das Vorliegen eines Switching-Phänomens.

Die Regulation ist also unter folgenden Bedingungen nicht blockiert (offen):

Schritt 1

Wenn in Yang – also bei geöffneten Augen – das Auflegen der rechten Handinnenfläche auf das rechte Ohr zu einer Änderung der Armlänge führt.

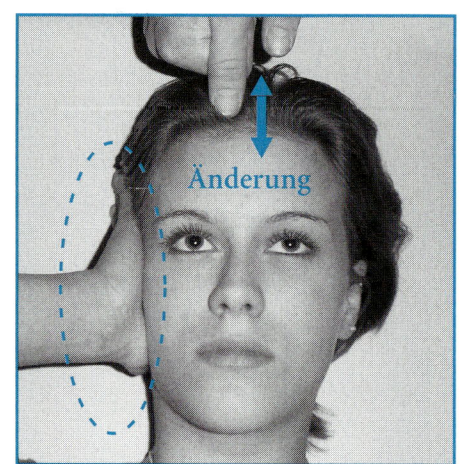

Änderung

Schritt 2

Wenn in Yang – also bei geöffneten Augen – das Auflegen der linken Handinnenfläche auf das linke Ohr zu einer Änderung der Armlänge führt.

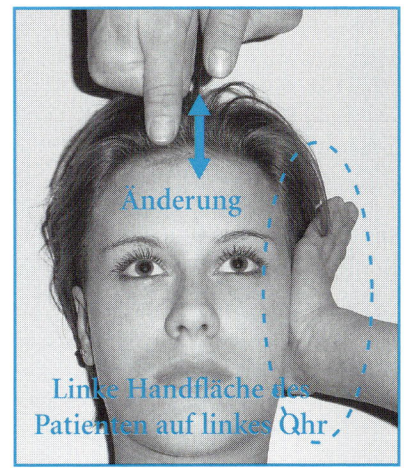

Schritt 3

Wenn in Yin – also bei geschlossenen Augen – das Auflegen der rechten Handinnenfläche auf das rechte Ohr zu einer Änderung der Armlänge führt.

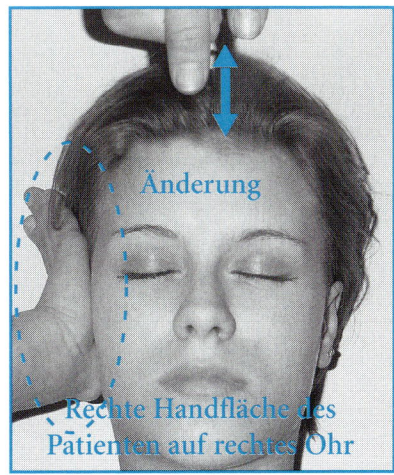

Schritt 4

Wenn in Yin – also bei geschlossenen Augen – das Auflegen der linken Handinnenfläche auf das linke Ohr zu einer Änderung der Armlänge führt.

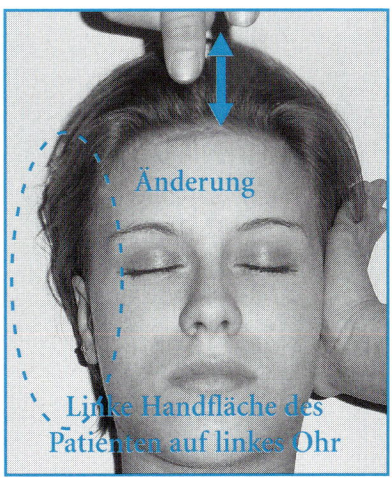

Eine blockierte Regulation liegt demnach vor, wenn ...

Schritt 1

in Yang – also bei geöffneten Augen – das Auflegen der rechten Handinnenfläche auf das rechte Ohr zu keiner Änderung der Armlänge führt.

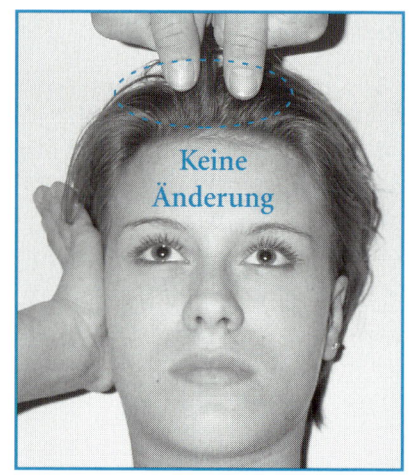

Schritt 2

in Yang – also bei geöffneten Augen – das Auflegen der linken Handinnenfläche auf das linke Ohr zu keiner Änderung der Armlänge führt.

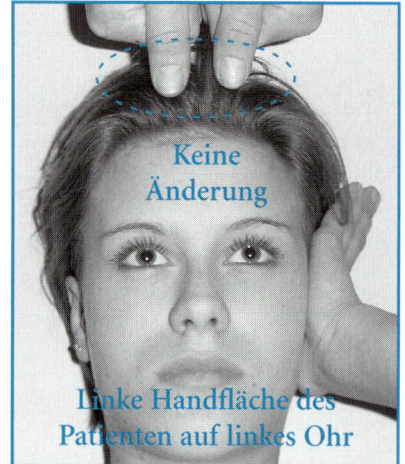

Schritt 3

in Yin – also bei geschlossenen Augen – das Auflegen der rechten Handinnenfläche auf das rechte Ohr zu keiner Änderung der Armlänge führt.

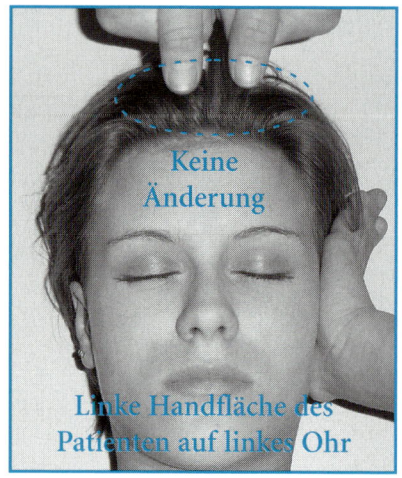

Schritt 4

in Yin – also bei geschlossenen Augen – das Auflegen der linken Handinnenfläche auf das linke Ohr zu keiner Änderung der Armlänge führt.

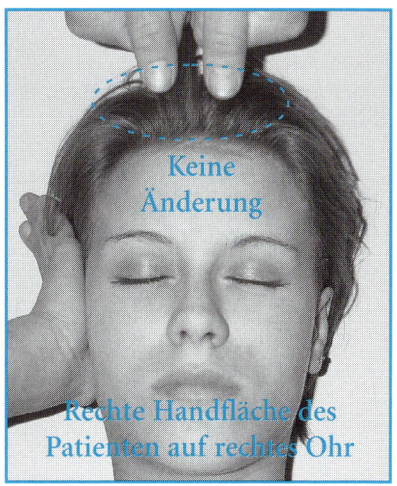

Keine Änderung

Rechte Handfläche des Patienten auf rechtes Ohr

4.5.1 Was ist beim Vorliegen einer blockierten Regulation zu tun?

4.5.1.1 Diagnose und Therapie einer blockierten Regulation

Zur sicheren Abklärung des Ursprungs oder der Therapiemöglichkeit einer blockierten Regulation kann die Position der blockierten Regulation eingespeichert, als spezifischer File geöffnet und auf die Pathologie getestet beziehungsweise therapiert werden.

Ein Problem und ein scheinbarer Widerspruch treten bei der blockierten Regulation in folgender Situation auf: Angenommen, von den vier zu testenden Quadranten des Testens auf blockierte Regulation reagiert das linke Yang nicht mit einer Kurzschlussreaktion. Das bedeutet, dass der linksseitige, bewusste Anteil (Yang) des Informationsverarbeitungssystems des Organismus blockiert ist, dass er also möglicherweise keinen Zugriff auf die Informationen erlaubt.

Jeder Test ist daher mit einem großen Unsicherheitsfaktor behaftet und sollte in dieser Form möglichst nicht durchgeführt werden. Zusammenfassend lässt sich also sagen: Eine blockierte Regulation bedeutet das Ausbleiben eines positiven Armlängenreflexes.

Um im weiteren Fortgang eines Testes exakte Aussagen zu erhalten, ist der nächste sinnvolle Schritt bei Vorliegen einer blockierten Regulation das Austesten, warum diese Blockade besteht und wie sie therapeutisch angegangen werden kann. Hierzu geht die Systemische Kinesiologie folgendermaßen vor:

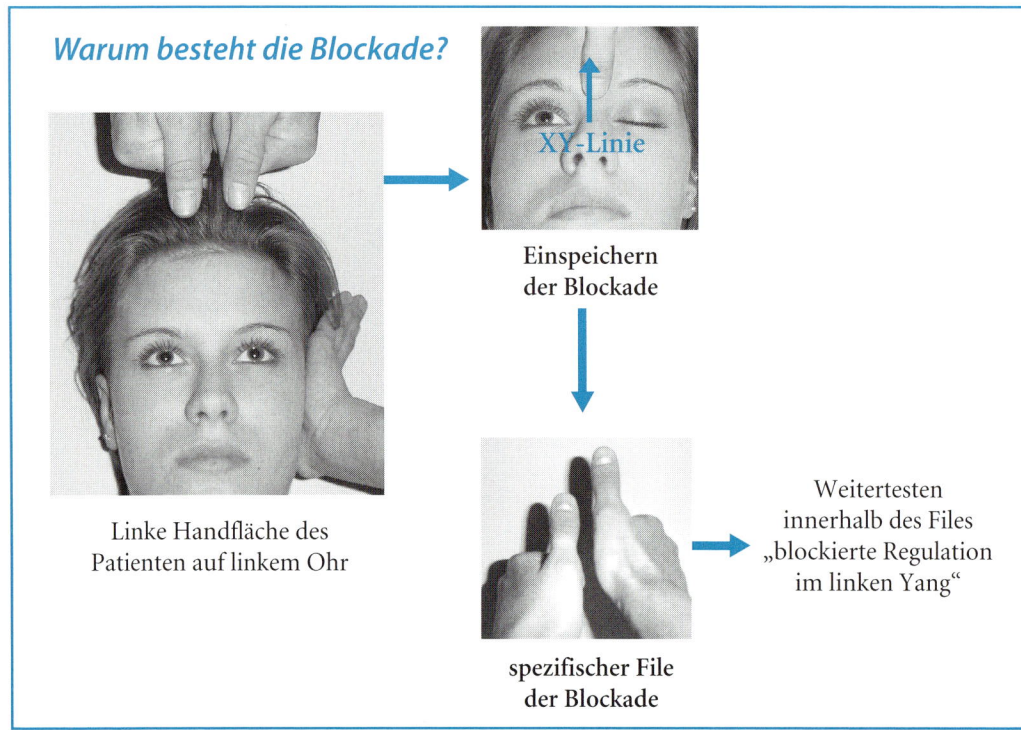

Warum besteht die Blockade?

XY-Linie

Einspeichern der Blockade

Linke Handfläche des Patienten auf linkem Ohr

Weitertesten innerhalb des Files „blockierte Regulation im linken Yang"

spezifischer File der Blockade

Will man sich einen Zugang zu Ursache und Therapiemöglichkeit einer blockierten Regulation verschaffen, ist es notwendig, den spezifischen File dieser blockierten Regulation zu öffnen. Man belässt die Position der entsprechenden blockierten Regulation (in unserem Beispiel das linke Yang), hält also die linke Hand des Patienten, während er die Augen geöffnet hat, und speichert über die XY-Linie diese Situation ein. Hierbei genügt das Speichern in Yang, da ja die blockierte Regulation ohnehin nur in Yang, also bei geöffneten Augen, besteht. Ich erinnere an dieser Stelle an das oben Gesagte: Das Speichern friert nicht nur die Information auf dem Display ein, sondern es fördert auch den Datentransport auf das Display, gemeinsam mit der holografischen Induktion. Dies bedeutet, dass sich nach dem Öffnen des spezifischen Files der blockierten Regulation im linken Yang die pathogenetischen Daten dieses Problems auf dem Display befinden.

Pathogenetisch relevante Daten auf dem Display bedeuten aber das Auftreten eines positiven Armlängenreflexes, also eine Änderung des vorigen Zustandes.

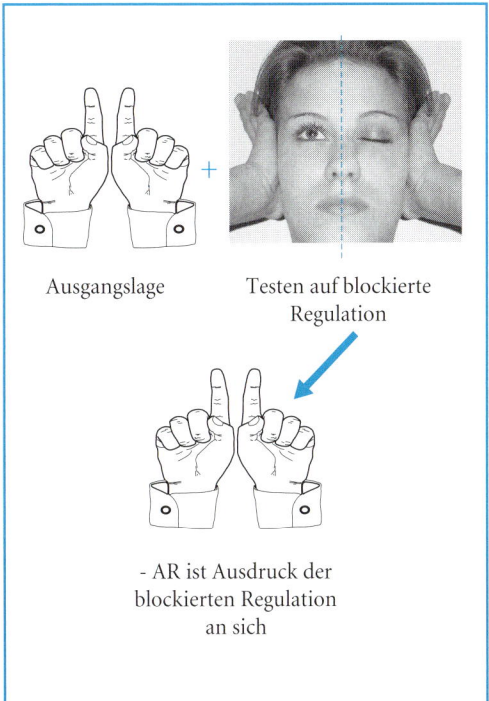

Ausgangslage | Testen auf blockierte Regulation

- AR ist Ausdruck der blockierten Regulation an sich

Während wir bei der bloßen Kurzschlussposition zum Testen der blockierten Regulation keinen Reflex sehen konnten, tritt in der gleichen Position von Handchakra auf Nabel beziehungsweise Ohr durch den Vorgang des Speicherns eine Änderung auf, nämlich ein positiver Armlängenreflex.

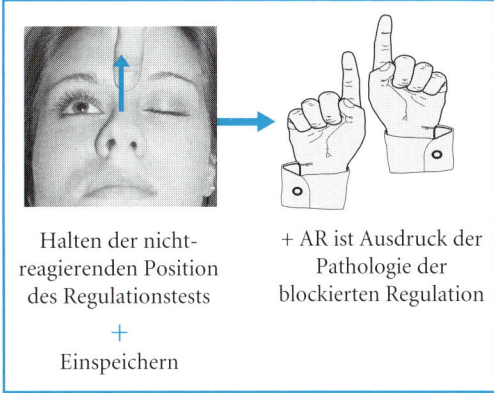

Halten der nicht-reagierenden Position des Regulationstests
+
Einspeichern

+ AR ist Ausdruck der Pathologie der blockierten Regulation

Um die Diagnose und Therapie einer blockierten Regulation zu verdeutlichen, greife ich das Beispiel eines Patienten auf, der durch Amalgam belastet ist:

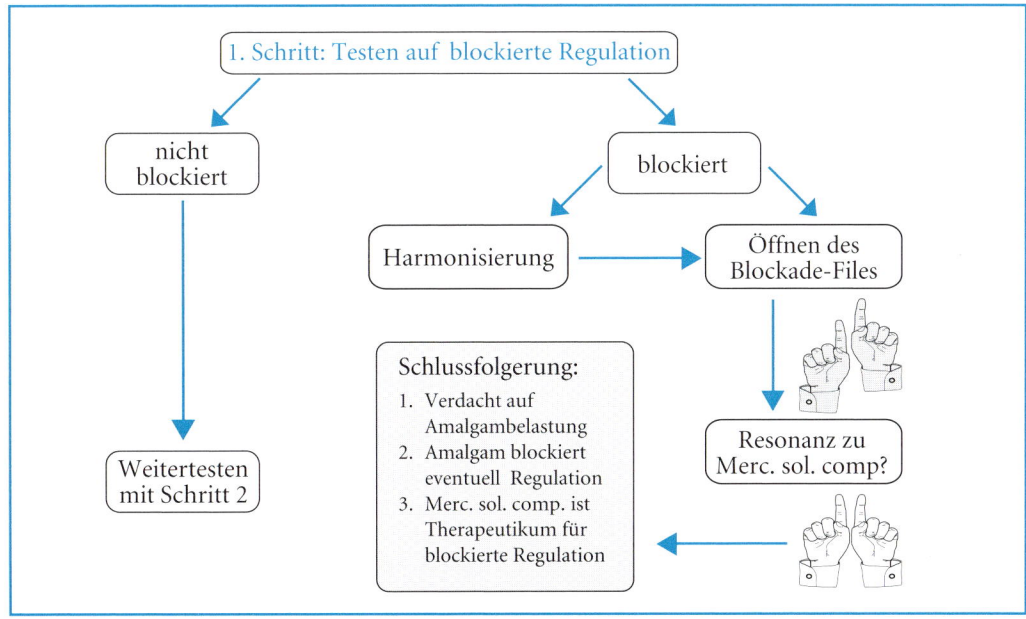

1. Schritt: Testen auf blockierte Regulation

nicht blockiert

blockiert

Harmonisierung

Öffnen des Blockade-Files

Weitertesten mit Schritt 2

Schlussfolgerung:
1. Verdacht auf Amalgambelastung
2. Amalgam blockiert eventuell Regulation
3. Merc. sol. comp. ist Therapeutikum für blockierte Regulation

Resonanz zu Merc. sol. comp?

Eine ausgeglichene Armlänge wird für den Beginn des Testes angenommen. Dennoch liegt bei dem Patienten eine blockierte Regulation vor. Nach Öffnen des Blockade-Files ist eine Resonanzbeziehung zwischen dem Inhalt des Blockade-Files und der Ampulle Mercurius sol. comp. Pascoe herzustellen. Diese Ampulle enthält folgende Inhaltsstoffe: Kupferamalgam D8/D12/D30; Mercurius sol. D6/D12/D30; Silberamalgam D8/D12/D30.

Es ist aber auch denkbar, dass bei dem Patienten eine blockierte Regulation vorliegt, die durch einen Harmonisierungsvorgang über SkaSYNC® (siehe Kapitel 4.5.1.2 und 6.4) eliminiert werden kann, da die Regulationsblockade keine tiefer gehende pathogenetische Bedeutung hat.

Die diagnostische Schlussfolgerung aus diesem Schritt ist, dass tatsächlich eine Amalgambelastung vorliegt, die sich aber bereits in einer relativ oberflächlichen Blockade auf einer gut zugänglichen Steuerungsebene des Organismus abspielt. Nach dem Kurzschluss von Ohr und Handchakra konnte ich anschließend feststellen, dass das Halten der Blockadesituation und das Einspeichern dieser Situation über die XY-Linie den spezifischen File der Blockade öffnet und die Pathologie dieses Files sichtbar macht.

Wäre hier weitergetestet worden, ohne dass eine blockierte Regulation vorliegt, hätte das zu folgenden Prozessschritten geführt:

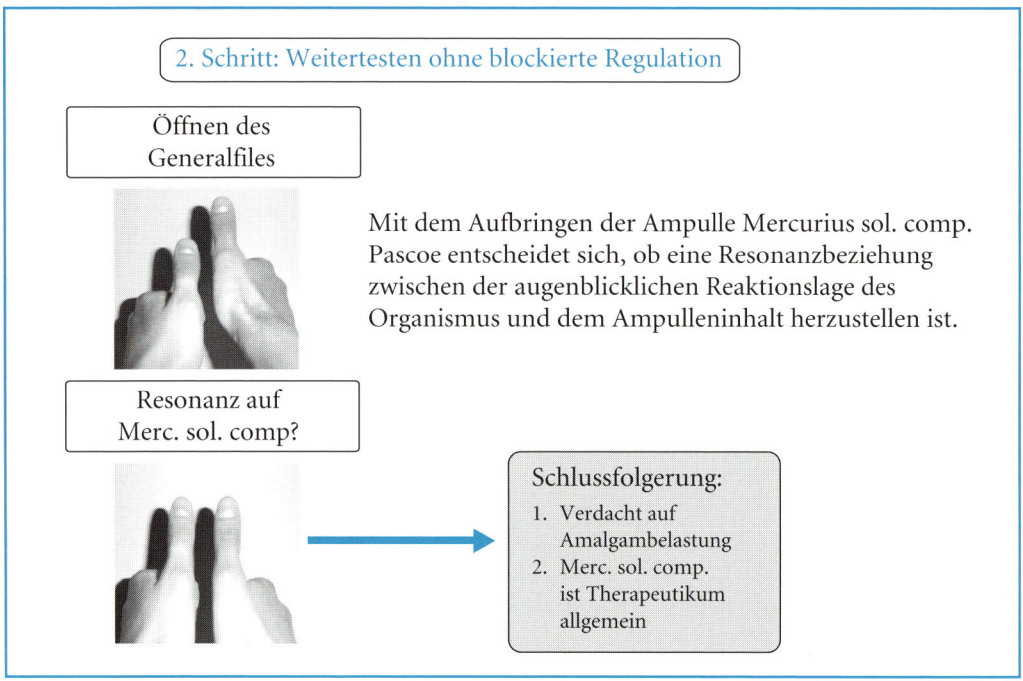

2. Schritt: Weitertesten ohne blockierte Regulation

Öffnen des Generalfiles

Mit dem Aufbringen der Ampulle Mercurius sol. comp. Pascoe entscheidet sich, ob eine Resonanzbeziehung zwischen der augenblicklichen Reaktionslage des Organismus und dem Ampulleninhalt herzustellen ist.

Resonanz auf Merc. sol. comp?

Schlussfolgerung:
1. Verdacht auf Amalgambelastung
2. Merc. sol. comp. ist Therapeutikum allgemein

Die Amalgambelastung wäre also auch bei einem späteren Testschritt sichtbar geworden.

4.5.1.2 Harmonisierung einer blockierten Regulation

Eine blockierte Regulation kann auch durch die so genannte Harmonisierung therapiert werden (siehe auch Kapitel 6.4). Der Harmonisierungsvorgang mit Hilfe der Ska-
SYNC®-Apparatur verläuft nach folgendem Schema:

Beispiel:

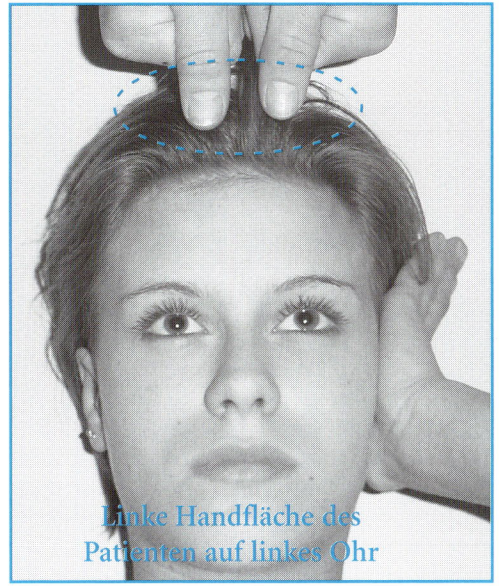

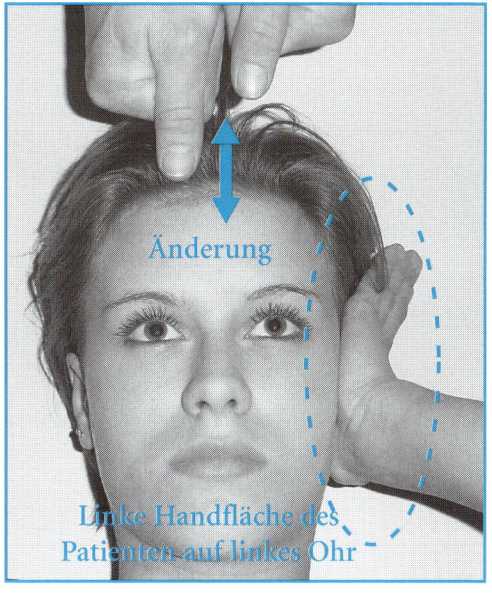

1. Im linken Yang liegt eine blockierte Regulation vor.

3. Die blockierte Regulation ist aufge-hoben.

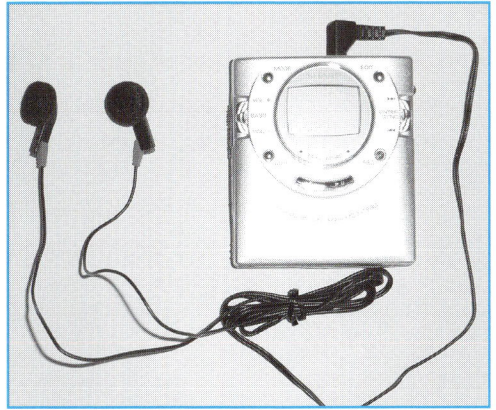

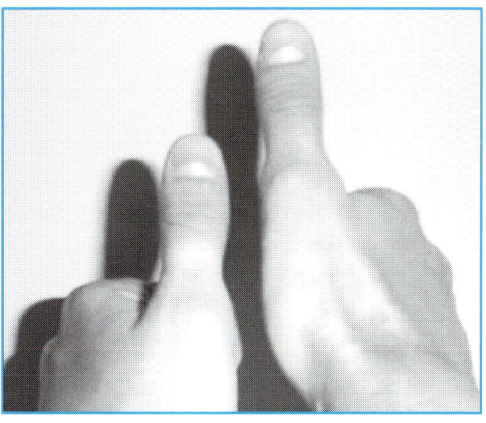

2. Über SkaSYNC® wird klassische Musik eingespielt.

4. Nun kann der Generalfile geöffnet und im Klaren weitergetestet werden.

4.5.2 Die totale Regulationsblockade

In der oben geschilderten Vorgehensweise wird ein Problem deutlich: Wenn in allen vier zu testenden Quadranten blockierte Regulationen auftreten können, dann bestehen in der Intensität der blockierten Informationsabläufe natürlich graduelle Unterschiede. Vier Reaktionen sind hier möglich:

- 1. Nur einer der vier Quadranten reagiert.

- 2. Zwei Quadranten, die auf der gleichen Seite sind, reagieren.

- 3. Es reagieren zwei Quadranten, entweder auf der bewussten oder unbewussten Ebene.

- 4. Drei oder gar alle vier Quadranten reagieren.

Aus dieser Situation leiten sich prinzipiell zwei unterschiedliche Vorgehensweisen ab: Bei zwei bis maximal drei blockierten Quadranten lässt sich in aller Regel der Inhalt der Pathologie, die zur Blockade geführt hat, durch den Speicherprozess auf das Display bringen. Man kann die zugriffsbereite Informationen dann leicht mit den Ebenen-Modes einer spezifischen Diagnose und Therapie unterziehen. Die Pathologie wird durch das Display des positiven Armlängenreflexes nach dem Speicherprozess sichtbar.

Sind aber alle vier Quadranten blockiert, so ist der Zugriff auf den ursächlichen Inhalt dieser Pathologie sinngemäß blockiert. Der Speicherprozess macht dann keinen Zugriff auf die Daten der blockierenden Ursache möglich; ein positiver Armlängenreflex bleibt daher aus. Entsprechend schwierig ist es auch, in dieser Situation die ursächlichen Faktoren der Blockade auszutesten, da die Fähigkeit des Organismus, eine korrekte Antwort zu geben, ja blockiert ist. Die informatorischen Vernetzungen können keine systemgerechte Autodiagnose auf das Display spiegeln.

Die totale Regulationsblockade in allen vier Quadranten in Verbindung mit einem negativen Handchakra nach Kaltstart ist ein Hinweis auf einen möglicherweise bereits finalen Zustand der Regulationssysteme. Diese Situation ist häufig bei älteren Patienten zu finden, deren Leiden dann mit allopathischen Medikamenten zu lindern sind. Die Grenzen komplementärer Heilverfahren werden damit häufig erreicht. Bei einer totalen Blockade stellt sich die Frage, ob es sich dabei um eine – zumindest im Augenblick der Testung – irreversible Form der Blockade handelt.

Das Problem bei einer irreversiblen Blockade besteht darin, dass ein Organismus einer feinenergetischen Steuerungstherapie wie zum Beispiel durch Akupunktur oder Homöopathie überhaupt nicht zugänglich ist. In kritischer Selbstbeschränkung ist hier zu sagen: Ist diese Situation eingetreten, ist schließlich die Grenze erreicht, bis zu der die Durchführung einer Regulationstherapie noch verantwortet werden kann.

Die folgende Abbildung zeigt die Wege, die bei dem Phänomen der blockierten Regulation einzuschlagen sind:

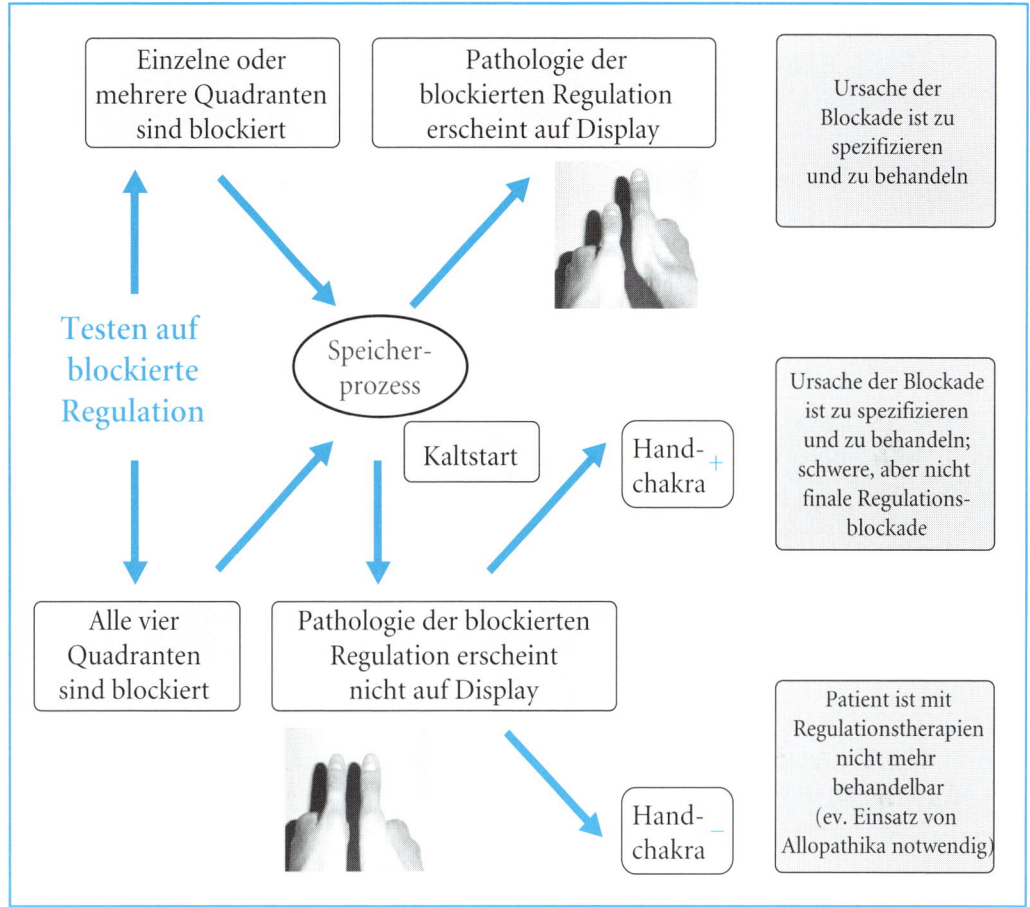

4.6 Die Segmentation

Die Systemische Kinesiologie geht davon aus, dass Switching und blockierte Regulation Störungen sind, die durch relativ akute, sich auf der Oberfläche abspielende Adaptationsprozesse provoziert werden. Dagegen sind Segmentationen und Isolationen Ausdruck langjähriger und bereits tiefer liegender Adaptationsprozesse. Es ergibt sich also folgende Definition: Bei der Segmentation der Information wird die als Ganzes augenblicklich zu verarbeitende – und damit als pathologisch empfundene – Information in kleine Stückchen zerteilt und fragmentarisch über den ganzen Organismus verteilt. Die ganzheitliche, systemisch orientierte Verarbeitung und Integration dieser Information ist damit nicht mehr möglich.

Der Ablauf, der zu dem bioenergetischen Phänomen der Segmentation führt, ist folgender: Da nicht genügend zusammenhängender Speicherplatz im Biocomputer verfügbar ist, um das Problem als Ganzes zu lösen, wird die Information in aufgespalteter, also segmentierter Form gespeichert. Die Segmentation kann nur über die Rückführung dieser Situation wieder aufgehoben werden: Der vollständige Abruf der Information erfordert eine Neuzusammensetzung der segmentierten Teile, denn nur so ist eine zuverlässige bioenergetische Diagnose möglich. Segmentationen betreffen also Körperareale, die sich unter exzessiven und stressgeladenen Bedingungen aufspalten.

So stellt man sich eine auf den Körper bezogene Segmentation vor:

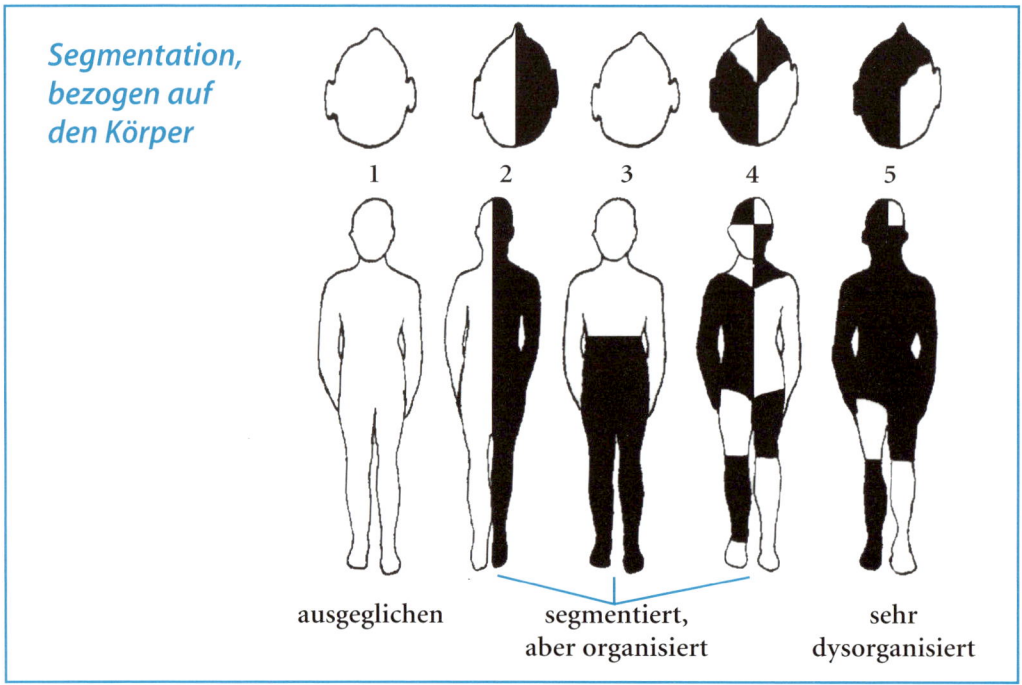

Segmentation, bezogen auf den Körper

1 2 3 4 5

ausgeglichen   segmentiert, aber organisiert   sehr dysorganisiert

4.6.1 Diagnose der Segmentation

Zur Diagnose der Segmentation gibt es einen spezifischen Handmode (nach Beardall). Spricht dieser Mode im Generalfile an, liegt eine Segmentation vor. Ein Testprozess – etwa die Frage nach dem Vorliegen eines Karzinoms mit der Nosode Carcinominum D4 – könnte von der inneren Systemabfrage des Organismus wegen der Segmentation dieses Prozesses nicht erkannt werden und würde dementsprechend verneint – mit fatalen Folgen für die Gesundheit des Patienten.

Spricht der Handmode in einem spezifischen File an, wird wegen der Segmentation innerhalb der Fragestellung dieses Files nur eine unvollständige oder gar falsche Testantwort möglich sein.

Spricht allerdings der Biocomputer-Segmentations-Mode an, dann sollte ein Clearing der Minicomputer durchgeführt werden, da die gesamte Systemverarbeitung segmentiert ist und nicht nur einzelne Organe (siehe Kapitel 5.1.2).

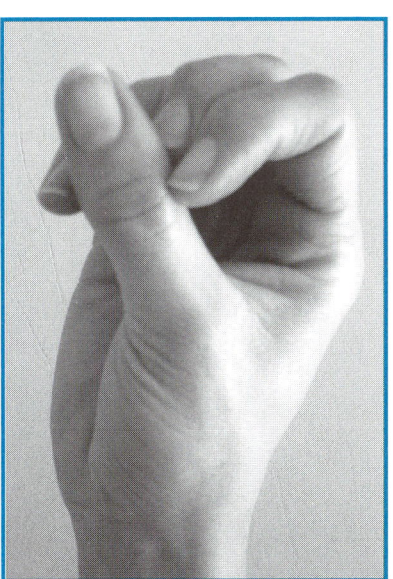

Segmentations-Mode

4.6.2 Therapie der Segmentation

Liegt ein positiver Armlängenreflex auf den Segmentations-Mode vor, kann folgendermaßen vorgegangen werden: Als Erstes wird dieser Mode eingespeichert. Damit wird der spezifische Segmentations-File geöffnet, und die Segmentation kann lokalisiert und therapiert werden.

Durch ein systemisches Minicomputer-Clearing kann die Segmentations-Situation prinzipiell gelöst werden (siehe Kapitel 5.1.2). Außerdem kann durch eine Harmonisierung mit SkaSYNC® versucht werden, die Segmentations-Situation durch eine Erweiterung des Arbeitsspeichers des Biocomputers zu lösen (siehe Kapitel 6.4). Besser ist aber, eine tief greifende Dysorganisation, wie es die Segmentation ist, durch eine Therapie der betroffenen Organe oder der auslösenden Momente zu beseitigen.

Der Begriff Segmentation umfasst allerdings zwei Situationen: eine lokale, auf eine aktuelle Information bezogene, und eine generalisierte, die auf die Gesamtsituation des Organismus und insbesondere auf das informatorische Netzwerk der Minicomputer (siehe Kapitel 5.1) bezogen ist. Man bezeichnet diese systemische Segmentation als Biocomputer-Segmentation. Diese ist immer auch als eine Aufsplitterung der Einheit von Körper, Seele und Geist im Organismus aufzufassen und verursacht unbrauchbare Testergebnisse, wenn sie nicht vor der Durchführung eines spezifischen Tests erkannt wird.

4.7 Die Isolation

Außer dem Switching und der Segmentation ist noch eine weitere Form der Dysorganisation bekannt: die Isolation. Die Isolation ist eine extreme Sonderform der Segmentation.

Liegt eine Isolation vor, so bedeutet dies, dass der Körper keinen Zugriff mehr auf eine Information hat und diese im Moment oder auch auf Dauer nicht bearbeiten kann. Die Information ist abgelegt und im Augenblick nicht zugriffsbereit.

Dieser fehlenden Zugriffsbereitschaft entspricht der Umstand, dass isolierte Informationen für kinesiologische Testfragen nicht zur Verfügung stehen und keine brauchbaren Ergebnisse ergeben – wie bei der Segmentation. Bei einer Isolation ist die zelluläre Kommunikation so weit behindert oder zusammengebrochen, dass der „innere Arzt" keine Möglichkeit mehr hat, den pathologischen Prozess in Richtung Genese zurückzuführen.

4.7.1 Die Diagnose der Isolation

Um festzustellen, ob eine Isolation vorliegt, und um den Ort zu bestimmen, an dem sie vorliegt, gibt es zwei Vorgehensweisen:

1. Das Auflegen einer Isolationsbox und

2. das Testen mit dem Isolations-Mode.

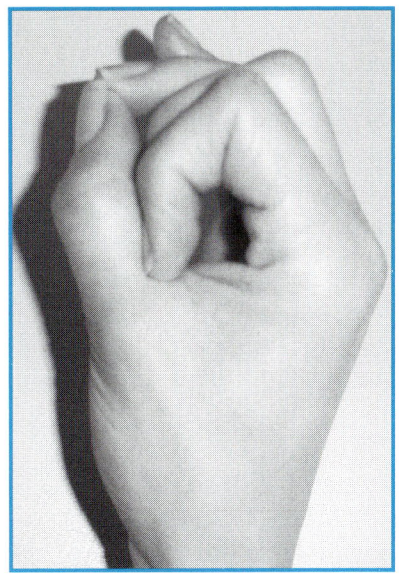

Isolations-Mode

4.7.2 Die Isolationsbox

Unter Zuhilfenahme einer so genannten Isolationsbox wird versucht, die zelluläre Kommunikation wieder herzustellen, um die Selbstheilungskräfte in Gang zu setzen. Eine Isolationsbox besteht aus Pappeschichten, die so mit Stanniolpapier umwickelt sind, dass sie gegen von außen kommende kosmische Strahlung völlig isoliert sind. Durch das Aufeinanderlegen mehrerer solcher Schichten entsteht eine Isolationsbox. Ihre Hohlräume simulieren Isolationen.

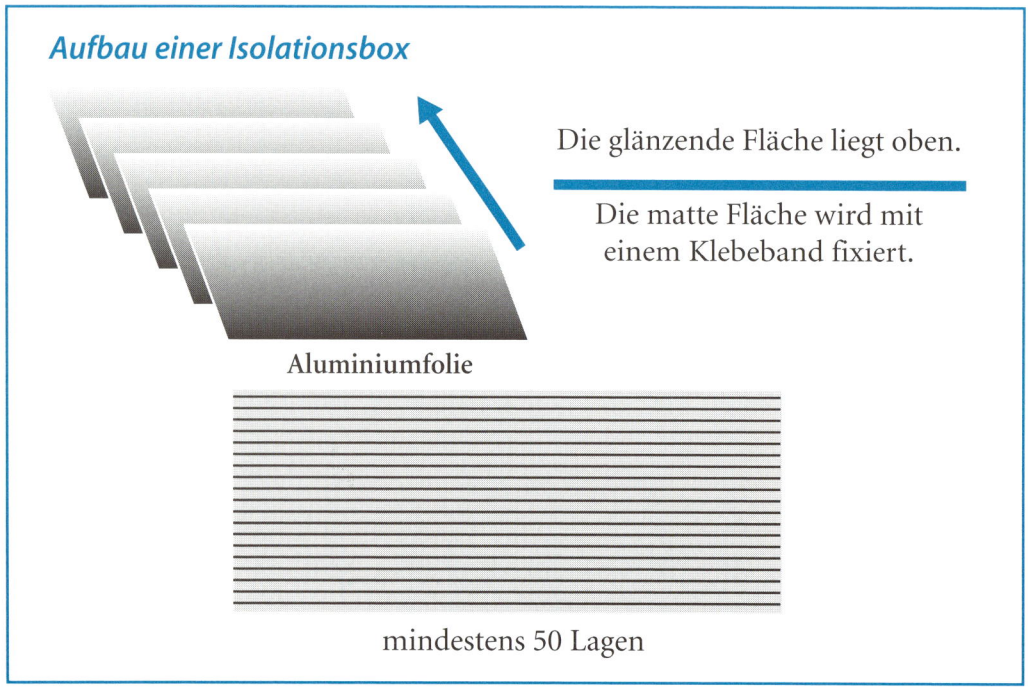

Aufbau einer Isolationsbox

Die glänzende Fläche liegt oben.

Die matte Fläche wird mit einem Klebeband fixiert.

Aluminiumfolie

mindestens 50 Lagen

Das physikalische Erklärungsmodell der Isolationsbox stellt sich folgendermaßen dar: Aluminiumfolie, wie sie im Haushalt verwendet wird, lässt Gamma-Teilchen fast ungehindert passieren, verhindert aber den Durchtritt von Alpha- und Betateilchen. Die Absorption führt bei Auflage der Isolationsbox auf der pathogenen Zone zur Aufdeckung isolierter Zellkommunikation. Um eine Isolationsbox selbst herzustellen, braucht man nur Aluminiumfolie, Klebeband oder Papier und einen Karton zum Sammeln der aufgeschichteten Aluminiumfolien.

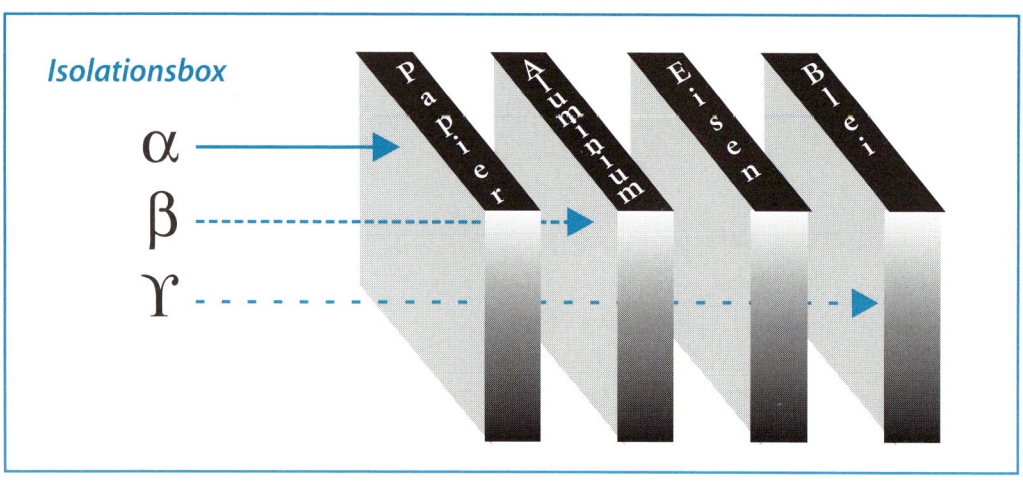

Isolationsbox

α

β

Υ

Papier Aluminium Eisen Blei

Die Herstellung der Box ist unkompliziert: Man rollt einfach die Aluminiumfolie flach aus, so dass ihre matte Seite nach oben zeigt. Mit Klebeband (Paketband) wird nun diese Seite der Folie zugeklebt. Die Folie ist dann in kleine Flächen zu schneiden und diese Stücke sind schließlich in einem Karton so zu stapeln, dass die beklebte Seite jeweils unten liegt.

4.7.3 Die Therapie der Isolation

Die Therapie einer Isolation muss mit besonderer Vorsicht vorgenommen werden, da der Organismus nicht ohne Grund eine bestimmte Information jeder weiteren Bearbeitung zur Integration entzogen hat. Deshalb sollte grundsätzlich nie mehr als eine Isolation in einer Sitzung behandelt werden.

Mit den Ebenen-Modes (siehe Kapitel 3.5.3) kann getestet werden, mit welcher Therapie die Isolation gelöst werden kann.

Systemische Kinesiologie und Minicomputer

Die Arbeit mit Minicomputern hat Beardall in seiner Clinical Kinesiology eingeführt. In meiner Erläuterung der Modellvorstellung des Biocomputers in Kapitel 2.1.4 habe ich die progrediente Aktivierung der Minicomputer bereits abgehandelt. Mit der Modellvorstellung des Minicomputers ist der Versuch verbunden, biologisch-dynamische Prozesse einer systematisch-theoretischen Darstellung zugänglich zu machen. Die Modellvorstellung dient zudem als Hilfskonstruktion, mit der die komplexen systemischen Prozesse, die bei kinesiologischen Testprozessen ablaufen, fassbar gemacht werden sollen.

Um den Forderungen nach einer ordnungsgemäßen medizinischen Annäherung an einen chronisch kranken Patienten gerecht zu werden, bei der es um mehr als nur um die Untersuchung von Symptomen geht, ist eine systemorientierte Diagnose unverzichtbar. Die damit verbundene Bewertung des Systems erfolgt in der Systemischen Kinesiologie in zwei Schritten: Zunächst wird der Patient auf seine augenblickliche Testfähigkeit untersucht, und danach fragt man nach der chronischen Vorbelastung seines Systems, also nach dem Adaptationsgrad, den sein Organismus eingehen musste, um den Vorbelastungen gerecht werden zu können.

Aussagen über die augenblickliche Testfähigkeit des Systems (siehe Kapitel 4) lassen sich vor allem aus dem Vorliegen von Akutbelastungen, Switching-Phänomenen und Regulationsblockaden gewinnen und zu einer Beurteilung verdichten. Um den Adaptationsgrad des Systems zu bewerten, ist jedoch ein Funktionstest der Minicomputer notwendig, zusätzlich zum Testen auf tief liegende Dysorganisationen wie Isolation oder Segmentation. Mit dem Armlängenreflex-Test soll also nicht nur eine einfache Zuordnung von Medikamenten erfolgen, bei der der Körper durch Zustimmungs- oder Ablehnungsreaktion mitteilt, welche Medikamente er verträgt und welche nicht, sondern es geht dabei auch darum, einen systemischen Einblick in den Organismus zu gewinnen. Von seinem ganzen Ablauf her geht ein Armlängenreflex-Test daher über bloße Resonanzteste – wie sie etwa in der Applied Kinesiology, in der Elektroakupunktur nach Voll (EAV) und in der bioelektronischen Funktionsdiagnostik (BFD) vorkommen – hinaus, und zwar in dem Sinne, dass mit dem Armlängenreflex-Test eine individuelle Historie von Kompensations- und Adaptationsketten erstellt werden kann.

Ausgangspunkt für diesen prozessualen Ansatz ist der Gedanke, dass eine Salutogenese, bei der man über die reine Symptomauslöschung hinauskommen will, nur dann möglich ist, wenn man die Pathogenese in ihren Entwicklungsschritten zurückverfolgen kann. Dies gipfelt in dem Versuch, mit Hilfe des Minicomputer-Clearings die abgelaufenen Adaptationskaskaden so weit zurückzufahren, dass der Ursprung der pathogenetischen Kette im Test erfassbar wird. Für mich persönlich war diese aus Beardalls Clinical Kinesiology übernommene Möglichkeit eine erhellende Entwicklung, mit der es mir gelang, über das simple locus dolendi-Testen und -Therapieren hinauszukommen. Das Faszinierendste an der Arbeit mit den Minicomputern ist das dazugehörige Modell von Pathogenese und Salutogenese: Mit den Minicomputern lassen sich die Adaptationsketten nicht verarbeiteter Traumata (siehe Kapitel 2.1.4) sichtbar machen. An ihnen wird auch der Erosionsgrad der internen Datenweitergabe innerhalb der verschiedenen Ebenen ersichtlich. Die Minicomputer lassen erkennen, auf welcher Ebene die blockierten Lösungsstrategien des Körpers im Augenblick vom Organismus versuchsweise einer Lösung oder vielmehr einem aktuellen Adaptationsgeschehen ausgesetzt werden.

5.1 Arbeiten mit Minicomputern

Letztlich ist das Minicomputer-Modell der Versuch, eine Aussage über den Ordnungs-zustand eines biologischen Systems zu treffen, denn je größer das Ausmaß einer Dys-organisation von vernetzten Strukturen innerhalb eines Organismus ist, desto schwie-riger wird seine Therapie sein. Je stärker die Vernetzung gestört ist, desto weniger Informationen stehen generell innerhalb des Systems zur Verfügung, und von denen wiederum sind auch weniger richtig. Die Wiederherstellung der Ordnung beziehungs-weise die Minderung der Dysorganisationen wird den Organismus in die Lage verset-zen, sich selbst zu heilen. In der Systemischen Kinesiologie richten wir deshalb den Blick von der Ursache eines Symptoms weg und wenden ihn der Ursache einer Störung in den inneren Regulationsabläufen eines biologischen Systems zu.

Im Prinzip zeigt das Arbeiten mit den Minicomputern drei Möglichkeiten auf, die in der folgenden Übersicht zusammengefasst sind:

- Minicomputer können zur Dokumentation des augenblicklichen Adaptationsgra-des verwendet werden und stellen somit einen Score-Wert dar, der im Verlauf einer länger dauernden Therapie den Behandlungserfolg systemisch nachvollziehbar macht (siehe Kapitel 5.1.1).

- Minicomputer können einzeln getestet und therapiert werden, am besten in ihrer Hierarchie von oben nach unten (siehe Kapitel 5.1.1).

- Mit dem Minicomputer-Clearing kann der Punkt erreicht werden, an dem der Kör-per angefangen hat, die Adaptationsketten zu entwickeln. An diesem Punkt haben die körpereigenen Kompensationsmechanismen zum ersten Mal angefangen zu versagen.

5.1.1. Testen der Minicomputer in der Ausgangssituation

Minicomputer dienen zur Feststellung der Ausgangssituation. Durch Austesten des Zustandes der fünf Minicomputer zu Beginn eines jeden Testes wird der bioenergeti-sche Ausgangszustand des Patienten dokumentiert. Je nachdem, welcher Minicompu-ter beim Testen in der hierarchischen Reihenfolge anspricht (man beginnt mit dem Lokal-Computer und hört beim Master-Computer auf), können Rückschlüsse darauf gezogen werden, welche Adaptationsschritte der Organismus unternehmen musste, um nicht zu verarbeitenden Stress adäquat zu kompensieren. Ein Patient befindet sich anfangs in einem Zustand, in dem er nicht im Klaren ist, das heißt, seine Störungen werden nach außen hin in Form von Dysbalancen, Dysregulationen und Dysorganisa-tionen sichtbar. Das Testen der Minicomputer in der Ausgangssituation und deren Dokumentation bringt bei einer gründlichen Systemdiagnose Vorteile. So kann der

Therapieverlauf als Ganzes kontrolliert werden, denn im Lauf der Behandlung sollte sich der Adaptationsgrad des Systems mindern. Nur wenn dem so ist, kann von einer erfolgreichen Salutogenese die Rede sein.

Es gibt insgesamt fünf Minicomputer. Für jeden sind jeweils drei Bezugsgrößen zu beachten:

1. Jeder Minicomputer ist mit einer bestimmten Prozedur auf seinen Funktionszustand zu testen.
2. Jeder Minicomputer ist in seinem Funktionszustand über einen bestimmten Punkt zu korrigieren (Korrekturpunkt).
3. Jeder Minicomputer kann in seinen Prozessorleistungen über einen bestimmten Punkt in Gang gesetzt oder „gestartet" werden (Anregungspunkt).

Nachstehend die fünf Minicomputer in hierarchischer Reihenfolge:

1. Kinetischer Computer (oder Lokal-Computer)

> Er repräsentiert die Haut- und Muskelreflexe, mit denen beispielsweise die Angewandte Kinesiologie arbeitet.
> - Zu testen über: 5-Quadranten-Muskeltest
> - Korrekturpunkt: Ni 27
> - Anregungspunkt: KG 22

2. Spinal-Computer

> Er repräsentiert die Funktionen des Verdauungstrakts und der Wirbelsäule.
> - Zu testen über: Beinlänge
> - Korrekturpunkt: Hyoid/Ma 9
> - Anregungspunkt: KG 23

3. Endokriner Computer

> Er repräsentiert die Funktionen des Thalamus, des Hypothalamus und des autonomen Nervensystems.
> - Zu testen über: Armlänge
> - Korrekturpunkt: TMG/Dü 19
> - Anregungspunkt: KG 24

4. Primär-Computer

Er repräsentiert die Funktionen des limbischen Systems beziehungsweise den Präfrontallappen.

- Zu testen über: Zunge am harten Gaumen, Zwick-Test, Augenbewegungen

- Korrekturpunkt: Bl 1
- Anregungspunkt: GG 25

5. Master-Computer

Er repräsentiert das „höhere Selbst".

- Zu testen über: Zunge am weichen Gaumen
- Korrekturpunkt: GG 20
- Anregungspunkt: GG 24

Um festzustellen, inwieweit die verschiedenen Minicomputer belastet, also in Adaptationsketten einbezogen sind, muss ihr Funktionszustand überprüft werden.

5.1.1.1 Testen des Lokal-Computers

Zur Überprüfung des Lokal-Computers ist, wie bereits erwähnt, der Fünf-Quadranten-Muskeltest notwendig.

Test Quadranten I und II

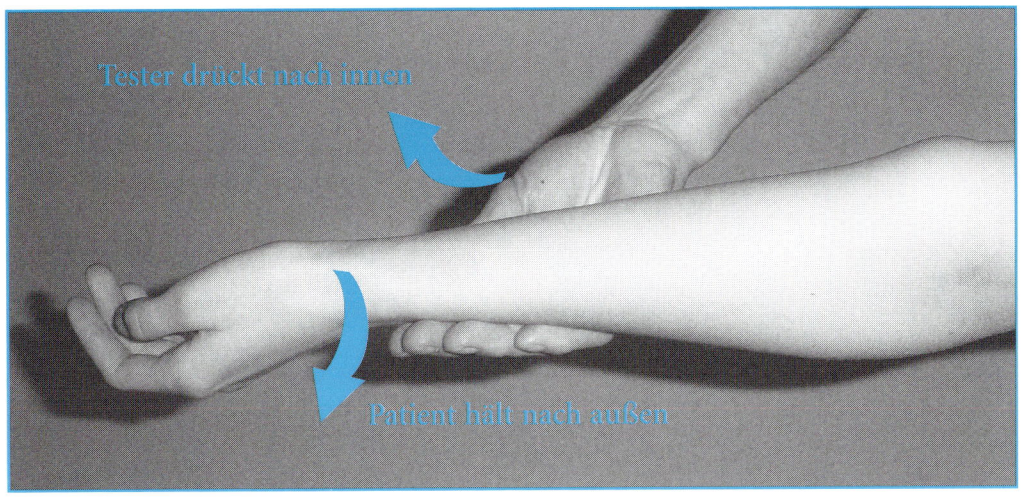

Tester drückt nach innen

Patient hält nach außen

Lokal-Computer Quadranten I und II:

Durchführung des Armflexorentests beiderseits; die Indikatormuskeln sind dabei M. pectoralis major, Mm. deltoides, M. supra-spinatus, M. trapezius, M. serratus anterior.

Der Patient liegt auf dem Rücken, hält seinen Arm nach oben mit der Handfläche nach vorn, der Daumen zeigt nach innen, die Finger sind ausgestreckt, der Ellenbogen ist durchgedrückt. Der Tester drückt mit seiner flachen Hand auf den Handrücken des Patienten in kaudaler Richtung und versucht, den Arm vom Schlüsselbeinansatz des Musculus pectoralis major wegzuziehen.

Test Quadranten III und IV

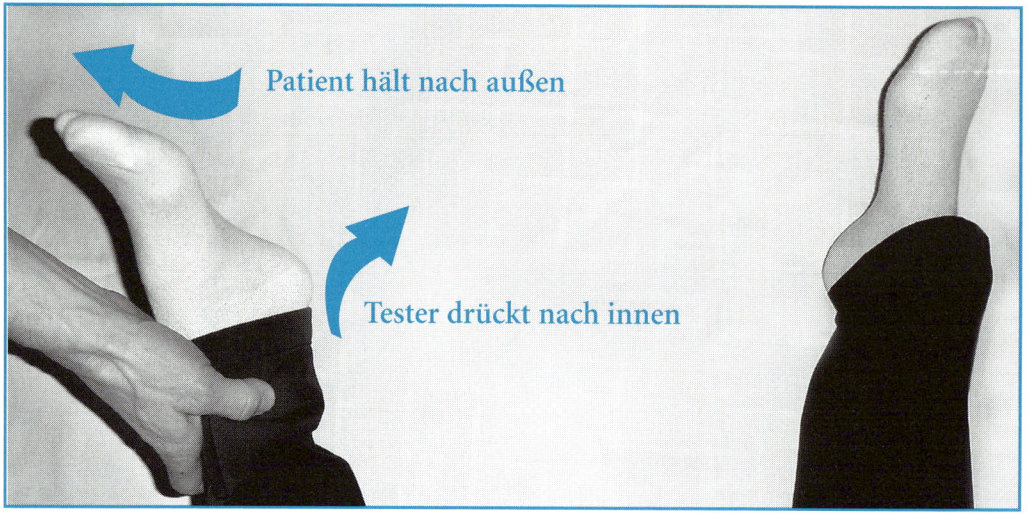

Patient hält nach außen

Tester drückt nach innen

Lokal-Computer Quadranten III und IV:

Durchführung des Hüft-Abduktorentests beiderseits. Indikatormuskeln sind dabei Mm. glutaeus medius, M. glutaeus minimus, tensor fasciae lata, Psoas.

Der Patient liegt auf dem Rücken und streckt abwechselnd sein rechtes und linkes Bein um mindestens 45 Grad nach außen (bei einem Winkel von nur 30 Grad würde nur der Musculus glutaeus medius getestet). Der Tester drückt dann seitlich in Richtung der Abduktion auf das Fußgelenk und stabilisiert gleichzeitig das gegenüber liegende Fußgelenk.

Lokal-Computer Quadrant V: Durchführung des Nackenflexorentests

Der Patient liegt auf dem Rücken und hält den Kopf in Richtung Rumpf nach vorn gebeugt, um eine Flexion der Nackenmuskulatur zu erzeugen. Der Tester drückt mit seiner flachen Hand in Gegengegenrichtung zur Neigung auf die Stirn des Patienten.

Test Quadrant V

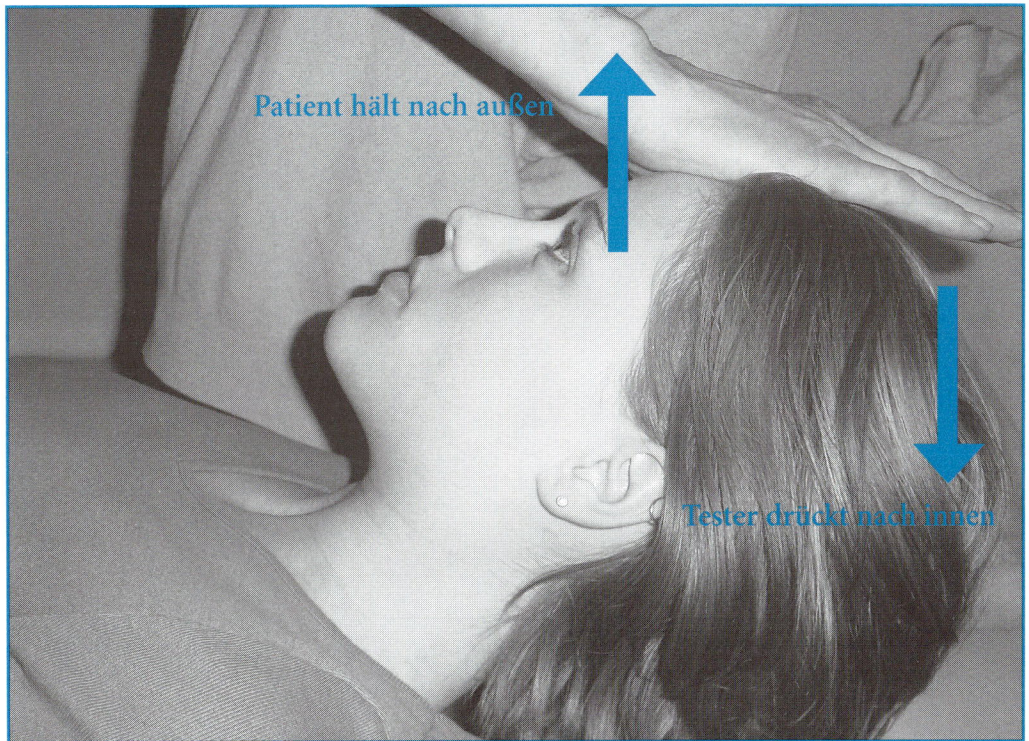

Patient hält nach außen

Tester drückt nach innen

- Aussage eines dysbalancierten Lokal-Computers: Sind die Indikatormuskeln der fünf Quadranten schwach, so ist der Lokal-Computer in das systemische Adaptationsgeschehen mit einbezogen und funktioniert nicht einwandfrei. Die Folge könnten falsche Testaussagen zu lokalen Geschehen sein. Dies wäre beispielsweise der Fall, wenn ein toter Zahn nicht als Störfeld erkannt würde. Falschen Testaussagen des Lokal-Computers kann man sehr leicht mit einer Massage der Punkte Ni 27 abhelfen, da sie dadurch balanciert werden.

5.1.1.2 Testen des Spinal-Computers

Der Spinal-Computer repräsentiert die Funktionen der Wirbelsäule und des Verdauungstraktes, also zum Beispiel auch der Resorptionsfähigkeit des Dünndarms.

Durchführung des Tests: Beide Beine des liegenden Patienten werden an den Fußsohlen nach oben gedrückt. Dadurch wird die statische Einwirkung der Schwerkraft auf die Wirbelsäule simuliert. Die Beinlänge sollte dabei bei kräftigem Druck möglichst gleich sein.

Testen des Spinal-Computers

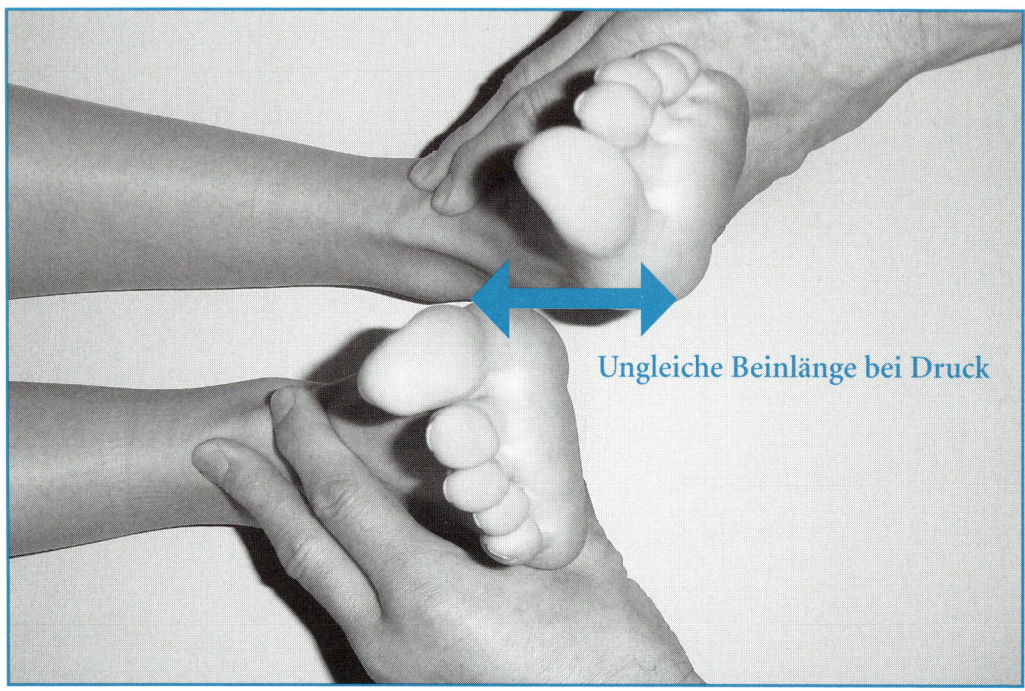

Ungleiche Beinlänge bei Druck

Ist sie jedoch ungleich, ist der Spinal-Computer in das systemische Adaptationsgeschehen mit einbezogen und funktioniert daher nicht einwandfrei.

- Aussage eines dysbalancierten Spinal-Computers: Die Folge der Dysbalance können falsche Testaussagen zu Stoffwechselprozessen sein, zum Beispiel könnte die Testfrage nach Vorliegen eines Kalziummangels vom Organismus falsch beantwortet werden. Abhilfe schafft hier die Therapielokalisation des Spinal-Computers (durch Halten der ungleichen Beinlänge) und das Einspeichern dieser Pathologie. Auf diese Weise kann der spezifische File des Spinal-Computers geöffnet und einer therapeutischen Testung zugeführt werden. Seine Dysfunktionen lassen sich in der Regel mit Hilfe orthopädischer Korrekturen kompensieren oder indem man Mangelerscheinungen im Bereich der Mineralstoffe und Spurenelemente substituiert.

5.1.1.3 Testen des endokrinen Computers

Der endokrine Computer repräsentiert die Funktionen von Thalamus, Hypothalamus und vegetativem Nervensystem. Sein Zustand wird über die Muskelkette des Psoas ermittelt. Beim Test werden am liegenden Patienten die in Bethaltung befindlichen Hände des Patienten in die Länge gezogen; die Armlänge sollte dabei bei kräftigem Zug möglichst gleich sein.

Testen des endokrinen Computers

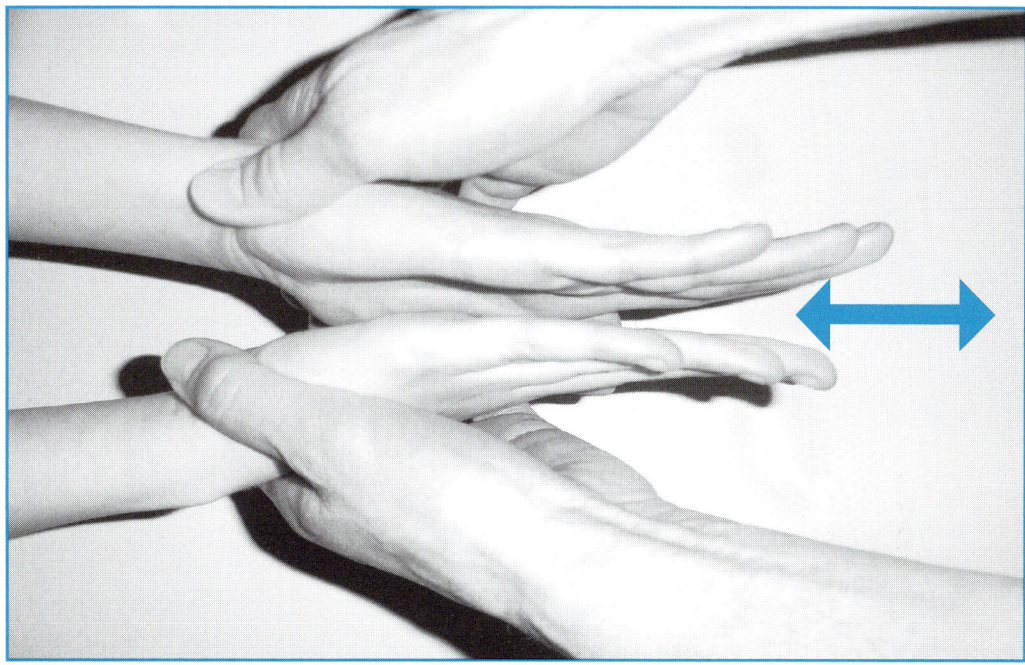

Ist sie jedoch ungleich, ist der endokrine Computer in das systemische Adaptationsgeschehen mit einbezogen und funktioniert nicht einwandfrei. Falls eine Armlängendifferenz auftritt, darf sie allerdings nicht mit dem Spindelreflex des Armlängenreflex-Tests verwechselt werden.

● Aussage eines dysbalancierten endokrinen Computers: Folge der Dysbalance können falsche Testaussagen über das hormonelle Geschehen im Organismus sein. So könnte beispielsweise die Testfrage, ob ein Hormonmangel vorliegt, vom Organismus falsch beantwortet werden. Über die Therapielokalisation des endokrinen Computers (durch Halten der ungleichen Armlänge) und durch das Einspeichern dieser Pathologie kann wiederum Abhilfe geschaffen werden, da der spezifische File des endokrinen Computers dadurch geöffnet und einer therapeutischen Testung zugeführt werden kann. Seine Dysfunktionen lassen sich entweder durch Korrekturen der übergeordneten Schaltzentren oder durch Substituieren der hormonellen Mangelerscheinungen beheben.

5.1.1.4 Testen des Primär-Computers

Der Primär-Computer repräsentiert die Funktionen des limbischen Systems, des Frontallappens und ähnlicher kortikaler Strukturen in ihren Verbindungen zur Psyche. Der Funktionszustand des Primär-Computers wird durch Pressen der Zungenspitze an den harten Gaumen getestet. Der Kontakt zwischen der Zungenspitze und dem harten Gaumen sollte keinen Armlängenreflex auslösen. Tritt dennoch einer auf, so bedeutet das, dass der Primär-Computer in das systemische Adaptationsgeschehen mit einbezogen ist und deshalb nicht einwandfrei funktioniert.

● Aussage eines dysbalancierten Primär-Computers: Er kann unter Umständen falsche Testaussagen zum zentralnervösen Geschehen abgeben. So könnte der Organismus etwa die Frage, ob das zentrale Nervensystem mit Schwermetallen belastet ist, falsch beantworten. Eine Therapielokalisation des Primär-Computers (durch Kontakt von Zungenspitze und hartem Gaumen) und das Einspeichern der Pathologie kann den spezifischen File des Primär-Computers öffnen und diesen einer therapeutischen Testung zuführen. Dysfunktionen lassen sich also auch hier wieder durch Korrekturen der übergeordneten Schaltzentren kompensieren. Das ist allerdings auch mit Hilfe psycho-emotionaler Techniken wie zum Beispiel der Bachblütentherapie, der Psychokinesiologie, der Aura-Soma-Therapie oder durch positive Verstärkungssätze möglich.

5.1.1.5 Testen des Master-Computers

Der Master-Computer repräsentiert die Funktionen des „höheren Selbst" und des mentalen Bereichs. Der Funktionszustand des Master-Computers wird durch Pressen der Zungenspitze an den weichen Gaumen getestet. Der Kontakt zwischen der Zungenspitze und dem harten Gaumen sollte keinen Armlängenreflex auslösen. Sollte er allerdings auftreten, heißt das, dass der Master-Computer in das systemische Adaptationsgeschehen mit einbezogen ist und nicht einwandfrei funktioniert.

● Aussage eines dysbalancierten Master-Computers: Falsche Testaussagen bezüglich des inneren Lebenswillens und der persönlichen Sinnhaftigkeit des Lebens können die Folge sein. So könnte der Organismus auf die Frage nach tieferen psychologischen Zusammenhängen falsche Antworten geben. Abhilfe schafft hier die Therapielokalisation des Master-Computers (durch Kontakt zwischen Zungenspitze und weichem Gaumen) und dem Einspeichern dieser Pathologie. Dadurch kann der spezifische File des Master-Computers geöffnet und einer therapeutischen Testung zugänglich gemacht werden. Dysfunktionen in diesem Bereich lassen sich durch feinenergetische Unterstützungsmaßnahmen wie etwa die Aura-Soma-Therapie behandeln.

5.1.2 Systemisches Minicomputer-Clearing

Nur die einwandfreie Funktion der Minicomputer gewährleistet einen ungehemmten Informationsfluss innerhalb des Systems. Minicomputer sind daher ein Spiegel für die Qualität der Kommunikation innerhalb der Ebenen des Organismus. Die wirksamste Therapie einer Funktionsstörung der Minicomputer besteht darin, die Informationskanäle zwischen ihnen zu öffnen und dadurch ihre interne Kommunikation zu fördern. Den Zustand eines absolut ungestörten Informationsflusses zwischen den verschiedenen Minicomputern des Organismus bezeichnet man in der Clinical Kinesiology als Phase 1-Clarity oder als Klarheit des Systems vor dem Testen (siehe dazu Kapitel 4.1). Die Testprozesse, die sich auf die Klarheit des Systems vor dem Testen beziehen, sind also die gleichen wie die zur Testung der fünf Minicomputer.

Die Phänomene der Segmentation und Isolation sind, wie bereits in Kapitel 4.6 und 4.7 besprochen, vergleichsweise ultimative Notmaßnahmen und Kunstgriffe des Systems, zu denen es genötigt wird, um seine Balance nach außen aufrechtzuerhalten. Eine besonders tief greifende Störung der Minicomputer-Funktionen liegt vor, wenn auch diese einem so starken Adaptationsgeschehen unterliegen, dass im Netzwerk der Minicomputer eine systemische Segmentation auftritt.

Die Identifikation eines solch tief greifenden Defekts im internen Datenfluss gelingt mit dem folgenden Testprozess, dem so genannten Polaritäts-Segmentations-Mode (nach Beardall): Dabei wird durch Visualisieren eines vollkommenen Gesundheitszustandes der Generalfile geöffnet. Der dann auftretende positive Armlängenreflex ist Ausdruck eines oberflächlichen Schwächezustandes, der durch den Stress der Falschaussage („Ich bin vollkommen gesund") ausgelöst wird. Spricht in dieser Situation der Polaritäts-Segmentations-Mode an, so ist dies ein Hinweis darauf, dass im Netzwerk der Minicomputer eine systemische Segmentation aufgetreten ist.

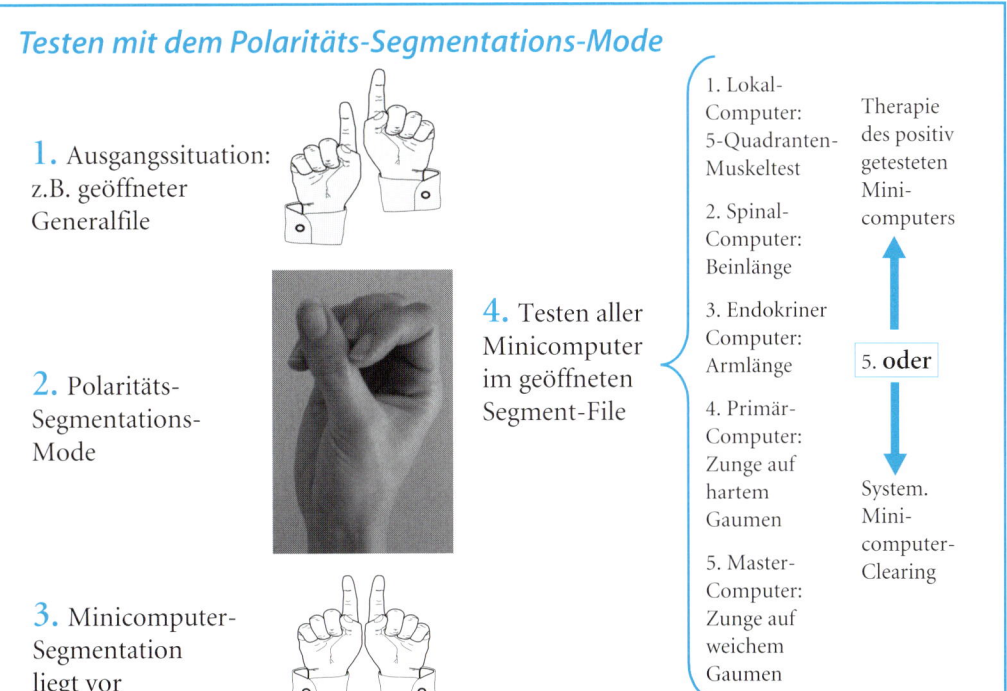

Testen mit dem Polaritäts-Segmentations-Mode

1. Ausgangssituation: z.B. geöffneter Generalfile

2. Polaritäts-Segmentations-Mode

3. Minicomputer-Segmentation liegt vor

4. Testen aller Minicomputer im geöffneten Segment-File

1. Lokal-Computer: 5-Quadranten-Muskeltest

2. Spinal-Computer: Beinlänge

3. Endokriner Computer: Armlänge

4. Primär-Computer: Zunge auf hartem Gaumen

5. Master-Computer: Zunge auf weichem Gaumen

Therapie des positiv getesteten Minicomputers

5. oder

System. Minicomputer-Clearing

Nach dem Einspeichern des Polaritäts-Segmentations-Modes lässt sich innerhalb des geöffneten Polaritäts-Segmentations-Files erkennen, inwieweit die einzelnen Minicomputer Segmentationen unterliegen und in welcher Form diese korrigiert werden müssen.

5.1.2.1 Testen der Korrektur der Minicomputer

Das systemische Minicomputer-Clearing beinhaltet das vollständige Balancieren aller Minicomputer, wobei selbst der in der Hierarchie am höchsten stehende, von Segmentation betroffene Minicomputer mit inbegriffen ist (siehe Kapitel 5.1.1). Der Master-Computer ist dabei bislang jedoch noch nicht einbezogen worden. Man geht grundsätzlich davon aus, dass all die Minicomputer, die im Ausgangstest nicht angesprochen haben – die also keine Adaptationen gezeigt haben –, im systemischen Clearing-Prozess trotzdem korrigiert werden müssen, wenn die übergeordneten Minicomputer Adaptationen anzeigen beziehungsweise positiv auf den Segmentations-Mode ansprechen.

Die untergeordneten Ebenen sind nämlich auch in die Adaptationsketten verwickelt. Es ist ihnen allerdings gelungen, die Problemlösungen auf höhere Ebenen abzuwälzen und sich selbst wieder zu stabilisieren, wenn auch auf Kosten der übergeordneten Instanzen.

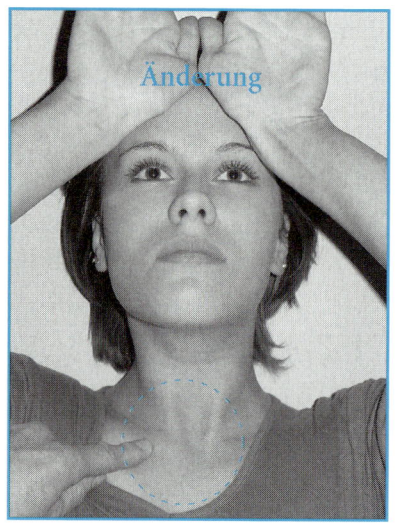

Die Korrekturen für die einzelnen Minicomputer im Überblick:

1. Lokal-Computer

- Testen, welcher Punkt Niere 27
  rechts oder links
  einen positiven Armlängenreflex ergibt.
  Diesen Punkt merken!

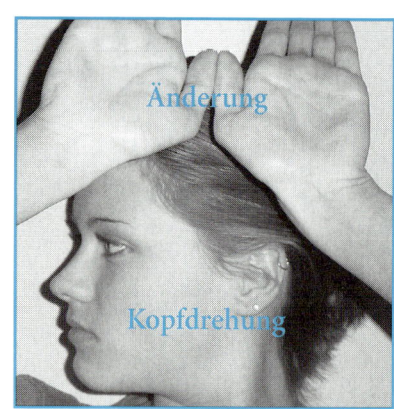

- Testen, welche Kopfdrehung
  rechts oder links
  einen positiven Armlängenreflex ergibt.
  Diese Position merken!

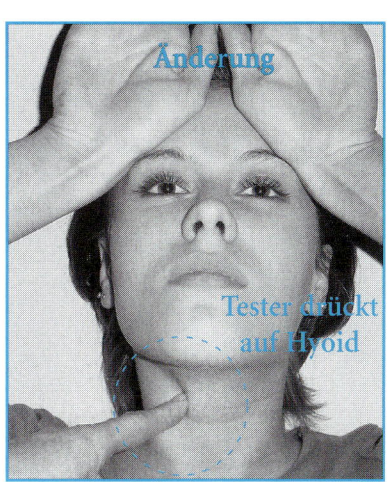

2. Spinal-Computer

- Testen, welche Position des Hyoids
  rechts, links, oben oder unten
  einen positiven Armlängenreflex ergibt.
  Diese Position merken!

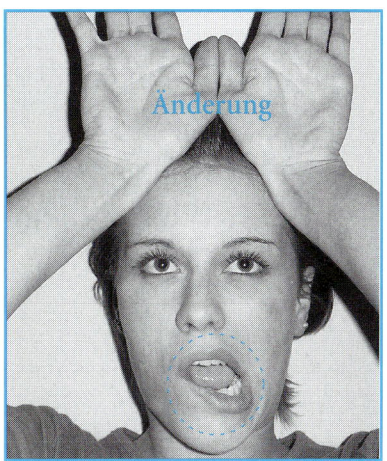

3. Endokriner Computer

- Testen, welche Position des Unterkiefers
  leicht geöffnet, weit oder ganz geöffnet
  oder zusätzlich noch rechts oder links
  einen positiven Armlängenreflex ergibt.
  Diese Position merken!

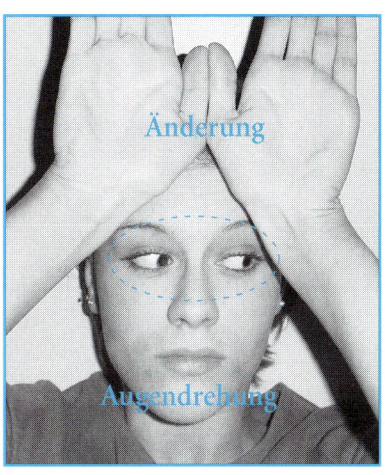

4. Primär-Computer

- Testen, welche Position der Augen
  geöffnet, geschlossen,
  nach rechts, links, oben oder unten
  einen positiven Armlängenreflex ergibt.
  Diese Position merken!

Im Schema stellt sich die Korrektur der einzelnen Minicomputer-Störungen folgendermaßen dar:

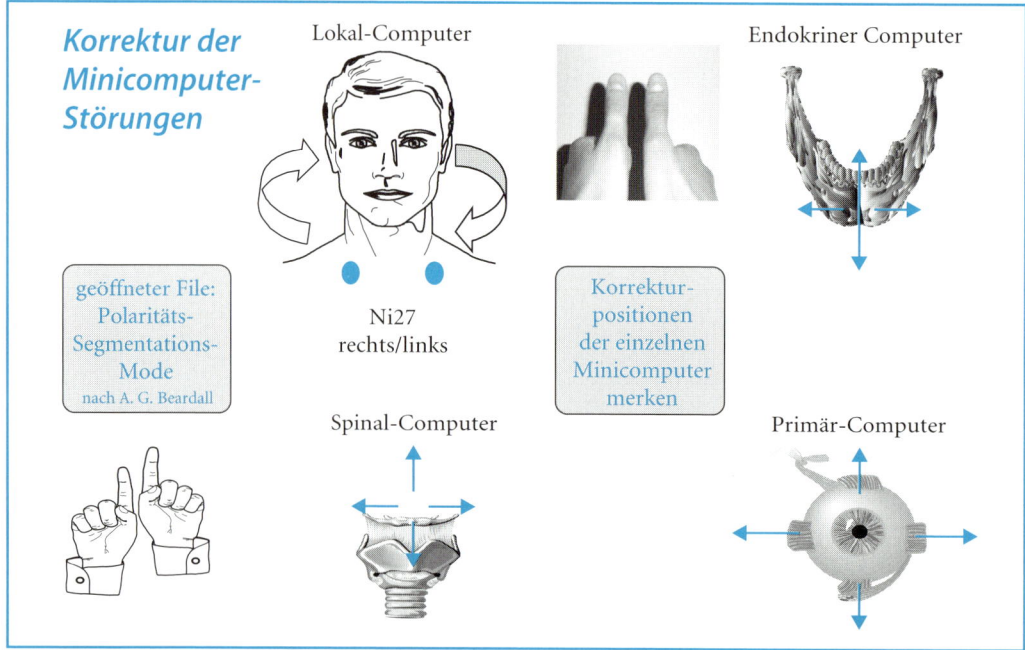

Das weitere Vorgehen beim systemischen Minicomputer-Clearing besteht aus zwei Teilen: zunächst der Korrektur der Minicomputer entsprechend der oben angeführten Prozesse, die mit dem Halten der Positionen verbunden sind, und danach der Synchronisation der Pulse am Nabel und an Punkt Niere 27 in der getesteten Richtung des Meridians.

5.1.2.2 Testen des Nabelvektors

Grundgedanke beim Testen des Nabelvektors ist, dass jeder der zwölf Vektoren einen der zwölf klassischen Akupunkturmeridiane repräsentiert. Nachdem der spezifische File der Biocomputer-Segmentation mit Hilfe des Polaritäts-Segmentations-Modes geöffnet wurde, wird der Nabel jeweils in Richtung eines Meridians gezogen. Einer der zwölf Nabelvektoren wird einen positiven Armlängenreflex zeigen. Der ansprechende Vektor repräsentiert den Meridian, der aktiviert werden muss, um die Adaptationssituation zu korrigieren.

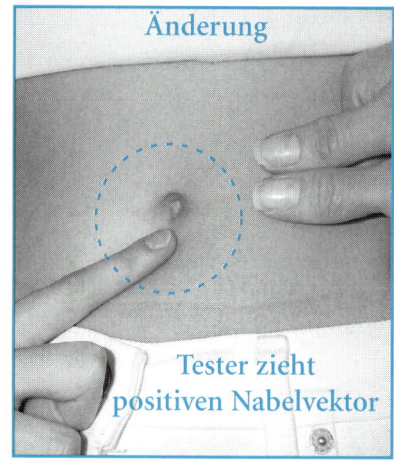

5.1.2.3 Die Synchronisation der Pulse

Die Idee der Pulssynchronisation über den Nabelvektor und Niere 27 ist aus der Vorstellung hervorgegangen, dass mit einer energetischen Harmonisierung zwischen dem periphersten oder untersten der Minicomputer (dem Lokal-Computer) und der höchsten Instanz des inneren Netzwerkes (dem Nabel) zusätzlich zu den Korrekturpositionen der anderen Minicomputer eine tiefe Behandlung erfolgen kann.

Hierzu hält der Tester mit dem Mittelfinger der rechten Hand den positiv getesteten Punkt Niere 27 und drückt mit dem Mittelfinger der linken Hand – der eine andere Polarität als der Mittelfinger rechts besitzt – den Nabel in Richtung des positiv getesteten Nabelvektors. Mit einiger Sensibilität ist jetzt zu spüren, dass an beiden Punkten eine unterschiedliche Pulsfrequenz vorliegt.

Hält man die Punkte konzentriert und lässt imaginär Energie in diese Punkte einfließen, so spürt man an diesen Stellen nach ein bis zwei Minuten eine Synchronisation der Pulse. Der Clearing-Prozess ist damit abgeschlossen.

Nach erfolgreichem Clearing befindet sich der Organismus in einem Zustand totaler Schwäche. Dies ist Ausdruck einer tief greifenden Heilungs- und Verarbeitungsphase, die in einer totalen Muskelschwäche im Fünf-Quadranten-Test sichtbar wird.

Zudem ist die Armlänge plötzlich wieder ausgeglichen – sie war bislang wegen der Projektion der Pathologie der Biocomputer-Segmentation auf das Display ungleich. Der Aus-

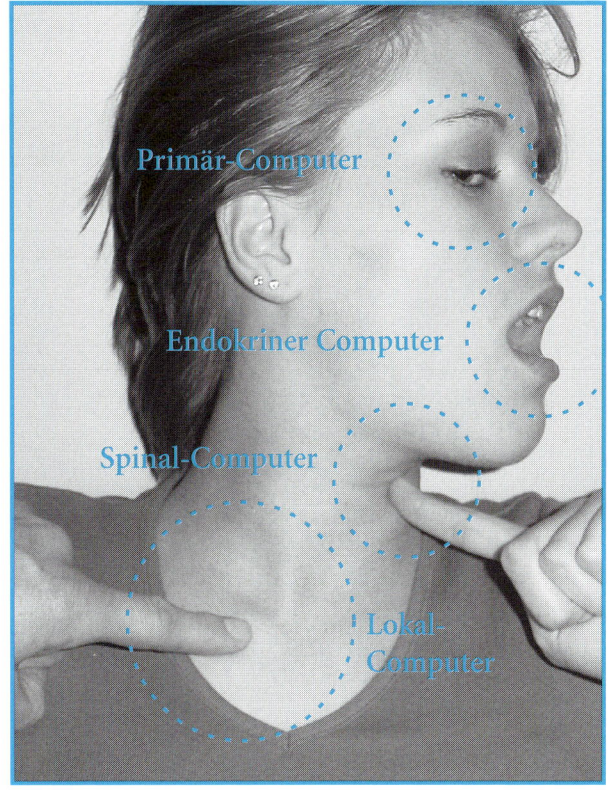

gleich wird hergestellt, weil durch den Prozess der Pulssynchronisation eine Gesamtumschaltung in eine totale Yin-Situation erfolgt ist. Da sich der Körper jetzt energetisch vollständig umpolt, ist in diesem Stadium die ungleiche Armlänge – die durch das Öffnen des Generalfiles beziehungsweise durch die weitere Speicherung des Polaritäts-Segmentations-Modes hervorgerufen wurde – ebenfalls auf gleiche Armlänge umgepolt.

Der Zustand des Organismus nach dem Clearing stellt sich wie folgt dar:

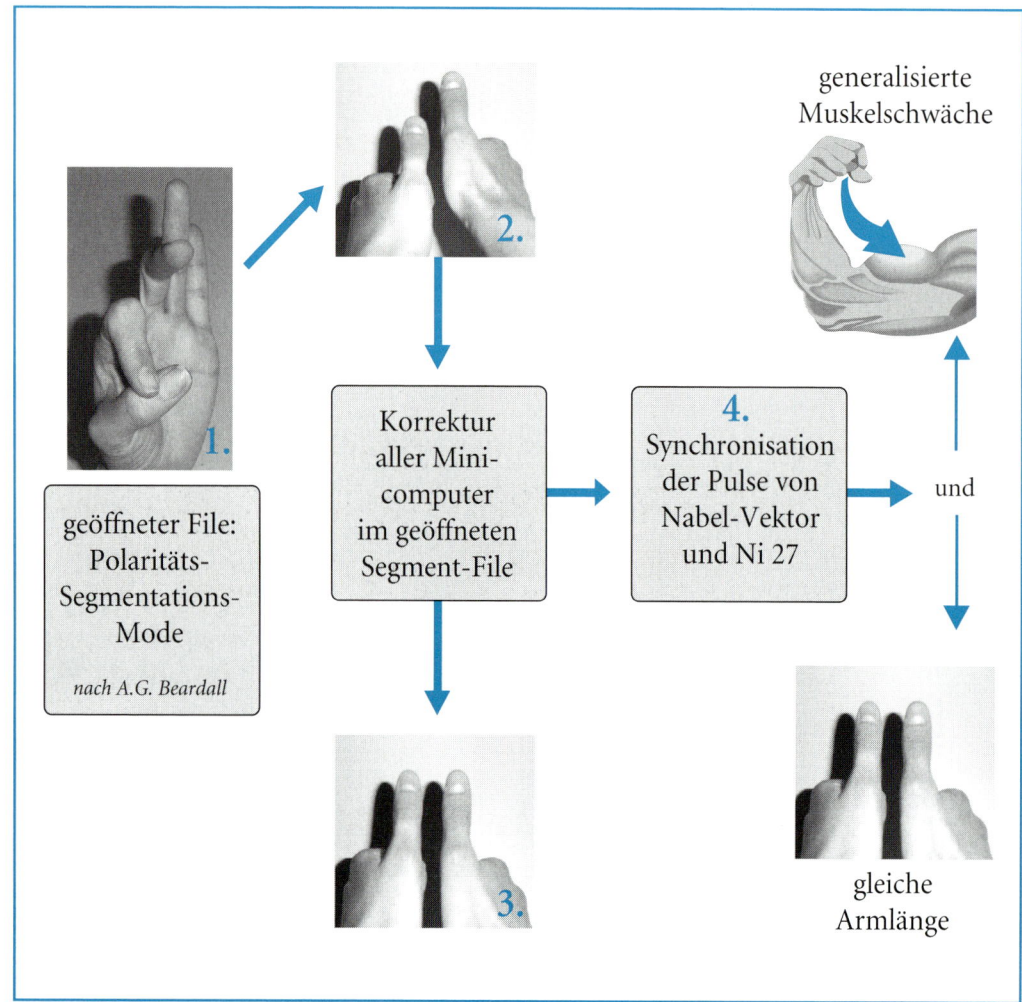

5.1.2.4 Das Speichern der Clearing-Situation

Nun greifen wir bewusst frühzeitig in die Clearing-Situation ein, indem wir den eben erreichten Zustand einer angenommenen weitestgehenden Löschung der Adaptationsketten mit Hilfe der Speicherprozedur fixieren. Die Speicherprozedur „friert" den Organismus in einer minimalen adaptativen Situation ein und bringt die in dieser Situation noch verbliebenen Pathologien auf das Display. Ausdruck dieser Pathologien ist der jetzt auftretende positive Armlängenreflex, das heißt, die Armlänge, die im Yin-Zustand gleich war, wird jetzt wieder ungleich.

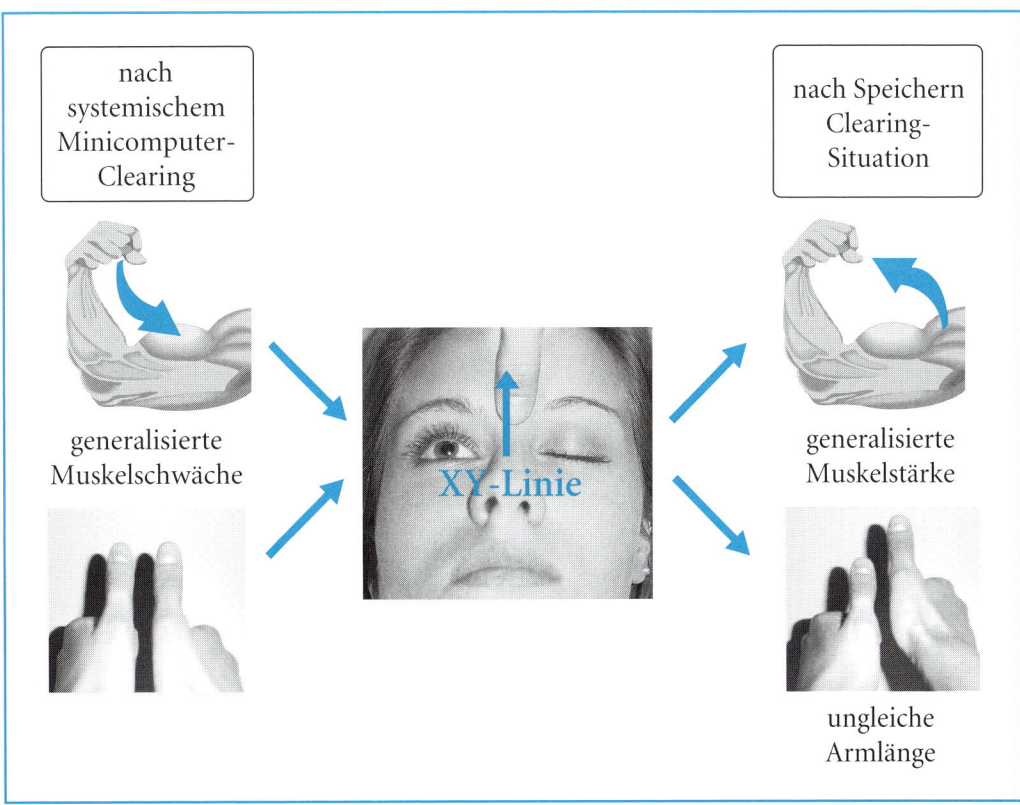

nach
systemischem
Minicomputer-
Clearing

nach Speichern
Clearing-
Situation

generalisierte
Muskelschwäche

XY-Linie

generalisierte
Muskelstärke

ungleiche
Armlänge

Der jetzt durch die Speicherung der verbliebenen Pathologien auftretende positive Armlängenreflex ist Ausdruck des Problems, das am Anfang der Adaptationsketten stand. Jedes weitere Testergebnis bezieht sich nun nicht nur auf symptomorientierte Adaptationen, sondern auch auf einen pathogenetischen Ursprungszustand. Das Minicomputer-Clearing ist erfolgreich verlaufen, wenn jetzt folgende Bedingungen erfüllt sind:

- Alle Muskeln sind im Fünf-Quadranten-Test wieder stark (dies betrifft den Lokal-Computer).

- Der Armlängenreflex-Test ergibt eine ungleiche Armlänge.

- Alle anderen Minicomputer zeigen beim Testen keine positiven Reaktionen.

- Die blockierte Regulation ist verschwunden.

- Segmentations- und Isolations-Mode sprechen nicht mehr an.

Zum Verständnis des Minicomputer-Clearings ist es wichtig zu erkennen, dass dieses Prozedere die Wirkung von Adaptationsketten auf die interne Datenverarbeitung nur kurzfristig beseitigt. Die Ursachen der Adaptationsketten deckt es nicht auf.

Die nach dem Minicomputer-Clearing auf dem Display sichtbare Pathologie zeigt den Punkt an, an dem die internen Lösungsstrategien des Organismus erstmals versagt haben. Es ist also der Punkt, an dem die Adaptationsketten begonnen haben. Nach dem Clearing kann der Patient auf spezifische Medikamente getestet werden, die exakt diesem Punkt der Pathogenese entsprechen. Nach dem Clearing kann schließlich auch eine Therapie einsetzen, die einer punktgenauen Salutogenese entspricht und die dort ansetzt, wo die Pathogenese begonnen hat.

In einer Übersicht stellt sich der Verlauf des systemischen Minicomputer-Clearings folgendermaßen dar:

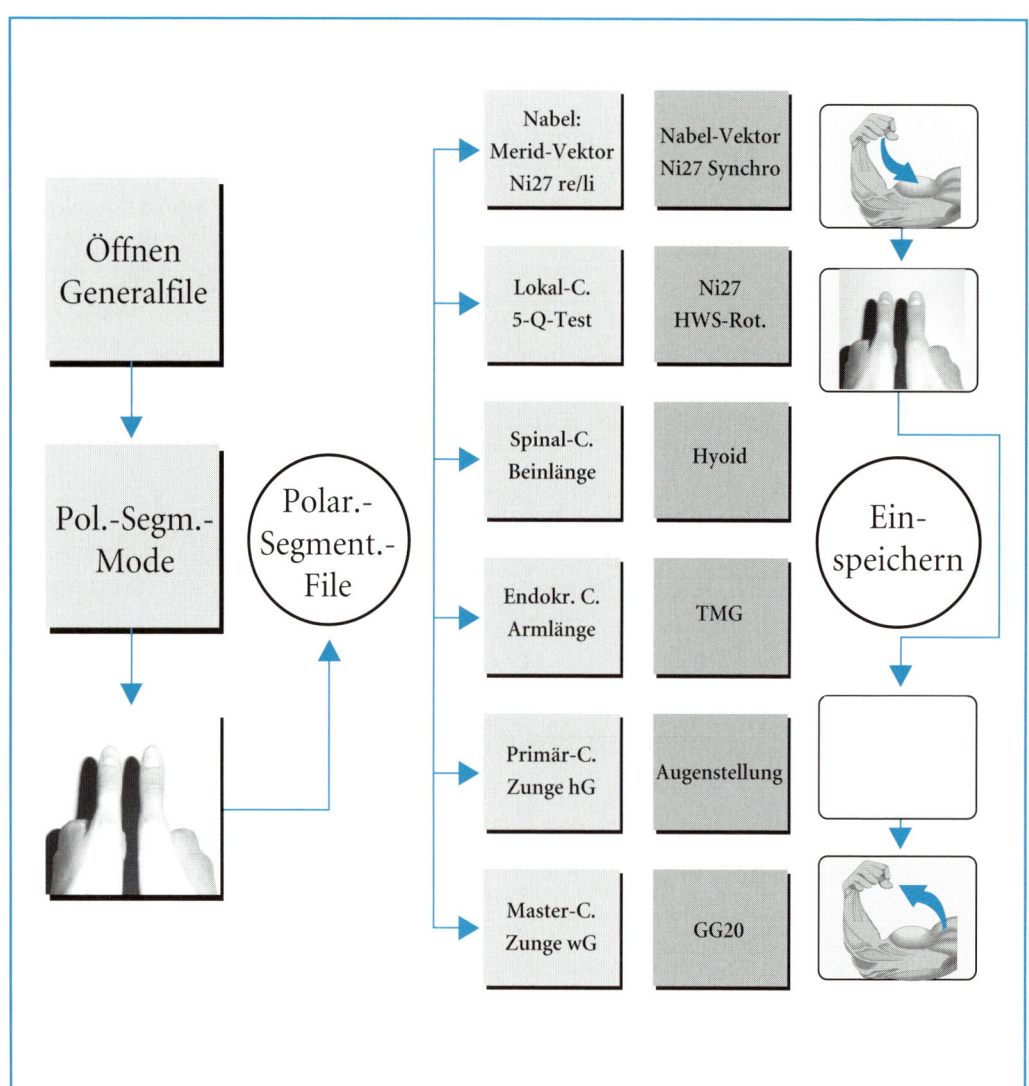

5.1.2.5 Nachweis der Wirkung eines Minicomputer-Clearings

Die Ergebnisse bioenergetischer Methoden, und dazu zählt eben auch das Minicomputer-Clearing, sind generell sehr schwer darstell- und objektivierbar. Eine einfache Möglichkeit, Heilungsprozesse auf energetischer Ebene dennoch visuell zu dokumentieren, ist die Technik der Kirlian-Fotografie beziehungsweise der energetischen Terminalpunktdiagnostik nach Peter Mandel. Diese ermöglichen das Erkennen energetischer Strukturen in den Akupunktur-Meridianen, indem sie sie im Hochfrequenzfeld fotografisch darstellen. Die energetische Terminalpunktdiagnostik ermöglicht die Interpretation energetischer Phänomene und deren Zuordnung zu Organen.

Besonders hilfreich ist dieses Verfahren bei der Aufdeckung der gesamtenergetischen Struktur des Körpersystems. Außerdem hilft es, pathogenetische Zusammenhänge der gesamtenergetischen Struktur bereits zu erkennen, bevor es darin zu somatischen Entgleisungen kommt. Außer dem Erkennen der oben genannten Phänomene an den einzelnen Meridian-Endpunkten, die in der klassischen Akupunktur verwendet werden, eröffnet die Terminalpunktdiagnostik auch noch einen Einblick in drei energetische Grundsituationen: die endokrine, die toxische und die degenerative Strahlungsqualität.

Ingesamt spiegelt die energetische Terminalpunktdiagnostik beziehungsweise Kirlian-Fotografie in beeindruckender Weise den Ordnungsgrad der energetischen Versorgung wider und macht es möglich, schnell einen Einblick in den Zustand der inneren Energieumflüsse zu gewinnen. Harmonien und Dysharmonien werden dort schnell erkennbar.

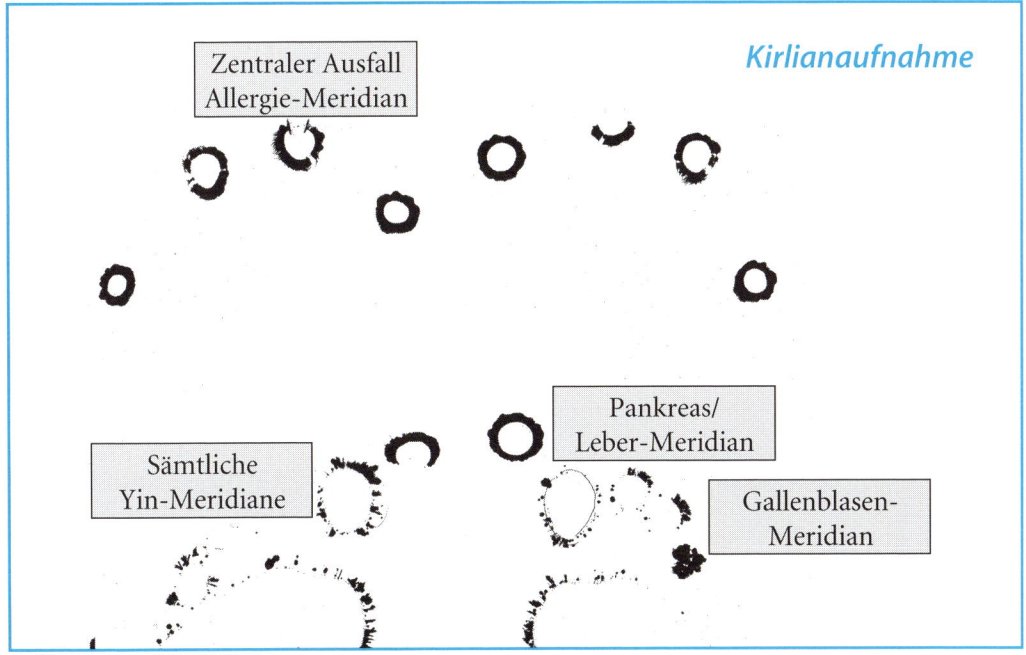

Ein Beispiel: Bei einem 52-jährigen Patienten ergab die Anamnese ein allgemeines psychisches Unwohlsein, verbunden mit nicht diagnostizierbaren, wechselnden Hautausschlägen und rezidivierenden Erkältungsneigungen. Der Patient reagierte auf den systemischen Segmentations-Mode mit einem positiven Armlängenreflex. Daraufhin wurde eine Kirlianaufnahme gemacht. Sie zeigt massive Ausfälle in den energetischen Umflüssen der linksseitigen Yin-Meridiane, einen deutlichen Ausfall des Pankreas-Meridians und des rechten Leber-Meridians, eine degenerative bis toxische Strahlungsqualität im Gallenblasen-Meridian und den vollständigen Ausfall der zentralnervösen Steuerungszonen des Allergie-Meridians auf der linken und rechten Seite (Abbildung S. 183).

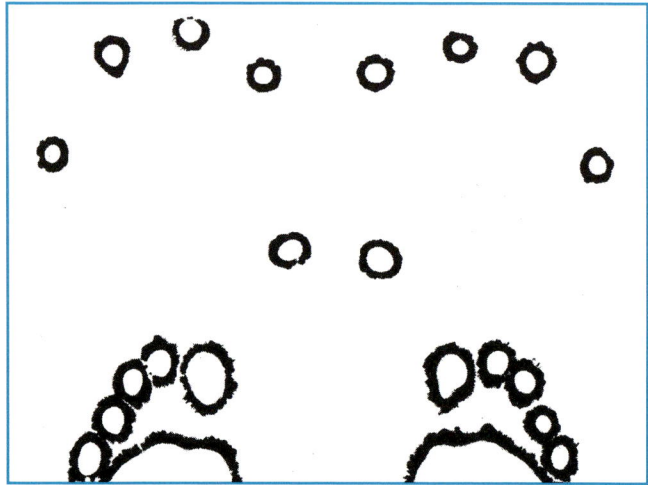

Nach Anfertigung dieses Bildes wurde bei dem Patienten ein Minicomputer-Clearing erfolgreich durchgeführt. Unmittelbar darauf wurde eine zweite Kirlianaufnahme gemacht (links), mit dem verblüffendem Ergebnis, dass sich fast alle seine Ausfälle normalisiert haben und dass der Ordnungsgrad der energetischen Gesamtsituation sich deutlich verbessert hat.

5.1.3 Systemische Zugangsprotokolle mit und ohne Minicomputer

Aus dem oben Gesagten wird deutlich, dass die Systemische Kinesiologie das Minicomputer-Modell als wesentlichen Bestandteil ihrer Testprozesse versteht. Minicomputer bieten den Schlüssel zu tief liegenden, systemisch verknüpften Pathologien, und sie machen durch Umkehrschlüsse präzise Testaussagen zu deren Therapie möglich. Je nach Situation bietet die Systemische Kinesiologie mehrere Möglichkeiten, unter Verwendung verschiedener Testprotokolle mit oder ohne Minicomputer zu arbeiten.

5.1.3.1 Zugangsprozess ohne Kontrolle der Minicomputer

Der erste Zugangsprozess zu einem systemisch orientierten kinesiologischen Test verzichtet auf die Integration der Minicomputer. Dennoch beinhaltet das Zugangsprotokoll die wichtigsten Kontrollinstrumente für einen aussagekräftigen Test, da die ersten Schritte der Überprüfung der grundsätzlichen Testfähigkeit dienen.

Dies sind:

- Feststellen der Armlänge in der Ausgangssituation (siehe Kapitel 1.5.1)
- Testen auf Akutbelastung (siehe Kapitel 1.5.2)
- Testen auf Switching-Phänomen (siehe Kapitel 4.4)
- Testen auf blockierte Regulation (siehe Kapitel 4.5)

Nach der erfolgreichen Überprüfung der grundsätzlichen Testfähigkeit oder deren Herstellung entweder durch eine Therapie oder durch Harmonisierung (siehe dazu Kapitel 6.4) erfolgt sodann der Einstieg in den spezifischen Test mit dem Öffnen des Generalfiles (siehe Kapitel 4.2.1). Innerhalb dieses Files kann jetzt auf weitere Resonanzen getestet werden. Einen tiefer gehenden systemischen Zugang erarbeitet sich die Systemische Kinesiologie in diesem Stadium durch den Prozess des Filterns – vorzugsweise nach der Methode von Schimmel, die auch im VEGA-Test Verwendung findet –, durch Therapielokalisationen oder durch die Verwendung der Handmodes, die Beardall und andere entwickelt haben. Mit Hilfe der positiven Resonanzen werden weitere spezifische Files geöffnet, die wiederum weitere Zugänge zu spezifischen Pathologien erlauben. Innerhalb dieser spezifischen Files kann auf die Ursache und Therapie tief liegender systemischer Bezüge getestet werden, und zwar mit den Handmodes von Adaptation (siehe Kapitel 2.1.2), Segmentation (siehe Kapitel 4.6) und Isolation (siehe Kapitel 4.7) oder mit Hilfe der Isolationsbox (siehe Kapitel 4.7.2).

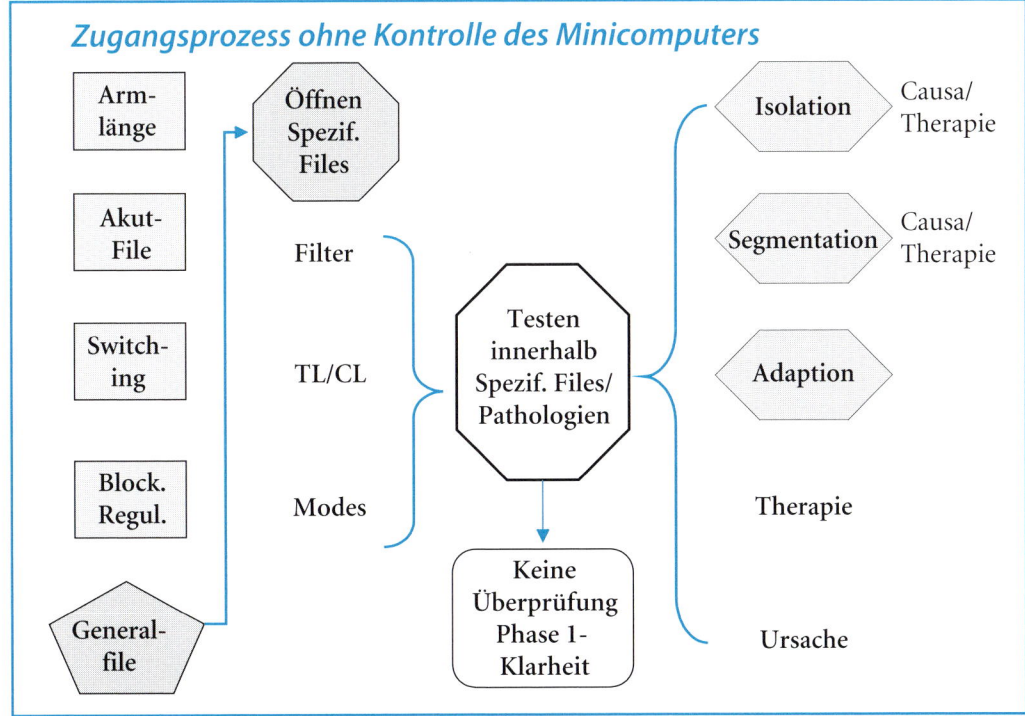

Bei diesem Muster wird sowohl auf die Überprüfung als auch auf die Herstellung der Phase 1-Klarheit verzichtet. Der Tester erhält deshalb keine Auskunft über die Qualität der inneren Netzwerke, die von den Minicomputern repräsentiert werden. Den systemischen Adaptationsprozessen wird aber durch die Testung von Switching, blockierter Regulation, Segmentation und Isolation in den spezifischen Files Rechnung getragen.

5.1.3.2 Zugangsprozess mit Kontrolle und Therapie einzelner Minicomputer

Die Minicomputer werden nach den üblichen Vortesten bis zum Generalfile getestet. Dabei wird der spezifische File desjenigen Minicomputers geöffnet, der in der Hierarchie der Minicomputer am höchsten steht. Innerhalb dieses Files wird auf die Ursachen (Adaptationen, Segmentation, Isolation) getestet, die für den dysfunktionalen Zustand des Minicomputers verantwortlich sind, und auf die entsprechenden Therapien. Verzichtet wird hierbei auf die Überprüfung und Herstellung der Phase 1-Klarheit, da hier zunächst einmal das hauptsächlich beschädigte Informationsnetzwerk des Organismus repariert wird. Erst nach der therapeutischen Intervention stellt sich die Phase 1-Klarheit her. Ist sie hergestellt, kann zielgerichtet weitergetestet werden.

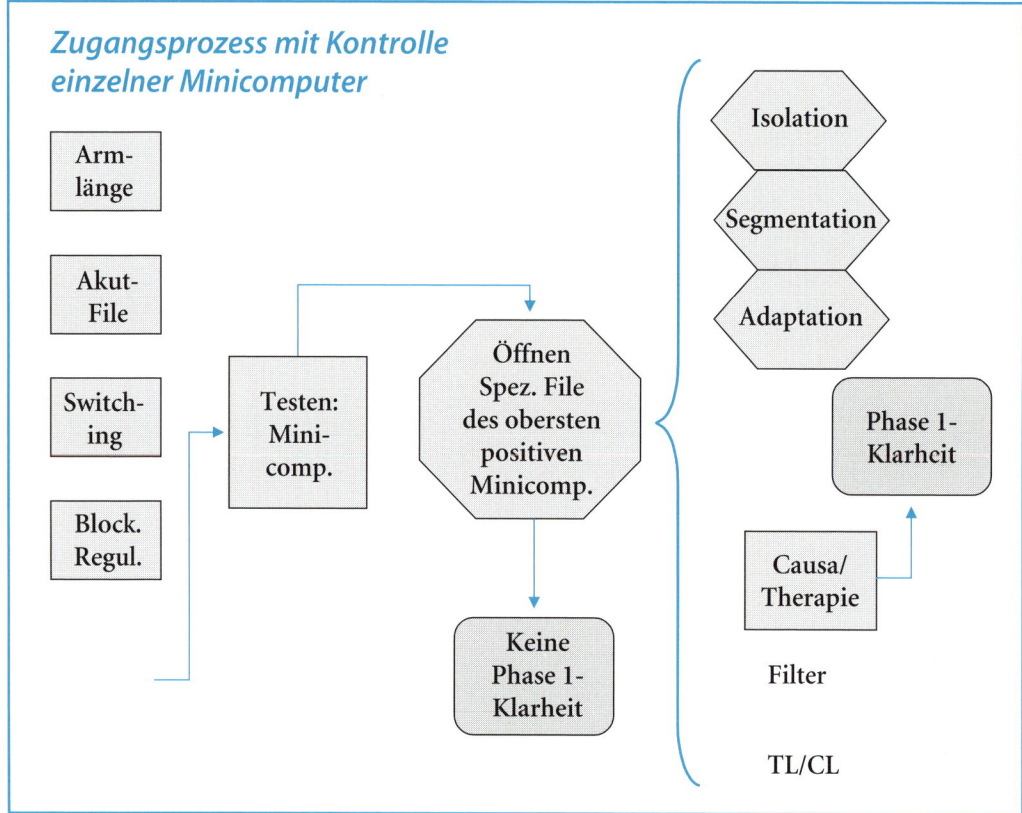

5.1.3.3 Zugangsprozess mit Kontrolle und Harmonisierung der Minicomputer

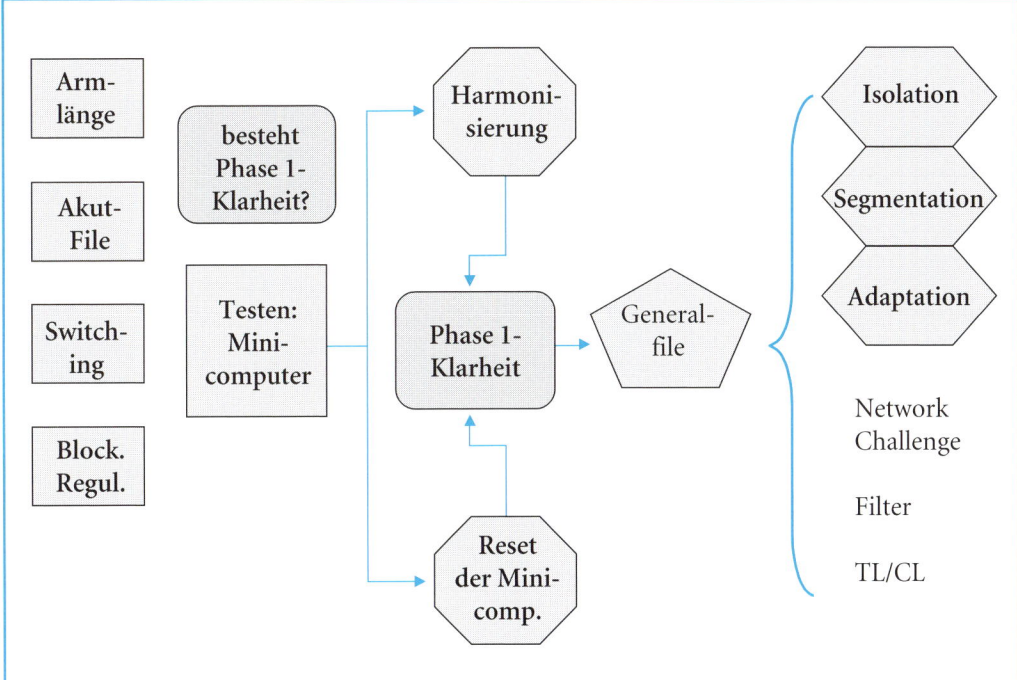

Nach den üblichen Vortesten bis zum Generalfile werden die Minicomputer getestet. Sollten diese jedoch nicht in einwandfreiem Funktionszustand sein, wird versucht, die Phase 1-Klarheit ohne größere Umstände herzustellen. Dies lässt sich durch den Prozess des Minicomputer-Resets (siehe Kapitel 5.1.5) oder durch einen Harmonisierungsprozess mit der SkaSYNC®-Apparatur (siehe Kapitel 6.4) erreichen.

5.1.3.4 Zugangsprozess mit systemischem Minicomputer-Clearing

Nach den üblichen Vortesten bis zum Generalfile werden die Minicomputer nicht getestet. Stattdessen wird sofort ihre Korrekturpositionen festgelegt, damit man dadurch gleich in ein systemisches Minicomputer-Clearing einsteigen kann. Dieses Vorgehen bietet sich an, wenn man sofort zu dem Punkt gelangen will, an dem die Adaptationsketten begonnen haben, beispielsweise bei der Suche nach den Ursachen für chronische und degenerative Systementgleisungen.

Das systemische Minicomputer-Clearing führt per definitionem zum Zustand der Phase 1-Klarheit, in dem auch die Modes von Adaptation, Segmentation und Isolation nicht mehr ansprechen sollten.

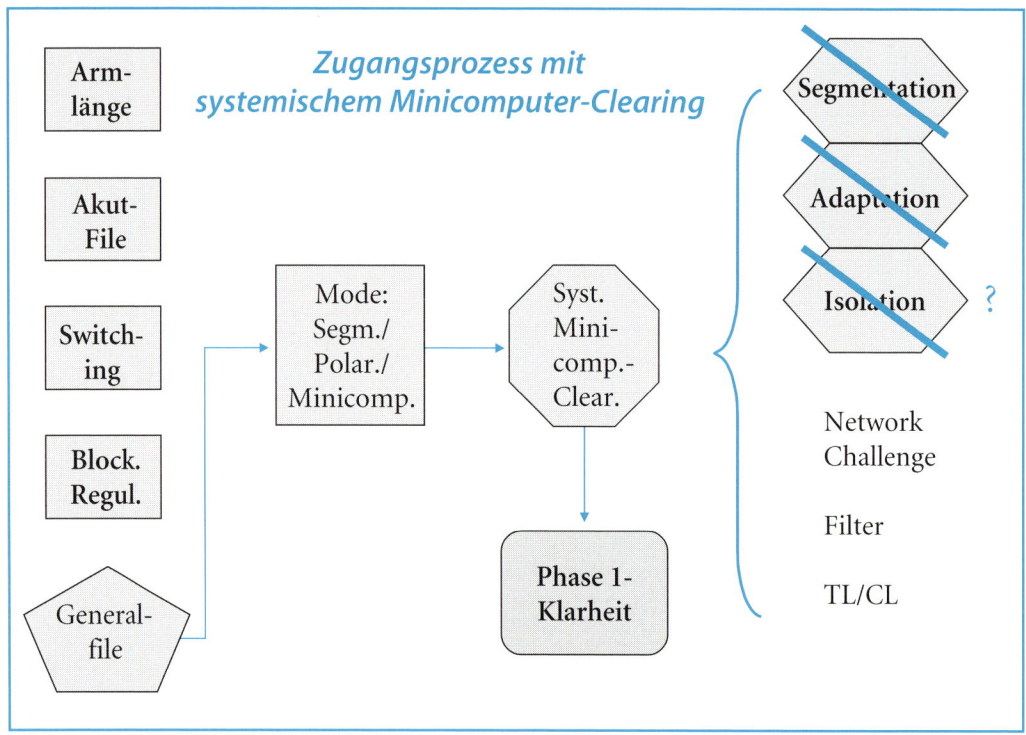

5.1.4 Die Anregungspunkte der Minicomputer

Neben den Korrekturpunkten – die sowohl beim Minicomputer-Challenge (5.2.3) als auch beim Reset des Biocomputers (siehe Kapitel 5.1.5) benutzt werden – ordnet man den Minicomputern in der Clinical Kinesiology auch noch so genannte Anregungspunkte zu. Dies sind:

- Zentralprozessor (CPU):   Nabel

- Anregungspunkt
  Master-Computer: GG 24

- Anregungspunkt
  Primär-Computer: GG 25

- Anregungspunkt
  Endokriner Computer: KG 24

- Anregungspunkt
  Spinal-Computer: KG 23

- Anregungspunkt
  Lokal-Computer: KG 22

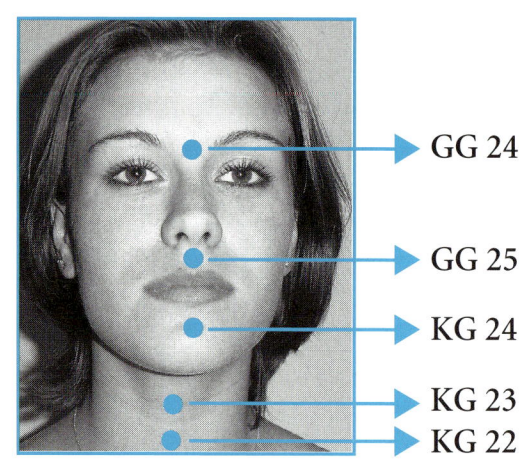

Nach einem Medikamententest lässt man die Medikamente auf dem Körper des Patienten liegen, klopft seinen Nabel und klopft zugleich die Anregungspunkte der Minicomputer nacheinander ab. Das Beklopfen der Anregungspunkte und des Nabels (als Processing Unit der Minicomputer) ist eine Integrationsprozedur, mit der die Medikamente in das Biocomputer-Memory integriert werden sollen. Danach wird ein Minicomputer-Challenge durchgeführt (siehe Kapitel 5.2.3). Alle positiv ansprechenden Nosoden, Medikamente und Handmodes, die während der Testung eine positive binäre Antwort gezeigt haben und die nach dem Beklopfen der Anregungspunkte und des Nabels kein Ansprechen mehr zeigen, lassen sich sehr leicht in das Netzwerk der Minicomputer integrieren. Die so ermittelten Medikamente und/oder Störungen sind zwar passend, in ihrer Wirkung aber eher oberflächlich. Sie haben keine tiefere Relevanz für Diagnose und Therapie. Es muss dann weitergetestet werden, da sie die zentrale Störung nicht repräsentieren.

Ist hingegen eine Nosode, ein Organ oder ein Handmode nach der Integrationsprozedur und nach dem Challenge immer noch positiv, so heißt das, dass diese Information tieferen pathogenetischen Charakter besitzt und dass in diesem Bereich weitergetestet werden sollte. Der spezifische File, der mit Hilfe dieser Informationen ausgemacht wird, ist schließlich zu öffnen, denn es handelt sich dabei um den dominanten Therapie-File.

Ein Medikamententest kann jedoch auf mehrfache Weise überprüft werden: Außer der Integration in die Minicomputer nach Klopfen der Anregungspunkte ist ein Medikamententest auch durch Konversion (siehe Kapitel 5.2.1) oder durch Stress-Abwehr möglich (siehe Kapitel 5.2.2).

5.1.5 Reset des Biocomputers (nach Thom)

Solihin Thom gibt eine ergänzende Methode an, mit der er beispielsweise aus einem tiefen Computercrash (siehe Kapitel 4.1.2.2) wieder herauskommen und erneut ein positives Handchakra in einem spezifischen File erzielen kann. Mit dem Test kann anschließend wieder von vorn begonnen werden. Thom hat diesen Prozess Biocomputer-Reset genannt.

Dieses Reset dient der Integration der durch den Test auf das Display überspielten diagnostischen und therapeutischen Informationen in den Biocomputer.

Das Reset bewirkt eine Rückstellung des Biocomputers in Yang-Stärke und seinen Neustart. Dies ist mit der Wiederherstellung des Ausgangsstatus und der erneuten Testbereitschaft des Biocomputers verbunden. Ein solches Reset wird bei Computercrashs und zum Löschen aller geöffneten Speicher ausgeführt. Bei Letzterem werden die von den Minicomputern bekannten Referenzpunkte und der Nabel des Patienten gleichzeitig geklopft, denn dadurch werden nicht nur alle bisher geöffneten Speicher

Reset des Biocomputers

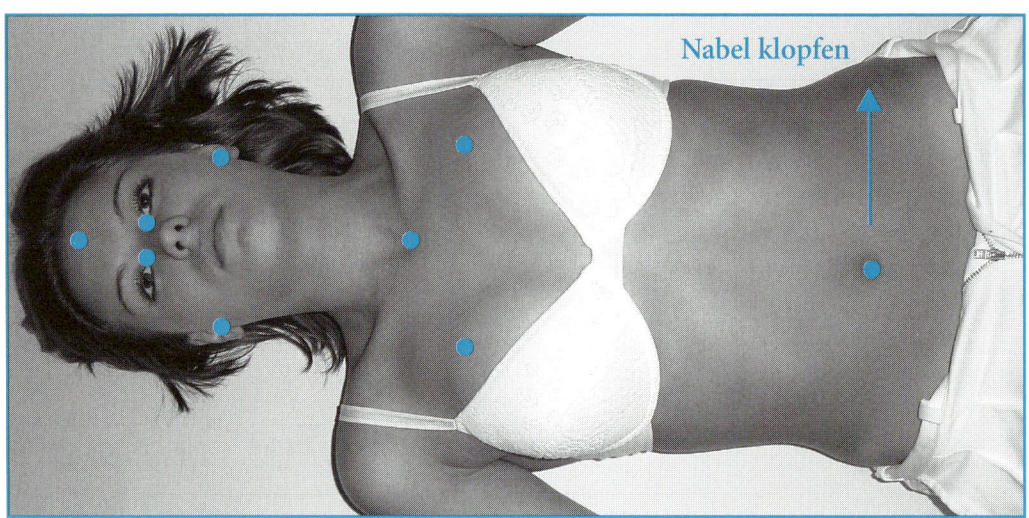

Nabel klopfen

Reset Nabel und gleichzeitig Korrekturpunkte nacheinander klopfen

gelöscht, sondern obendrein wird auch noch die ursprüngliche Situation (generalisierte Schwäche oder generalisierte Stärke) wieder hergestellt und zugleich die Kapazität des Arbeitsspeichers des Biocomputers erweitert.

Das Reset des Biocomputers eignet sich auch dazu, schnell und unkompliziert eine Phase 1-Klarheit zum Testen herzustellen. Damit wird zwar kurzfristig das informatorische Netzwerk der Minicomputer systemisch intakt gesetzt, aber die Adaptationsketten werden nicht im Sinne einer Salutogenese zurückgespult, wie es beim systemischen Minicomputer-Clearing der Fall ist.

5.2 Die Bewertung des Medikamententests

In der Technik gibt es einen Grundsatz: Jede Messung ist nur so gut wie die Überprüfung ihrer Richtigkeit. Die Systemische Kinesiologie macht sich diesen Grundsatz zu eigen und integriert verschiedene Methoden in ihre Testprozesse, damit die Medikamententestungen einer doppelten Prüfung auf Richtigkeit unterzogen werden können. Die Notwendigkeit für diese mehrfachen Absicherungen ergibt sich allein schon aus der Bedeutung, die Medikamententestungen für Patienten haben.

5.2.1 Die Konversion

Die Clinical Kinesiology bedient sich für die Prüfung von Medikamententestungen eines Testprozesses, der Konversion genannt wird. Die Technik der Konversion wird benutzt, um sicherzustellen, dass das getestete Medikament oder Nahrungsergänzungsmittel wirklich in der Lage ist, die Adaptationsprozesse des Körpers zu unterstützen oder einen Mangel auszugleichen. Konversion ist die Kombination eines Teststatus, bei dem der Patient eine universelle Muskelstärke und gleiche Arm- und Beinlänge erkennen lässt, wenn er die Augen geöffnet hat, mit der Situation, dass eine universelle Muskelschwäche bei gleicher Arm- und Beinlänge auftritt, wenn er die Augen geschlossen hat.

Der am meisten für einen Medikamententest geeignete Zustand liegt vor, wenn in einem geöffneten File eine universelle Muskelstärke vorliegt. Der Patient weist dann eine gleiche Arm- und Beinlänge auf Zug auf. Während des Medikamententests behält er die Augen offen. Der Test führt sodann zu einer universellen Stärke innerhalb des geöffneten Files und schließt einen positiven Armlängenreflex als Ergebnis mit ein.

Die Wirksamkeit des getesteten Medikaments wird kontrolliert, indem man sich vergewissert, dass beim Patienten eine universelle Schwäche innerhalb des geöffneten Files auftritt, wenn er die Augen geschlossen hält. An der gleichen Arm- und Beinlänge darf sich bei ihm jedoch nichts ändern. Es kommt also auch bei der Kontrolle zu keinem Verlust der Phase 1-Klarheit (siehe Kapitel 4.1).

Ein Medikament, das eine Konversion hervorruft, ist äußerst wirksam und verträglich.

5.2.2 Testen auf Stress-Abwehr (nach Smith)

Wir müssen uns bewusst sein, dass das Resultat eines jeden Medikamententests – insbesondere eines bioenergetischen Materialtests – in einem Rahmen ermittelt wird, der keinesfalls die tatsächliche Situation des Alltagslebens widerspiegelt: Der Patient liegt während des Tests ja entspannt auf dem Rücken auf der Liege; im Alltagsleben ist er aber vielfältigen Belastungen ausgesetzt, unter denen das getestete Medikament dennoch wirksam sein sollte. Um diese Unterschiede in den Rahmenbedingungen zu berücksichtigen, wurde eine Methode in die Systemische Kinesiologie eingeführt, mit der Stresszustände simuliert werden können. Mit dieser Methode lässt sich die Relevanz von Testaussagen unter Stressbedingungen überprüfen. Dies ist ein wichtiger Punkt, weil ein Medikamenten- oder Materialtest nur dann wirklich richtig und sinnvoll ist, wenn die Bestimmung des passenden Medikaments oder Materials auch dann erfolgt, wenn der Organismus einem Stress ausgesetzt ist.

Folgenden Stress-Prozeduren sollte ein Patient ausgesetzt werden, wenn er mit den als definitiv ermittelten Medikamenten oder Materialien in Kontakt kommt:

- Kopf nach vorn neigen
- Kopf nach hinten neigen
- Kopf auf die rechte Seite wenden
- Kopf auf die linke Seite wenden
- Ein Bein anziehen und rechts hochheben
- Ein Bein anziehen und links hochheben

Diese Testprozesse sind jeweils im Yin- und im Yang-Zustand – also mit geschlossenen und mit offenen Augen – durchzuführen.

Keine dieser Stress-Prozeduren sollte einen Wechsel in der Antwort oder einen positiven Armlängenreflex auslösen. Wenn dies doch geschieht, so zeigt dies an, dass das sich ausgetestete Medikament oder Material unter den Belastungsbedingungen als nicht 100%ig beständig erweist. Es sollte in diesem Falle nach wirksameren und beständigeren Medikamenten weitergetestet werden.

5.2.3 Ist ein Problem gelöst oder nur verschoben worden (Minicomputer-Challenge)?

Einzelne Therapieschritte können auf ihre systemische Wirksamkeit hin überprüft werden. So sollte ein Minicomputer-Challenge keinen positiven Armlängenreflex bewirken, denn dieser zeigt an, dass lediglich eine Verschiebung der Pathologie innerhalb des Adaptationsbereiches des Systems stattgefunden hat. Das heißt, die Therapie wirkt zwar, verschiebt das Problem aber nur in einen anderen Bereich des Organismus. Eine echte Problemlösung ist damit nicht verbunden. Dieses Problem ist für die Systemische Kinesiologie von zentraler Bedeutung, denn es kommt ihr ja gerade darauf an zu vermeiden, dass das ursächliche Problem nicht gelöst, sondern nur auf andere Ebenen des Regulationssystems verschoben wird.

Die Abbildung unten stellt dar, wie jeder Therapeut die Wirkung seiner Therapie durch eine Provokation der Minicomputer überprüfen kann:

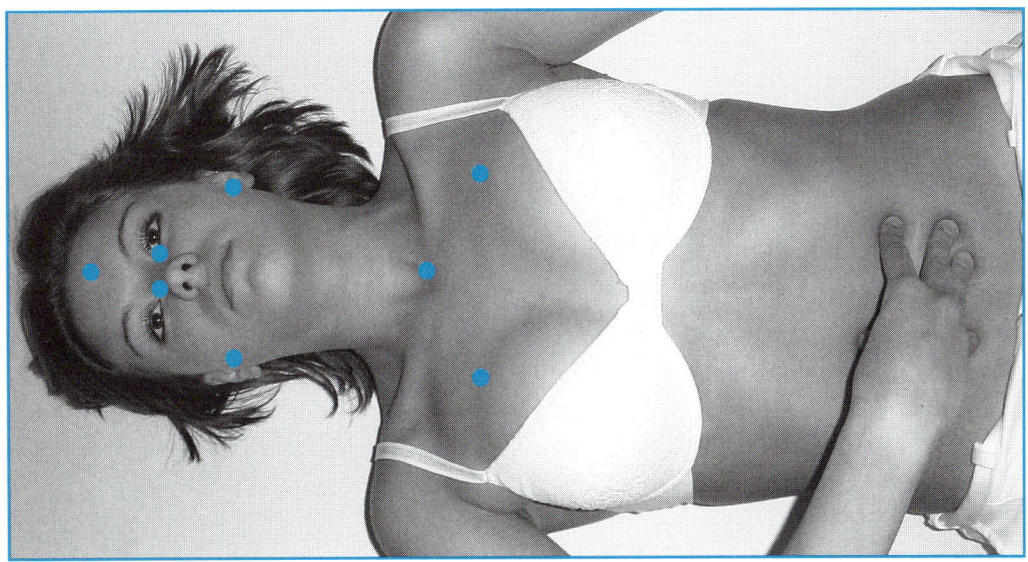

Durchführung:

Über den Nabel wird der rechts abgebildete Handmode gehalten. Gleichzeitig werden die Korrekturpunkte der Minicomputer geklopft. Die Änderung der Armlängenposition zeigt an, dass das augenblicklich getestete Therapeutikum die Probleme nicht wirklich löst, sondern lediglich auf eine andere Ebene verschiebt.

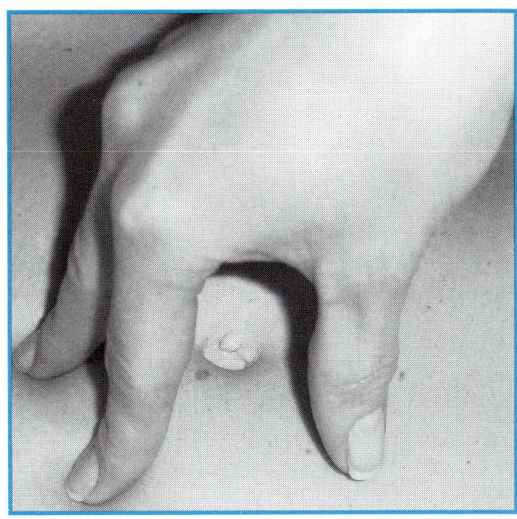

Praxis und Beispiele zur Systemischen Kinesiologie

Ich habe es mir zur Auflage gemacht, die Systemische Kinesiologie mit dem Armlängenreflex-Test in einfachen und durchschaubaren, aber nichtsdestoweniger in gründlichen und tief greifenden Schritten aufzubauen. Darum seien an dieser Stelle nochmals einige wichtige Aussagen aus den vorangehenden Kapiteln wiederholt:

1. Die Systemische Kinesiologie testet immer in einem spezifischen File.

2. Dieser File wird durch die Speicherung einer positiven Resonanzgröße (Therapielokalisation, Filter, allopathische Ampulle, Nosode, Organpräparat, Toxin, Handmode, Visualisation usw.) geöffnet. Der erste Schritt bei einem neu zu öffnenden spezifischen File besteht also immer darin, sich die Frage zu stellen: „Wie oder womit öffne ich den spezifischen File?"

3. Innerhalb des spezifischen Files wird nach der nächsten positiven Resonanzgröße gesucht (Therapielokalisation, Filter, allopathische Ampulle, Nosode, Organpräparat, Toxin, Handmode, Visualisation usw.).

4. Mit dieser positiven Resonanzgröße wird wiederum der nächste spezifische File geöffnet. Auf diese Weise führt die Systemische Kinesiologie immer mehr in die Tiefe des zu testenden Organismus hinein.

5. Die Systemische Kinesiologie bedient sich des in Kapitel 3.2.2 beschriebenen Speicherprozesses Nr. 3. Dadurch stellt sich die Pathologie eines jeden spezifischen Files auf dem Display immer in gleicher Weise dar: mit einer ungleichen Armlänge.

6. Jede positive Resonanzgröße zur Pathologie des spezifischen Files (Therapielokalisation, Filter, allopathische Ampulle, Nosode, Organpräparat, Toxin, Handmode, Visualisation usw.) gleicht die vorliegende Armlängendifferenz aus.

7. Der erste zu öffnende spezifische File ist in der Regel der Generalfile. Innerhalb des Generalfiles kann getestet werden, ob die vorliegende Fragestellung des Tests überhaupt eine positive Resonanzgröße ist.

8. Liegt eine bekannte positive Resonanzgröße vor, kann auch mit dieser der erste spezifische File geöffnet werden (beispielsweise kann ein bekanntermaßen unverträgliches Medikament als Resonanzgröße verwendet werden).

Dieser gleichbleibende Prozess der Systemischen Kinesiologie ist der Kernpunkt jeden Testablaufs. Wer diesen Ablauf versteht, beherrscht und in der Lage ist, gezielt den Armlängenreflex-Test einzusetzen, beherrscht schon fast die gesamte Systemische Kinesiologie. Dieser Kernprozess lässt sich folgendermaßen als Schema darstellen:

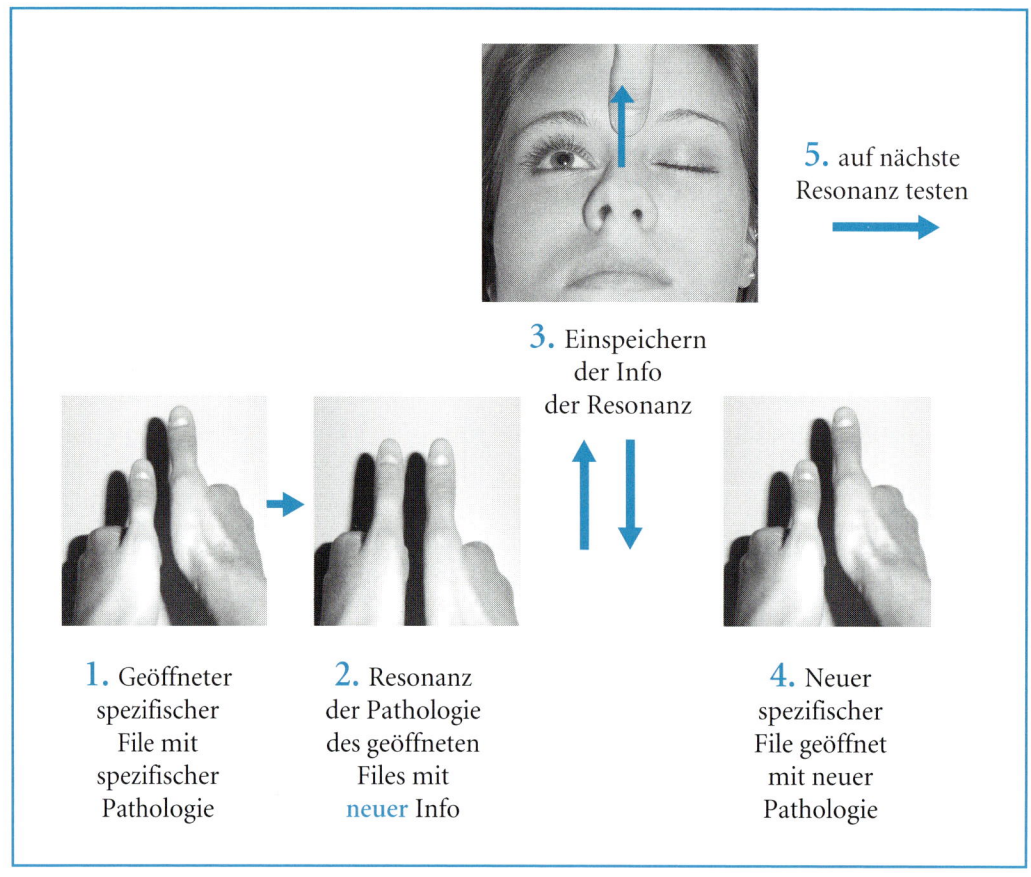

5. auf nächste Resonanz testen

3. Einspeichern der Info der Resonanz

1. Geöffneter spezifischer File mit spezifischer Pathologie

2. Resonanz der Pathologie des geöffneten Files mit neuer Info

4. Neuer spezifischer File geöffnet mit neuer Pathologie

Die Reihenfolge der Vorgehensweise sollte sich immer an dem folgenden Schema orientieren. Es beinhaltet die systemische Kontrolle des internen Datenflusses vor dem spezifischen Test als Minimalforderung.

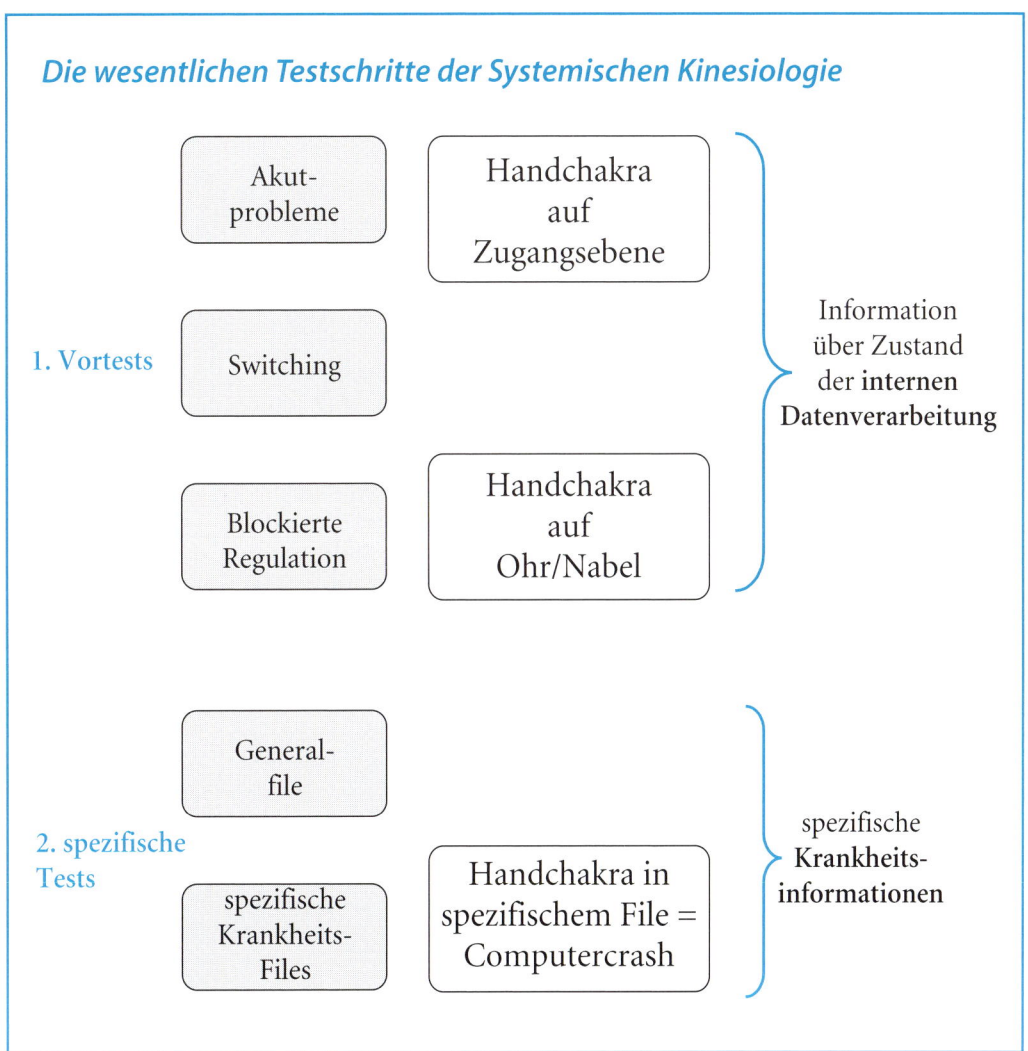

Die wesentlichen Testschritte der Systemischen Kinesiologie

1. Vortests

Akut-probleme — Handchakra auf Zugangsebene

Switching

Blockierte Regulation — Handchakra auf Ohr/Nabel

→ Information über Zustand der **internen Datenverarbeitung**

2. spezifische Tests

General-file

spezifische Krankheits-Files — Handchakra in spezifischem File = Computercrash

→ spezifische **Krankheits-informationen**

Mit der Wiederholung der wesentlichen Testschritte der Systemischen Kinesiologie mit dem Armlängenreflex-Test soll der Leser nachfolgend in spezielle beispielhafte Test-prozesse eingeführt werden.

6.1 Medikamenten- und Materialteste

In keinem Zweig der Medizin werden so viele verschiedene Materialien in den Körper eingebracht wie in der Zahnmedizin. Die natürliche Schlussfolgerung daraus ist, dass gerade der Zahnarzt nur dann seiner medizinischen Verantwortung gerecht wird, wenn er sich besonders intensiv um die potentiellen Wirkungen dieser Materialien kümmert und deren schädliche Auswirkungen weitestgehend zu kompensieren sucht. Es ist daher auch die Aufgabe eines Zahnarztes, die Verträglichkeit dieser Materialien bei jedem seiner Patienten zu eruieren, um Folgeschäden abzuwenden.

Zudem ist zu bedenken, dass in der Bundesrepublik Deutschland jährlich rund 40.000 Menschen an Arzneimittelnebenwirkungen sterben und dass Arzneimittel im Wert von mehreren Milliarden Mark weggeworfen werden. Da kann es nur von Nutzen sein, wenn dem Praktiker ein einfaches Instrument zur Verfügung steht, mit dem er die zusätzlichen Wirkungen, die Notwendigkeit und Verträglichkeit von Medikamenten und Materialien abschätzen kann.

6.1.1 Erstellung eines Amalgam-Belastungs-Scores

Zunächst muss hierfür der Informationsverarbeitungsbereich des Organismus, der für eine potentielle Amalgambelastung zuständig ist, für den Zugriff in Form von Testfragen bereit gemacht werden. Es muss also der spezifische File der Amalgambelastung geöffnet werden. Hier muss ein Zahnarzt sich überlegen: „Wie kann ich den spezifischen File einer Amalgambelastung öffnen?"

Ich verwende dazu ein Stück natives Silberamalgam, das aber nicht aus dem Mund eines Patienten stammen darf, da sonst dessen Schwingungsmuster mitgetestet werden. Das Silberamalgam wird in einen Filter der Firma Pierenkämper eingebettet, damit es ohne toxikologische Gefahren verwendet werden kann. Zur Öffnung des spezifischen Files Amalgambelastung ist die Testampulle Mercurius sol. comp. Pascoe nur wenig geeignet, denn eine positive Resonanz auf diese Ampulle kann bedeuten, dass sie als Therapeutikum dient (etwa um eine allgemeine Umstimmung hervorzurufen) oder dass sie als Diagnostikum für eine Amalgambelastung dient (wegen der Tiefpotenzen, die Silberamalgam enthält).

Methodisch ergibt sich also folgendes Vorgehen:

- Öffnen des Generalfiles (nach den Vortesten)

- Auflegen des Amalgam-Filters auf die dominante Hand. Wenn jetzt ein positiver Armlängenreflex auftritt, liegt eine Amalgambelastung vor.

Testschritte

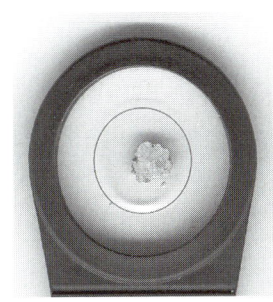

1. Auflegen von nativem Silberamalgam auf Unterarm des Patienten

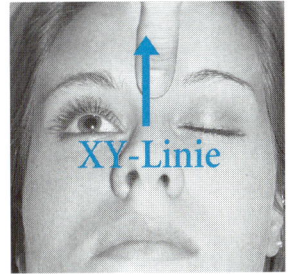

XY-Linie

2. Speichern über die XY-Linie

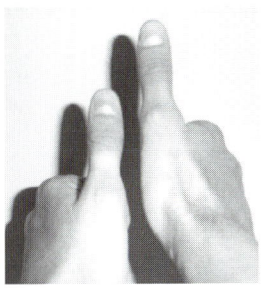

3. spezifischer „Amalgam-File" gespeichert und mit zugriffsbereiter Pathologie

- Um die Spezifität der Amalgambelastung präzise festlegen zu können, wird aus der unendlichen Fülle des körpereigenen Informationspools der Amalgam-File geöffnet, indem die positive Resonanzgröße Silberamalgam auf dem Körper verbleibt und eingespeichert wird.

- Mit den Potenzstufen des isopathischen Mittels Silberamalgam (Hersteller: Staufen-Pharma) wird danach so lange getestet, bis eine bestimmte Potenzstufe das Stresspotential des nativen Silberamalgams ausgleicht. Dies ist in der Regel eine relativ niedrige Potenzstufe, wobei generell die Feststellung gilt: Je niedriger die Potenzstufe ist, desto stärker ist die Belastung auf bioenergetischer Ebene. Die niedrigen Potenzstufen werden hier als Diagnostikum verwendet. Höhere Potenzstufen, die das Stresspotential des nativen Silberamalgams ebenfalls ausgleichen, gelten hingegen als Therapeutikum (siehe dazu auch Kapitel 3.6).

- Das Einspeichern der passenden niedrigen Potenzstufen spezifiziert die Silberamalgambelastung weiter. Jedes Medikament, das diesen Stresszustand im Test kompensiert, unterstützt den Organismus bei der Bewältigung der Resonanzbeziehung, die durch das native Silberamalgam ausgelöst wurde.

- Durch eine zeitlich versetzte Mehrfachtestung der Belastung mit Hilfe der Niederpotenzen des isopathischen Mittels Silberamalgam lassen sich die Ergebnisse der Ausschwemmungs- und Detox-Maßnahmen kontrollieren und dokumentieren.

Testschritte

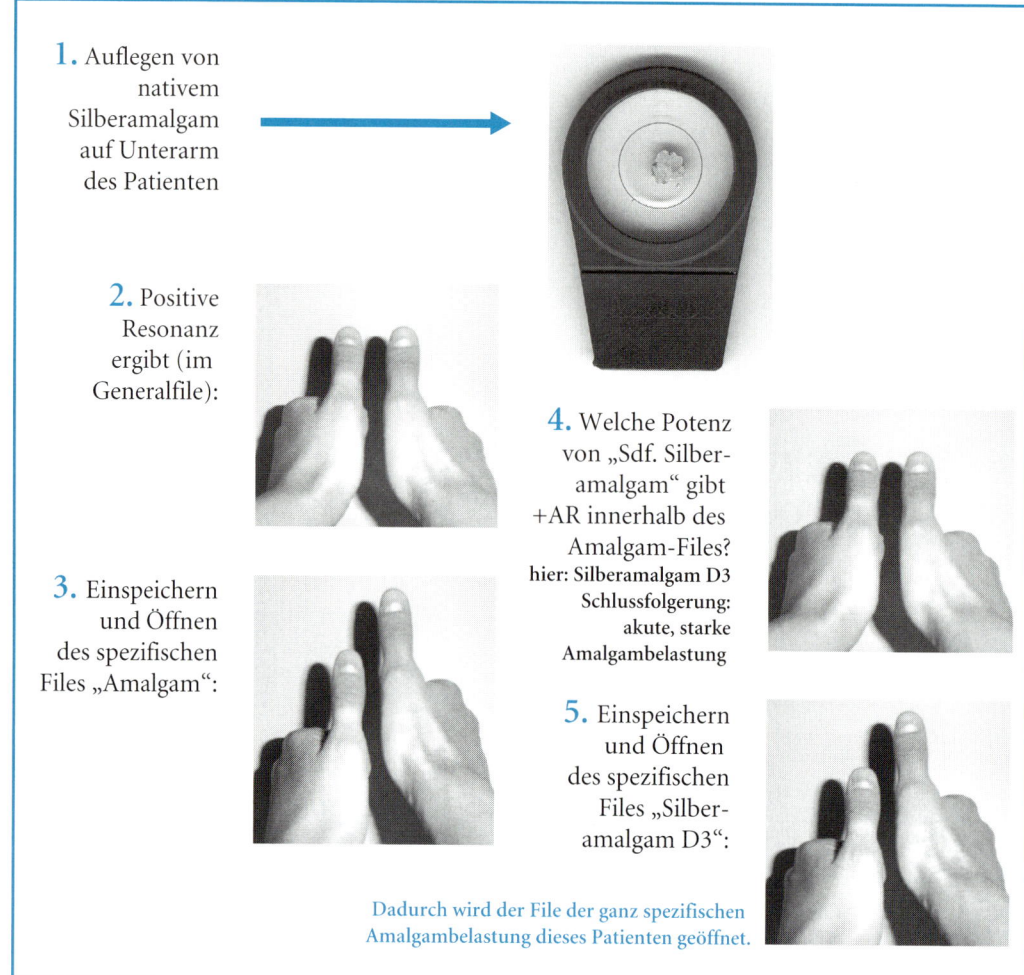

1. Auflegen von nativem Silberamalgam auf Unterarm des Patienten

2. Positive Resonanz ergibt (im Generalfile):

3. Einspeichern und Öffnen des spezifischen Files „Amalgam":

4. Welche Potenz von „Sdf. Silber-amalgam" gibt +AR innerhalb des Amalgam-Files?
hier: Silberamalgam D3
Schlussfolgerung:
akute, starke
Amalgambelastung

5. Einspeichern und Öffnen des spezifischen Files „Silber-amalgam D3":

Dadurch wird der File der ganz spezifischen Amalgambelastung dieses Patienten geöffnet.

6.1.2 Was kann man gegen eine Amalgambelastung tun?

Nach den im obigen Beispiel beschriebenen Testschritten wissen wir zweierlei:

1. Es liegt eine relativ starke Belastung durch Silberamalgam (1xD3) vor.

2. Jedes Medikament, das eine positive Resonanz zum neu geöffneten spezifischen File der tatsächlichen Amalgambelastung (1 x D3) hat, dient als spezifisches Therapeutikum für diese Schwermetallbelastung. Demnach ergibt sich folgender Prozess für das Austesten von Medikamenten und Homöopathika, mit denen die festgestellte Amalgambelastung kompensiert werden kann.

Testen der Amalgambelastung

1. Welche Mittel/Medikamente kompensieren den Belastungsstatus „Silberamalgam D3"?

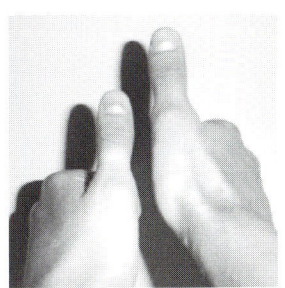

2. Ist DMSA im Moment ein geeignetes Mittel zur Kompensation der Amalgambelastung?

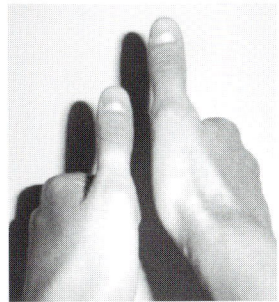

DMSA gibt keinen Armlängenreflex bzw. gleicht nicht aus.

3. Sind Aminosäuren im Moment geeignet zur Kompensation der Amalgambelastung?

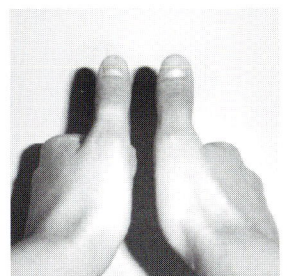

Aminosäuren gleichen aus; welche AS passen im Einzelnen?

6.2 Störfeldteste

6.2.1 Das Zahn-Störfeld

In der ganzheitlichen Zahnheilkunde wurde bereits sehr früh erkannt, dass eine odontogene Störfeldsuche nur mit den so genannten bioenergetischen Testverfahren möglich ist. Ein Röntgenbild erlaubt nämlich in der Regel nicht, ein chronisch entzündliches Störfeld im Kieferbereich zu erkennen.

Vor rund 40 Jahren konnte Voll mit der Einführung der Elektroakupunktur (EAV) eine Messmethode vorstellen, bei der ein Tester mit entsprechender Erfahrung zuverlässige Ergebnisse über odontogene Störfelder erzielen konnte. Kramer hat sich dann, auf Volls Elektroakupunktur aufbauend, mit der bahnbrechenden Entwicklung eines systematisierten odontogenen Reizstromtests höchste Verdienste erworben. In zunehmendem Maße verdrängen allerdings die kinesiologischen Testverfahren die bioelektronischen, also die an elektronische Messgeräte gebundenen Verfahren. Die kinesiologischen Muskelteste der Applied Kinesiology sind aber nach meiner Erfahrung nur sehr bedingt dazu geeignet, die filigrane Exaktheit der Elektroakupunktur-Testungen durch Medikamententeste zu ersetzen.

Insbesondere für die graduelle Abstufung der Störfeldbelastungen mit potenzierten Nosodenstufen (siehe Kapitel 3.6.4) erwies sich der klassische Muskeltest als zu grob. Erst mit der Entwicklung der Systemischen Kinesiologie mit dem Armlängenreflextest konnte ein gleichwertiger Ersatz für die bioelektronischen Verfahren zur Identifizierung odontogener Störfelder zur Verfügung gestellt werden.

Weiterführende Literatur über die Röntgendiagnostik odontogener Störfelder:

Lechner, J.: *Herd, Regulation und Information.* Heidelberg: Haug 1998.

Lechner, J.: *Störfelder im Trigeminusbereich und Systemerkrankungen.* Kötzting: Verlag für Ganzheitliche Medizin 1999.

6.2.1.1 Methodische Grundsätze des Lokalisationstests

Um einen Lokalisationstest durchzuführen, ist die Provokation eines bestimmten Zahnbereiches nötig. Diese Provokation – in der Regel handelt es sich hierbei um eine mechanische Provokation durch Druck auf den zu testenden Zahn – führt zu einer Beantwortung der Reizsetzung. Die Beantwortung kann in verschiedenen Formen erfolgen:

- Der Reiz wird kompensiert, weil er in der Peripherie abgepuffert wird. Es kommt dabei weder zu zentralnervösen Umschaltungen noch zu einem Armlängenreflex.

• Die Reizsetzung kann aber auch durch die Nichtverarbeitung des Reizes beantwortet werden. In diesem Fall antwortet der Körper mit einem Armlängenreflex auf die Reizsetzung. Diese wird damit zu einer Therapielokalisation (siehe Kapitel 3.4), und mit dieser positiven Therapielokalisation kann wiederum ein spezifischer File geöffnet werden:

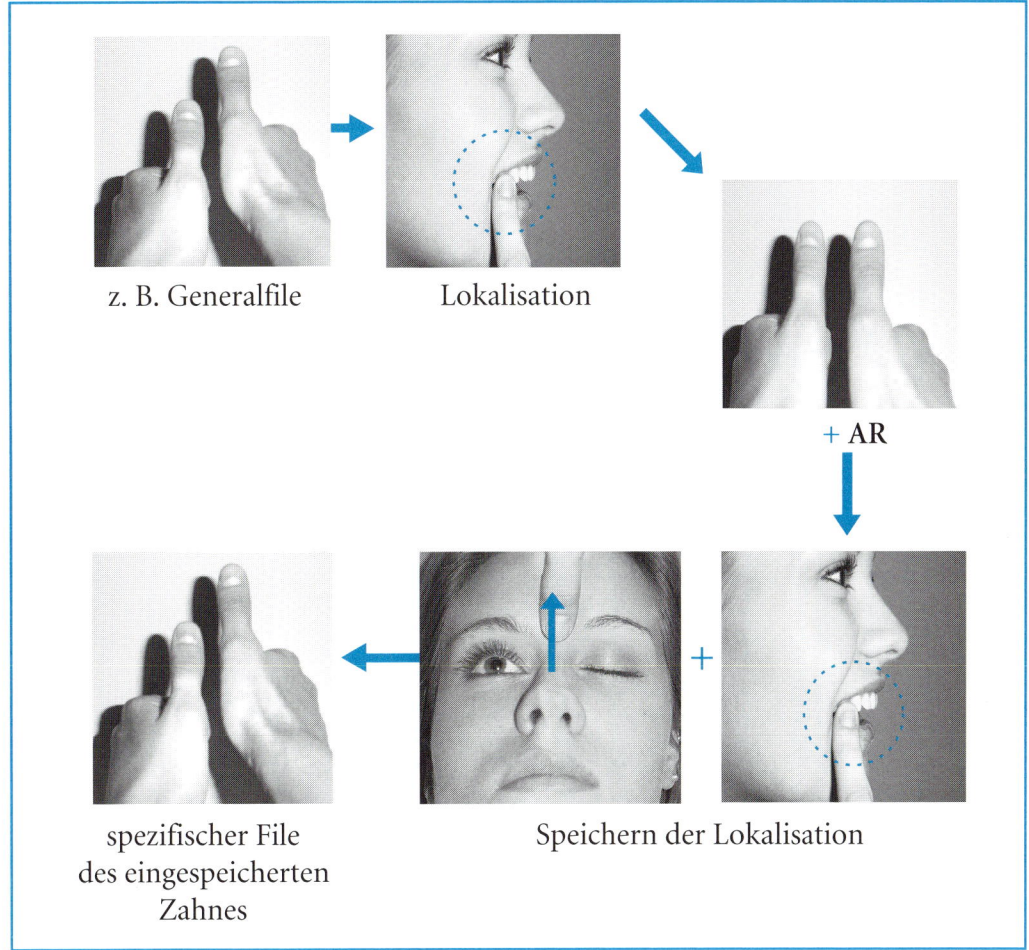

z. B. Generalfile

Lokalisation

+ AR

spezifischer File des eingespeicherten Zahnes

Speichern der Lokalisation

6.2.1.2 Testen mit der Filter-Nosode Ostitis compositum

Im folgenden Beispiel soll die Fragestellung lauten: „Liegt beim Patienten überhaupt ein odontogenes Störfeld vor?" Als Filter-Nosode bietet sich hier das Kombinationspräparat Ostitis compositum der Firma Pascoe an. Der Kontakt mit der genannten Filter-Nosode ist für den Organismus gleichbedeutend mit der Frage: „Hast Du ein odontogenes Störfeld?" Ein positiver Armlängenreflex als Reaktion auf den Kontakt mit der Ampulle Ostitis compositum bedeutet hier, dass ein solches Störfeld vorliegt.

Zur Klärung der Frage, ob ein odontogenes Störfeld besteht oder nicht, empfehle ich folgendes Vorgehen:

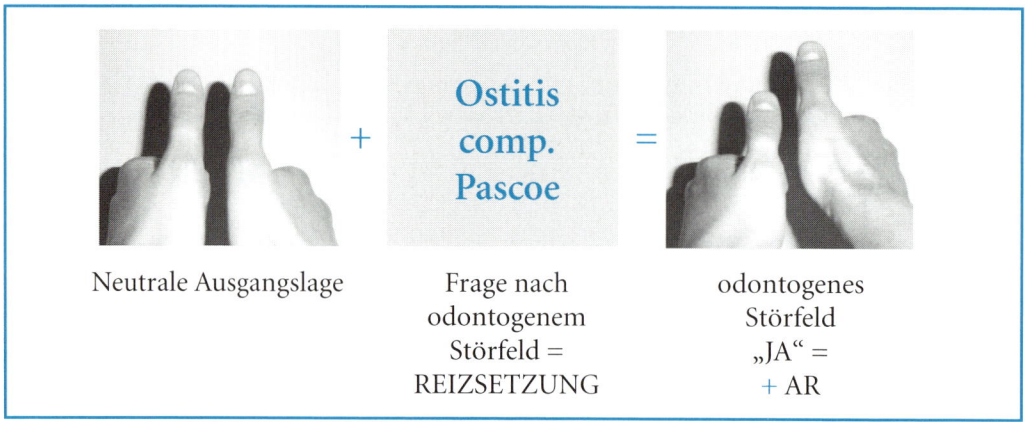

| Neutrale Ausgangslage | Frage nach odontogenem Störfeld = REIZSETZUNG | odontogenes Störfeld „JA" = + AR |

Ist geklärt, dass der Patient durch ein odontogenes Störfeld belastet ist (hat er also mit einem positiven Armlängenreflex reagiert), ergibt sich als zweites die zwingende Aufgabe, die Störfelder im Zahn-Kieferbereich exakt zu lokalisieren. Hierzu empfehle ich das unten dargestellte Vorgehen, mit dem dieses Ziel ohne großen Aufwand erreicht werden kann. Insbesondere für Zahnärzte stellt es eine weitere Verfeinerung der Testmethodik dar:

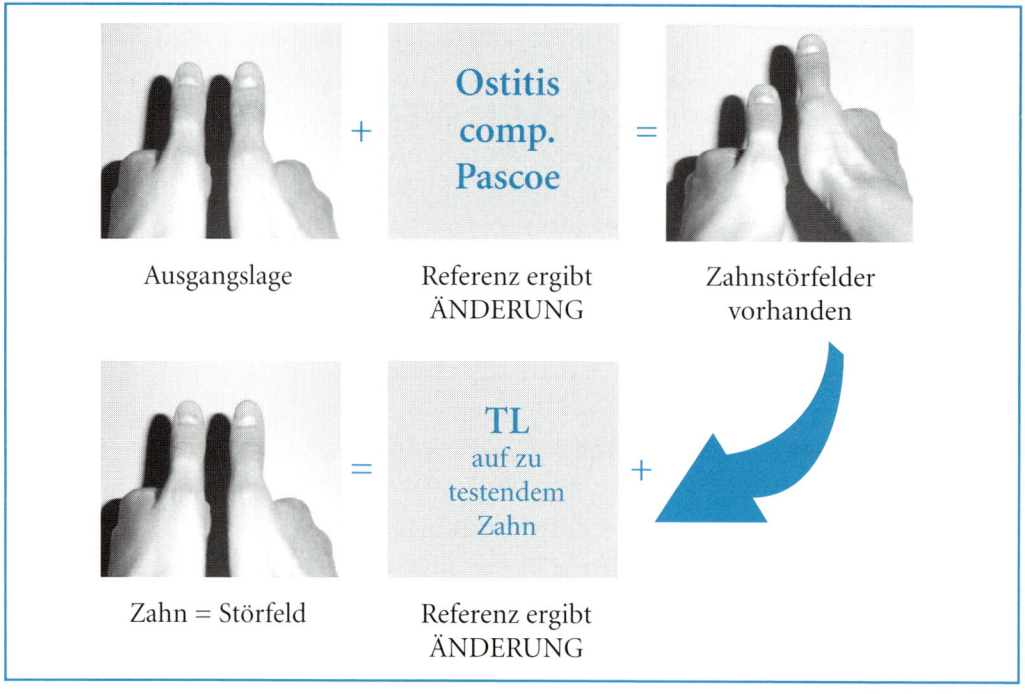

| Ausgangslage | Referenz ergibt ÄNDERUNG | Zahnstörfelder vorhanden |

| Zahn = Störfeld | Referenz ergibt ÄNDERUNG | |

6.2.1.3 Differenzierung der Einzelzahnbelastung nach Stärke und Spezifität

Die Tatsache, dass ein Zahn oder ein Leerkieferareal Störfeldcharakter aufweist, kann durchaus noch weiter differenziert werden, nämlich in Bezug auf seine Stärke und Intensität und natürlich auch auf die Art des Störfeldes.

Ein positiver Armlängenreflex auf das Mischpräparat Ostitis compositum zeigt nämlich noch nicht an, ob der wurzelgefüllte Zahn als solcher, die aus ihm ausgetretenen Toxine oder die umgebende chronische Kieferostitis das wesentliche Störfeld ist.

A) Differenzierung nach der Art des Störfeldes: In der bioenergetischen Medizin werden zur Diagnose gesundheitlicher Störungen Nosoden verwendet (siehe auch Kapitel 3.6.4). Nosoden sind homöopathisierte Erreger, Bakterien, Viren und Sekrete beziehungsweise erkrankte Organe. Durch die Verwendung der Nosoden wird es möglich, das Vorliegen spezifischer Krankheitsbilder im Bereich von Organen zu testen, denn eine Nosode erinnert den Körper an etwas, was in ihm nicht in Ordnung ist.

Man kann sagen, Nosoden drücken an sich schon die Art der Erkrankung aus. Dazu ein Beispiel: Die Nosode Hepatitis sagt aus, dass sie einer entzündlichen Zustandsform der Leber entspricht. Bei einem chronisch degenerativen Zustand der Leber würde statt der Nosode Hepatitis die Nosode Leberzirrhose ansprechen.

B) Differenzierung nach der Stärke des Störfeldes: Um die Stärke eines Störfelds zu bestimmen, macht man sich eine besondere Eigenschaft des Armlängenreflex-Tests zunutze. Obwohl der Armlängenreflex-Test – wie alle anderen kinesiologischen Muskelteste auch – prinzipiell ein digitaler Test ist, also entweder mit einer Null-Reaktion als Nein oder mit einer 1-Reaktion als Ja antwortet, gibt er doch auch Hinweise auf die verschiedenen Reizstärken (siehe Kapitel 1.3.1). Die graduelle Differenzierung geschieht jeweils über verschiedene Potenzen (homöopathische Verdünnungsstufen) der passenden Nosode.

- Hier gilt grundsätzlich: Je niedriger die Potenz mit dem ausgeprägtesten Resonanzphänomen im Medikamententest ist, desto intensiver, stofflicher und akuter ist die jeweilige Belastung durch das getestete Toxin. Und je höher die Potenz der Nosode ist, die das ausgeprägteste Resonanzphänomen hervorruft, desto stofflich niedriger, auch zeitlich weiter zurückliegend, aber auch energetisch tief wirkender ist die Belastung des Körpers mit dem getesteten Stoff (siehe auch Kapitel 3.6.4).

In der Systemischen Kinesiologie mit dem Armlängenreflex-Test kommt es also nicht nur darauf an, dass der Informationsinhalt der gespeicherten Therapielokalisation mit dem der Nosode übereinstimmt, sondern auch darauf, dass die Stärke der Nosode in der Intensität der pathogenetischen Prozesse, die innerhalb der Therapielokalisation ablaufen, eine angemessene Entsprechung findet.

Die vier Schritte der Vorgehensweise im Überblick:

- Als Erstes wird die Art und Größe des ostitischen Störfeldes bestimmt:

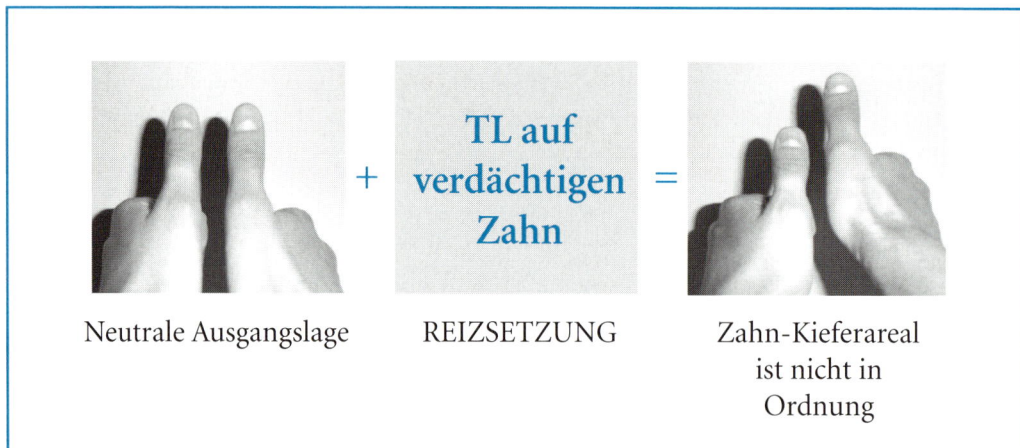

Neutrale Ausgangslage	REIZSETZUNG	Zahn-Kieferareal ist nicht in Ordnung

- Im zweiten Schritt wird die durch die positive Therapielokalisation geänderte Armlänge mit einer Speicherung über die XY-Linie auf dem Display fixiert:

4. auf Resonanz mit Nosoden testen

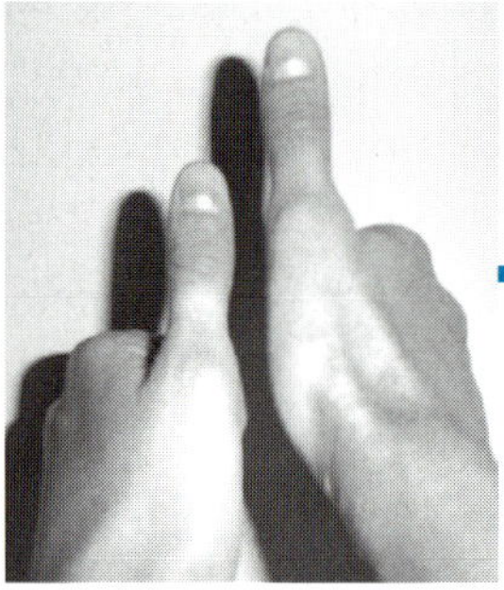

XY-Linie

1. nach TL auf Zahn

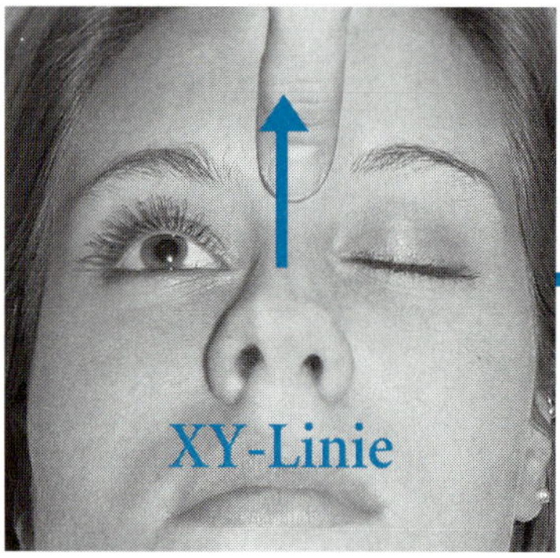

2. Einspeichern des Displays nach positiver TL

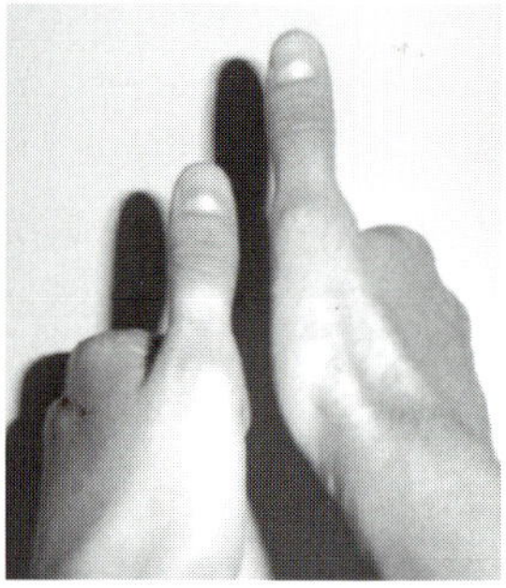

3. spezifischer File mit Pathologie des zu testenden Zahnes

● Im dritten Schritt wird die Art des Störfelds über die Resonanz mit der passenden Nosode bestimmt:

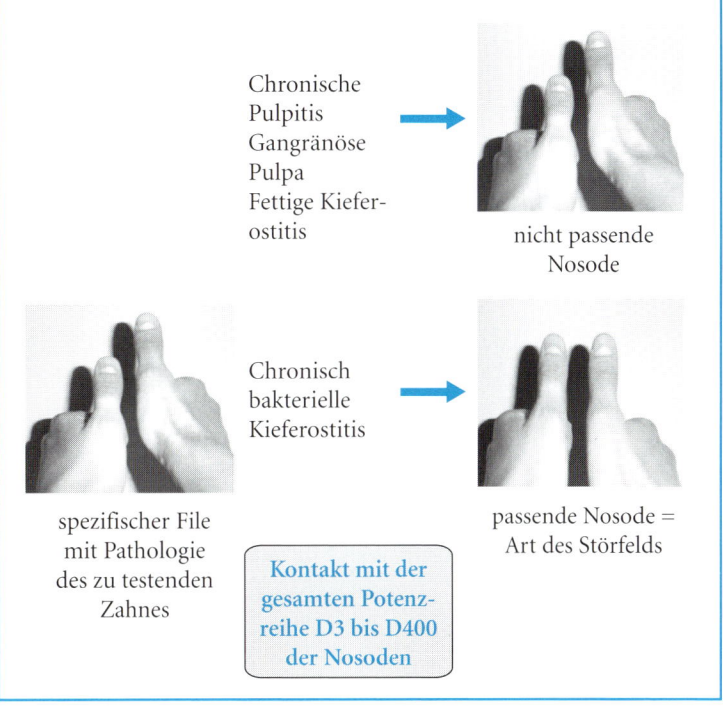

Chronische Pulpitis Gangränöse Pulpa Fettige Kiefer-ostitis

nicht passende Nosode

Chronisch bakterielle Kieferostitis

spezifischer File mit Pathologie des zu testenden Zahnes

Kontakt mit der gesamten Potenz-reihe D3 bis D400 der Nosoden

passende Nosode = Art des Störfelds

● Im vierten Schritt wird schließlich die Stärke beziehungsweise Intensität des Störfelds über die Resonanz mit der passenden Potenz der Nosode ermittelt:

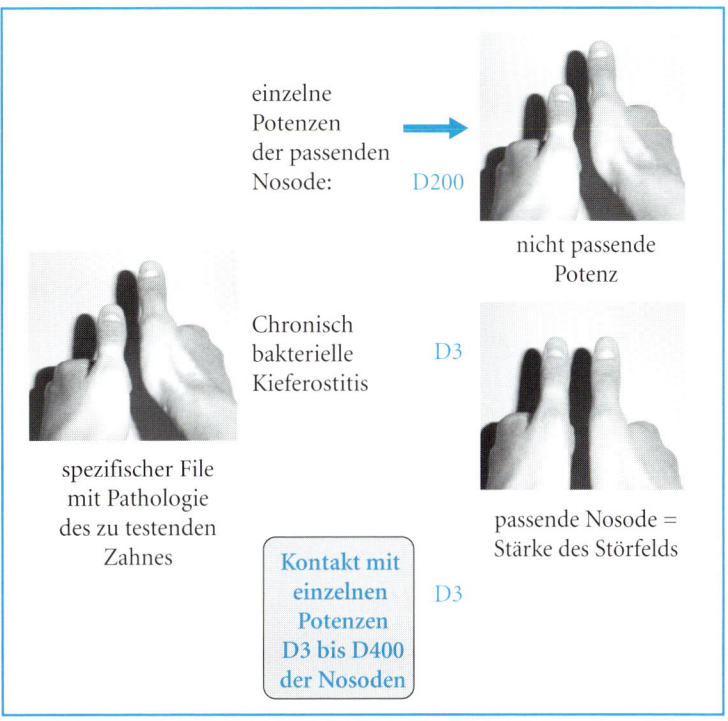

einzelne Potenzen der passenden Nosode: D200

nicht passende Potenz

Chronisch bakterielle Kieferostitis D3

spezifischer File mit Pathologie des zu testenden Zahnes

Kontakt mit einzelnen Potenzen D3 bis D400 der Nosoden D3

passende Nosode = Stärke des Störfelds

In aller Regel wird bei den verdächtigen Zähnen und Leerkieferarealen ein positives Ansprechen auf die D3 erfolgen. Da nach deutschem Arzneimittelrecht keine tieferen Potenzen als D3 in den Handel gebracht werden dürfen, ergibt sich jedoch eine problematische Situation: Das Ansprechen auf eine Ampulle einer D3 ist nämlich nur eine bedingte Indikation zur operativen Entfernung des Störfelds. Eine D4 bedeutet bereits, dass zwar ein relativ akuter Störfeldcharakter vorliegt, der therapiert werden muss, aber die Therapie kann konservativ mit Homöopathie oder Neuraltherapie erfolgen (vgl. J. Lechner, *Störfelder im Trigeminusbereich und Systemerkrankungen,* Kötzting 1999).

Man greift daher zu einem Trick. Die Erfahrung zeigt, dass bei starken und operationswürdigen Störfeldern ein Ausgleich der Armlänge auch beim Auflegen von zwei, drei und mehreren Ampullen D3 erfolgt, bis es wieder zu einem Umschlag in eine differierende Armlänge kommt. Dies ist nämlich das Zeichen dafür, dass zu viele D3-Ampullen aufgelegt wurden.

In der Praxis hat sich die Kombination aus dem Test mit der Filter-Nosode als primärem Schritt und dem anschließenden Differenzierungstest als die sicherste und vor allem auch als die ökonomischste Vorgehensweise bewährt:

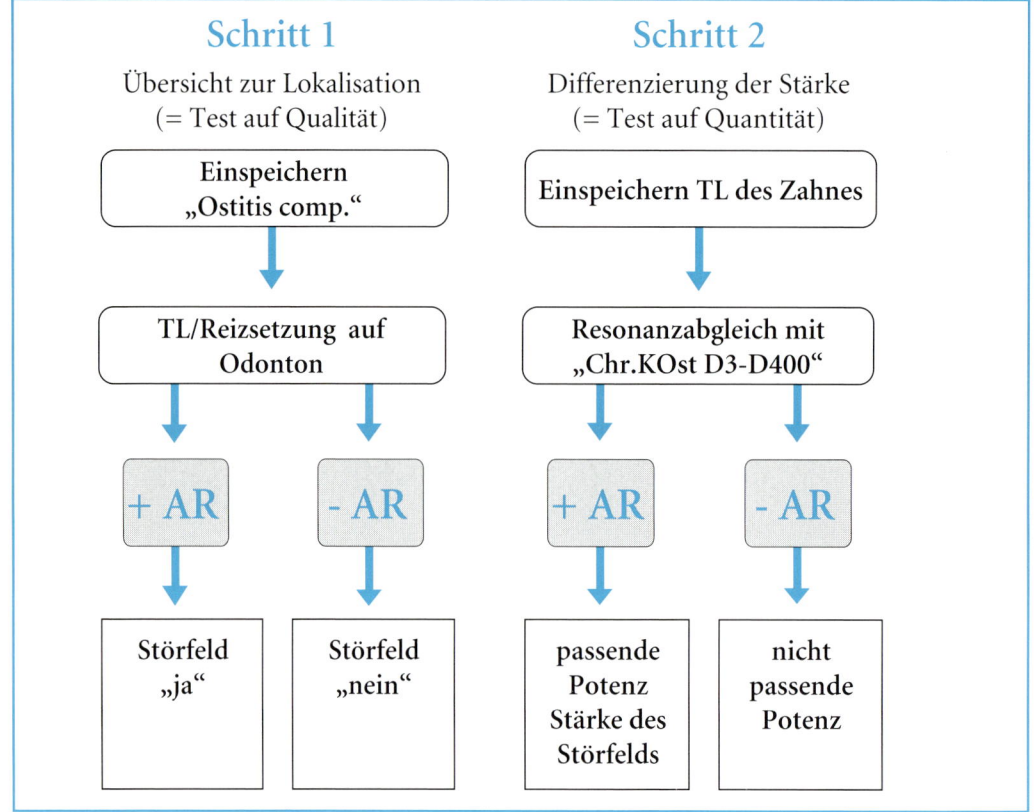

6.2.2 Das dominant störende Feld

Die Suche nach dem dominanten Störfeld bietet eine weitere Möglichkeit, schnell einen tiefen Einblick in die pathognomonische Struktur des Organismus zu erhalten. Verschiedene Fragestellungen tun sich dabei auf, die mit Hilfe der Kombination von Armlängenreflex-Test und Systemischer Kinesiologie sehr elegant zu lösen sind.

Ein Störfeld ist nicht nur als materielles Substrat wirksam, obwohl dies natürlich die erste Form ist, an die wir denken, wenn wir den Begriff „Störfeld" hören. Doch auch ein toter Zahn, eine Narbe, ein eingeschlossener Fremdkörper und selbst ein Toxin lassen sich noch als materielles Substrat auffassen. Das dominant störende Feld spielt sich aber nicht nur auf einer körperlich-materiell fixierten Ebene ab. Da der Organismus aus ganzheitlicher Sicht stets auf allen Ebenen seiner biologischen Organisationsstrukturen auf Reize reagiert, wird eine Störquelle auch immer eine ganzheitliche Reaktion provozieren, und zwar auf allen Funktionsebenen der bioenergetischen Steuerung. Die nicht eliminierbare, nicht kompensierbare Störquelle baut in einer Wechselwirkung mit den spezifischen Substraten der einzelnen Ebenen sofort ein Störfeld auf. Da die Störfeldtherapie auf die Wiederherstellung ganzheitlicher Zusammenhänge abzielt, ist sie immer auch zugleich eine Ordnungstherapie.

6.2.2.1 Wo befindet sich das dominant störende Feld?

So lautet die Frage, auf die man mit Hilfe einer bestimmten, als Medikamenteninformation verschlüsselten Filterfrage eine Antwort erhalten kann. Mit der Filterfrage kann nämlich der spezifische File des dominanten Störfelds geöffnet werden. Wenn sich nach dem Öffnen des Generalfiles ein Yin-Zustand einstellt (vgl. Kapitel 4.2.1), ist der Körper in der Lage, mit einem positiven Armlängenreflex auf diesen Filter zu antworten. Ein positiver Armlängenreflex als Reaktion auf den Filter bedeutet, dass die Filterfrage für das System relevant ist. In der unten stehenden Grafik wird beispielsweise der Filter Thuja D200 verwendet, um nach dem Vorliegen eines dominanten Störfelds zu fragen.

Der positive Armlängenreflex auf den Filter bedeutet zweierlei:

- 1. Der Körper versteht die Filterfrage.
- 2. Irgendwo im Körper liegt tatsächlich ein dominantes Störfeld vor.

Die positive Resonanz auf den Filter Thuja D200 ermöglicht es, im nächsten Schritt den spezifischen File des Filters durch den Speicherprozess zu öffnen. Nach dem Öffnen dieses Files liegt die Filterfrage nach dem dominanten Störfeld auf dem Display.

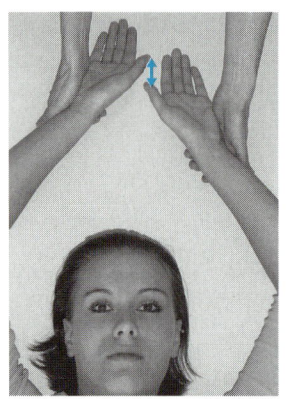

Suche des dominant störenden Feldes

Thuja D200
Filterfrage nach dem Vorliegen eines dominanten Störfeldes

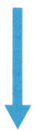

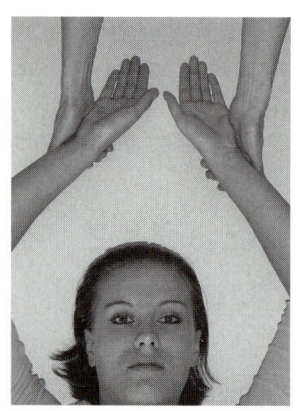

geöffneter
Generalfile

dominantes Störfeld
ist vorhanden

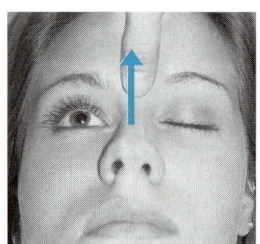

Darüberspeichern Neuinformation:
Filter für dominantes Störfeld

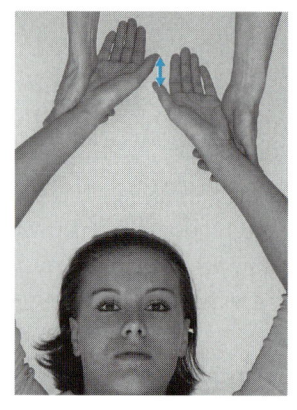

geöffneter File:
„Dominantes Störfeld"

Diese Annäherung an die Störfeldfrage macht natürlich jeden monomanen Therapieansatz zunichte und erfordert auch beim Störfeldtest eine Überprüfung aller vier Funktionsebenen des Organismus (siehe Kapitel 3.5.2). Die Blockierung der Ordnungstendenz durch das dominante Störfeld kann von jeder Ebene ausgehen, also von der materiellen, der chemischen/biochemischen, der psychischen und der informatorischen. Je mehr wir akzeptieren, dass der Mensch neben den materiellen und seelischen Phänomenen auch noch über eine geistige Dimension verfügt, desto leichter wird es uns fallen, beispielsweise auch eine extreme geistige Fixierung – etwa auf einen Guru – als Störfeld zu betrachten. In der Systemischen Kinesiologie geht die Suche nach dem dominanten Störfeld jedenfalls stets von derselben Testfrage aus. Sie lautet: Auf welcher Ebene und in welchem System des Organismus ist ein dominant störendes Feld zu finden?

Im folgenden Beispiel soll dies die strukturelle Ebene sein. Die Situation: Im spezifischen File des dominanten Störfeldes ergibt der Strukturmode einen positiven Armlängenreflex:

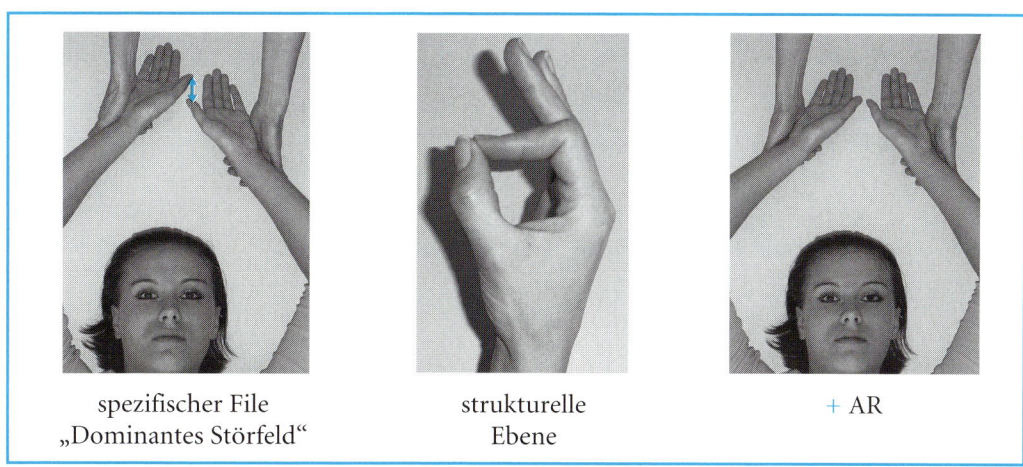

| spezifischer File „Dominantes Störfeld" | strukturelle Ebene | + AR |

Da das dominante Störfeld auf der strukturellen Ebene liegt, lautet die nächste Fragestellung, die sich jetzt auftut: In welchem Organ liegt das dominante Störfeld? Hierzu beklopfen wir nacheinander die Kieferquadranten und achten dabei darauf, ob und wann ein positiver Armlängenreflex auftritt:

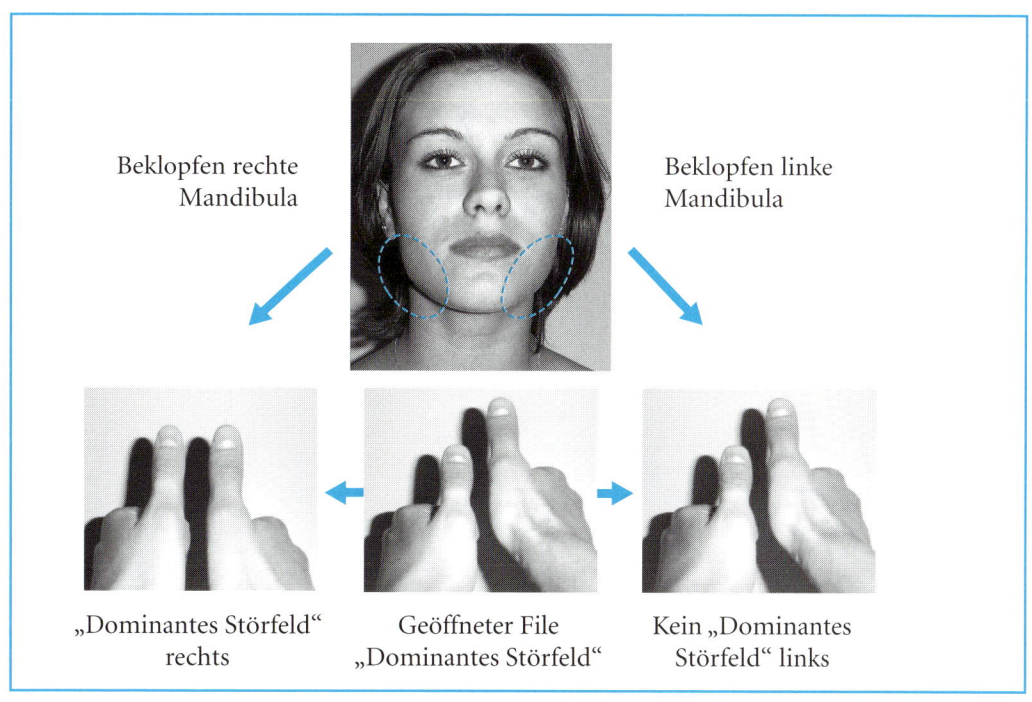

Beklopfen rechte Mandibula

Beklopfen linke Mandibula

„Dominantes Störfeld" rechts

Geöffneter File „Dominantes Störfeld"

Kein „Dominantes Störfeld" links

6.2.2.2 Spezifizierung des dominant störenden Feldes

In unserem Beispiel repräsentiert eine chronische Kieferostitis das dominant störende Feld. Als diagnostische Aussage ist dies jedoch noch nicht sonderlich genau. Als Nächstes muss daher herausgefunden werden, wo sich die chronische Kieferostitis im Kieferbereich befindet. Die Differenzierung des betroffenen Kieferquadranten erfolgt am einfachsten mit einer Therapielokalisation (vgl. Kapitel 3.4).

Ob durch das Beklopfen der Therapielokalisationszone des betroffenen Organs (im Beispiel ist dies der rechte und der linke Unterkiefer) eine optimale und vollständige Informationsgewinnung bewirkt wurde, kann man kontrollieren, indem man danach schaut, ob nach dem Beklopfen eine komplette Yin-Reaktion des Biocomputers stattgefunden hat oder nicht. Wenn eine vollständige Yin-Reaktion des Biocomputers aufgetreten ist, ist dies ein verlässliches Zeichen dafür, dass alle Inhalte und Beziehungen

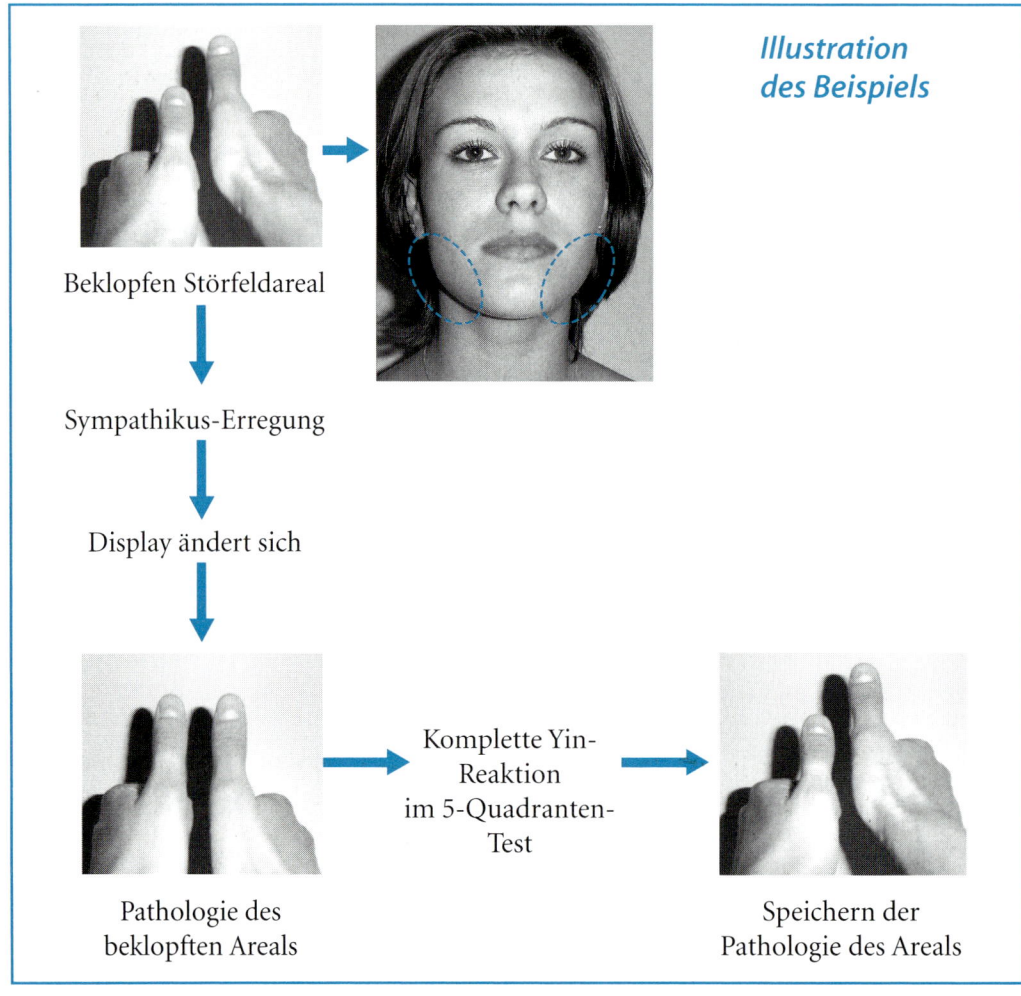

Illustration des Beispiels

Beklopfen Störfeldareal

Sympathikus-Erregung

Display ändert sich

Pathologie des beklopften Areals

Komplette Yin-Reaktion im 5-Quadranten-Test

Speichern der Pathologie des Areals

auf das Display projiziert werden, die innerhalb des Organismus mit der Therapielokalisation (in unserem Beispiel: mit dem dominanten Störfeld) in Beziehung stehen. Die Erregung des Sympathikus liefert die gesamte Pathologie des beklopften Areals auf das Display. Das Display ändert sich daraufhin: Die ungleiche Armlänge des geöffneten Files gleicht sich durch die angelieferte Pathologie aus.

Die Mobilisation der ganzheitlichen pathologischen Bezüge, die zu dem Areal gehören, bringt den Organismus in einen generalisieren Yin-Zustand. Daher zeigen sich schwache Indikatormuskeln im Fünf-Quadranten-Test. Das Einspeichern dieser Pathologie in Yin und Yang macht die Indikatormuskeln im Fünf-Quadranten-Test wieder stark und ergibt wieder eine ungleiche Armlänge, der Ausdruck eines neuen spezifischen Files ist.

Zusammenfassend lassen sich die bis zu diesem Punkt erfolgten Testschritte in folgendem Schema darstellen:

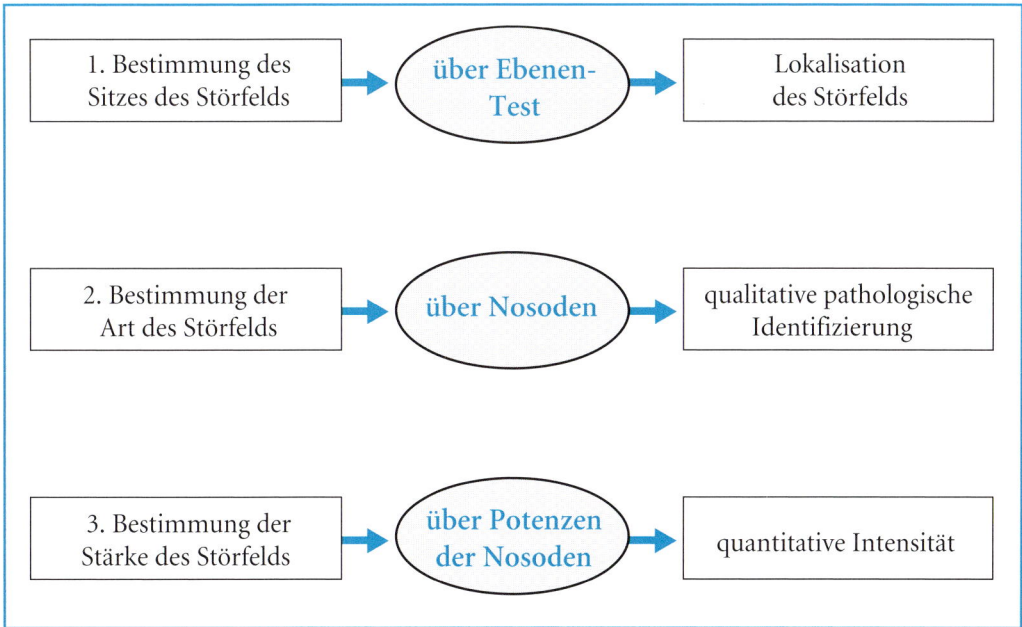

6.2.2.3 Systemwirkung des Störfeldes über Akupunkturmeridiane

Um der ganzheitlichen Orientierung der Systemischen Kinesiologie mit dem Armlängenreflex-Test gerecht zu werden, habe ich eine Testtechnik eingeführt, mit der die Systembezüge eines Störfeldes geklärt werden können. Es ist durchaus von Nutzen, unterscheiden zu können, auf welchen Meridian ein Störfeld einwirkt oder welche charakteristischen Auswirkungen von ihm ausgehen. Wirkt ein Störfeld beispielsweise auf den Dünndarm-Meridian, ist es gut zu wissen, dass es zugleich auch allergotoxisch wirkt, weil es Nahrungsmittelunverträglichkeiten provoziert.

Welcher Art ein Störfeld ist, kann jeweils mit Hilfe der so genannten 1-1-Punkte (nach D. Leber) ermittelt werden. An den Sondermeridianen (Voll) und am 3E-Meridian lassen die 1-1-Punkte, wenn es zu einem positiven Armlängenreflex kommt, sogar Rückschlüsse auf die Art der Herdwirkung zu:

- ND 1-1: Spricht der Punkt des Nervdegenerationsmeridians an, so liegt ein Störfeld mit neurotoxischer Belastung vor. Das bedeutet, dass die Toxine, die beispielsweise ein toter, wurzelgefüllter Zahn oder eine chronische Kieferostitis an den Körper abgeben, das Nervensystem im Sinne einer chronischen Vergiftung belasten.

- Al 1-1: Spricht der Punkt des Allergiemeridians an, so wirkt das Störfeld allergisierend. Die Toxine lösen also Allergisierungsprozesse im Körper aus.

- OD 1-1: Spricht der Punkt des Organdegenerationsmeridians an, so hat das Störfeld eine degenerative Wirkung. Das bedeutet, dass die autonome Steuerung und Regulation des Organismus durch das Störfeld gehemmt und blockiert werden. Diese Blockade der Regelprozesse des Körpers fördert die Entwicklung degenerativer Tendenzen.

- 3E 1-1: Spricht der Punkt des Dreifachen Erwärmers an, so liegt ein Störfeld mit hormoneller Belastung vor. Dies bedeutet, dass das Störfeld hormonelle Organe funktionell belastet.

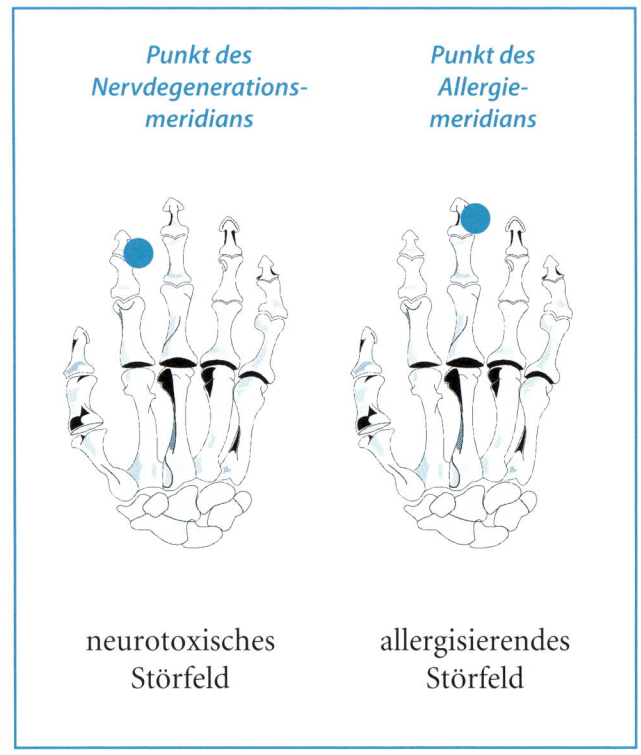

Punkt des Nervdegenerationsmeridians

Punkt des Allergiemeridians

neurotoxisches Störfeld

allergisierendes Störfeld

- GD 1-1: Spricht der Punkt des Gelenkdegenerationsmeridians an, so hat das Störfeld eine degenerative Wirkung auf alle Gelenke, ist also arthrotoxisch.

- BD 1-1: Spricht der Punkt des Bindegewebsdegenerationsmeridians an, so liegt ein Störfeld vor, das das Bindegewebe belastet. Das Bindegewebe steht in diesem Zusammenhang für das so genannte Grundsystem nach Pischinger und Heine. Grundsätzlich ist das Grundsystem das erste und allgemeinste Zielorgan einer Störfeldeinwirkung.

Wirkt das Störfeld allergen, so kann auf zwei Wegen weiter differenziert werden:

1. Die Spezifität der allergotoxischen Wirkungsrichtung ist durch Testung der Einzelpunkte am Allergie-Meridian herauszufiltern.

2. Nach einem Wechsel zum Ebenen-Test kann dort weiter spezifiziert werden, welche Arten von Allergien durch dieses Störfeld ausgelöst werden.

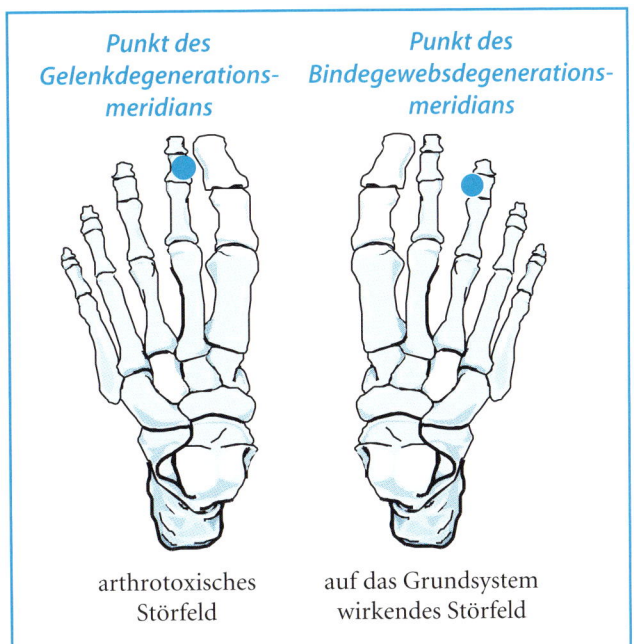

Punkt des Gelenkdegenerations-meridians

Punkt des Bindegewebsdegenerations-meridians

arthrotoxisches Störfeld

auf das Grundsystem wirkendes Störfeld

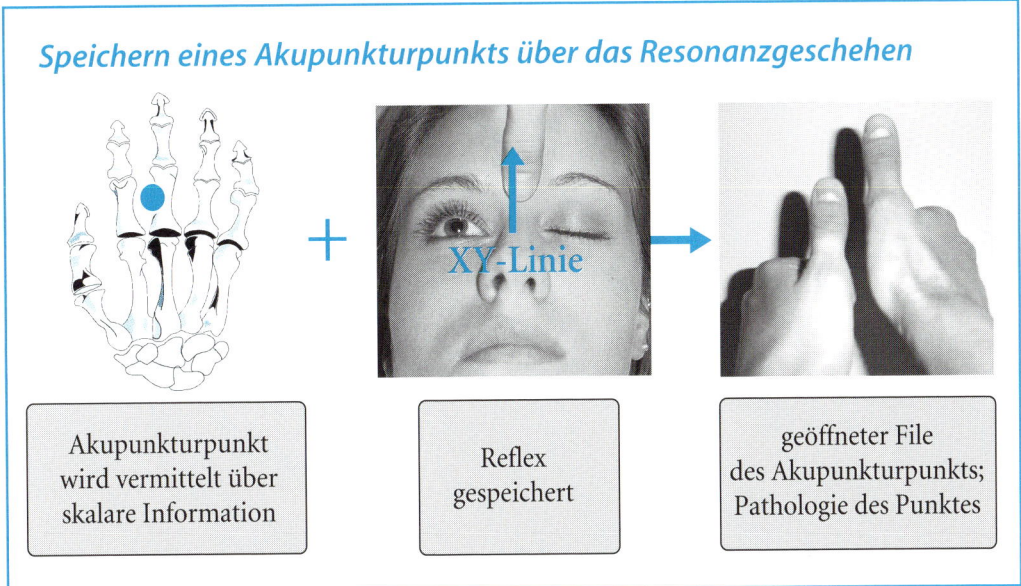

Speichern eines Akupunkturpunkts über das Resonanzgeschehen

XY-Linie

Akupunkturpunkt wird vermittelt über skalare Information

Reflex gespeichert

geöffneter File des Akupunkturpunkts; Pathologie des Punktes

Den Aussagen, die durch die Systemische Kinesiologie mit dem Armlängenreflex-Test gewonnen werden, kommt gerade bei der Untersuchung von Störfeldern gesteigerte Bedeutung zu. Das folgende Schema zeigt, welche Möglichkeiten für eine hoch differenzierte Diagnose die Verfahren der Systemischen Kinesiologie bieten.

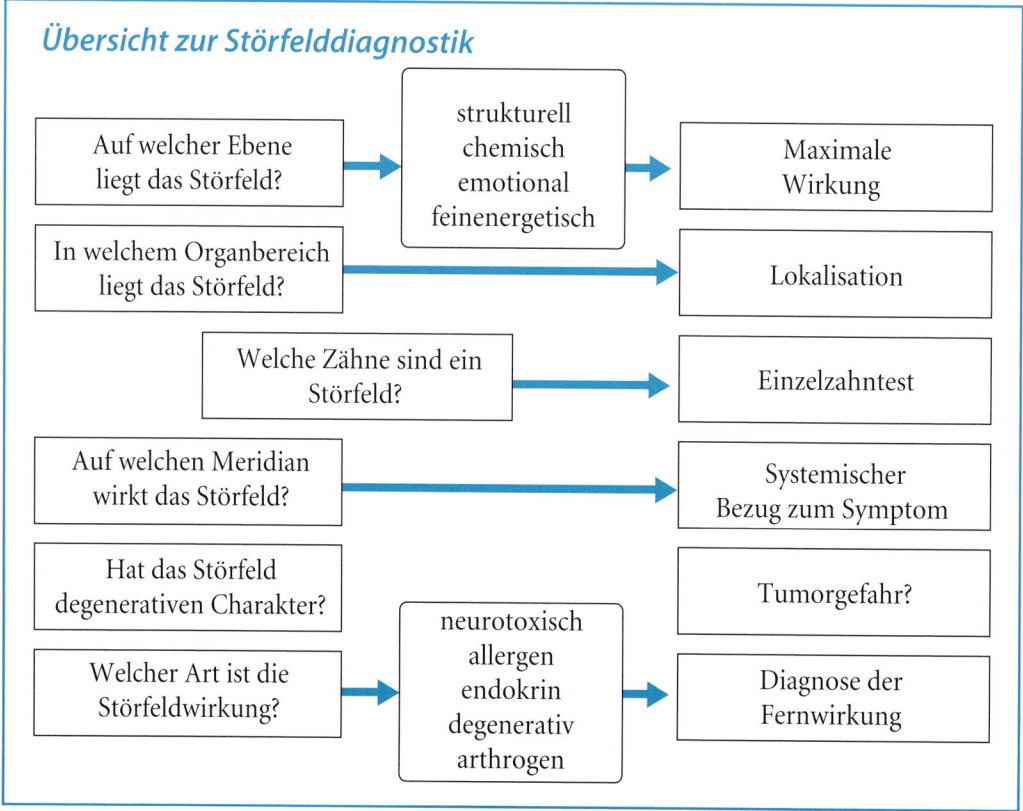

Übersicht zur Störfelddiagnostik

Frage	Antwort	Ergebnis
Auf welcher Ebene liegt das Störfeld?	strukturell chemisch emotional feinenergetisch	Maximale Wirkung
In welchem Organbereich liegt das Störfeld?		Lokalisation
Welche Zähne sind ein Störfeld?		Einzelzahntest
Auf welchen Meridian wirkt das Störfeld?		Systemischer Bezug zum Symptom
Hat das Störfeld degenerativen Charakter?		Tumorgefahr?
Welcher Art ist die Störfeldwirkung?	neurotoxisch allergen endokrin degenerativ arthrogen	Diagnose der Fernwirkung

6.3. Spezifische Teste

6.3.1 Die Inversion des Generalfiles

In Kapitel 4.2.1 habe ich den Zugang zum System durch Öffnen des Generalfiles bereits besprochen. Ich versuche, Zugriff auf die tiefer liegenden Yin-Anteile im Organismus des Patienten zu erhalten, indem ich ihn zu einer „Falschaussage" anhalte. Ein Satz wie „Ich bin völlig gesund" wäre hier als Visualisation eines Zustandes aufzufassen, der bekanntermaßen nicht der tatsächlichen Situation entspricht.

Mit dem Öffnen des Generalfiles erfolgt der Einstieg in den spezifischen Test. Der Generalfile ist also der erste File, der bei einem spezifischen Test geöffnet wird. Doch die Systemische Kinesiologie bietet noch eine weitere Möglichkeit, mit der Visualisation „Ich bin völlig gesund" zu arbeiten: Befindet man sich in einem geöffneten spezifischen File und lässt den Patienten „Ich bin völlig gesund" sagen, so ergibt sich ein mehr oder minder großer Ausgleich der unterschiedlichen Armlängen. Da man sich jetzt in einer anderen Situation als beim Öffnen des Generalfiles befindet – nämlich in einem spezifischen File –, ist auch die Aussage der Reaktion eine andere.

Innerhalb eines spezifischen Files kann mit der Visualisation „Ich bin völlig gesund" überprüft werden, in welchem Zusammenhang der spezifische File mit der Gesundheit des Patienten insgesamt steht:

- Erfolgt ein vollständiger Ausgleich der Armlängen, ist der spezifische File der einzige Schlüssel zur Gesundung des Patienten.

- Erfolgt jedoch nur ein kleiner Ausgleich, so ist dieser spezifische File nur ein Teilaspekt, der bei der Gesundung des Patienten berücksichtigt werden muss. Das bedeutet: Es müssen noch weitere spezifische Aspekte durchgetestet werden.

- Sollte allerdings ein vollständiger Ausgleich mit der Visualisation „Ich bin völlig gesund" in Yang erfolgen – also bei geöffneten Augen –, so bedeutet dies, dass dieser spezifische File allein einen Zugang zum bewussten Anteil des Problems des Patienten eröffnet.

- Erfolgt hingegen ein vollständiger Ausgleich mit der Visualisation „Ich bin völlig gesund" in Yin – bei geschlossenen Augen –, so bietet ausschließlich dieser spezifische File einen Zugang zum unbewussten Anteil des Problems des Patienten.

Abstufungen und Mischformen dieser Varianten sind selbstverständlich möglich.

Der von mir als Inversion des Generalfiles bezeichnete Vorgang ermöglicht es nun zu bestimmen, inwieweit der spezifische File, in dem sich gerade ein Testprozess abspielt, für die Gesamtgesundheit des Patienten in Yin und Yang relevant ist.

6.3.2 Der Zugang zur Psyche

Die Existenz der Psyche ist selbstverständlich keine Entdeckung der Kinesiologie. Aber es hat sich gezeigt, dass kinesiologische Methoden, die ja per definitionem mit unbewussten kognitiven Anteilen des Organismus arbeiten, einen schnellen und eleganten Zugang zu Problemen des Unterbewusstseins bieten. John Diamond war meines Wissens nach der Erste, der in Deutschland bereits vor 15 Jahren auf die psychoemotionalen Inhalte meridianbezogener Funktionskreise hingewiesen hat. Jedem Meridian ist nach Diamonds Darstellung nicht nur eine bestimme Organfunktion, sondern auch ein bestimmter Bereich emotionaler Inhalte zugeordnet, der sich verbal darstellen und im Muskeltest auf seine Wirkung überprüfen lässt.

Spricht beispielsweise die psychische Ebene im Armlängenreflex-Test mit einer positiven Resonanzbeziehung an, dann heißt das, dass im Unbewussten des Patienten momentan sowohl das Einverständnis als auch die Fähigkeit dazu besteht, auf psychischem Wege an die Probleme heranzugehen. Unter Zuhilfenahme der von John Diamond und Dietrich Klinghardt erstellten emotionalen Meridianverknüpfungen können emotional belastete Patienten dazu gebracht werden, selbst über ihre unbewussten seelischen Konflikte nachzudenken.

Da sich die Systemische Kinesiologie nicht mit behandlerzentrierten Glaubenssystemen identifizieren will, sollte jedem ihrer Anwender die Freiheit gegeben sein, sich selbst das Passende herauszusuchen und es zu praktizieren.

Ein weiterer Prozess, mit dem man einen tiefen und spezifischen Zugang zu den Inhalten des Unbewussten erhält, ist das von Körbler vorgeschlagene Öffnen des so genannten Psycho-Meridians.

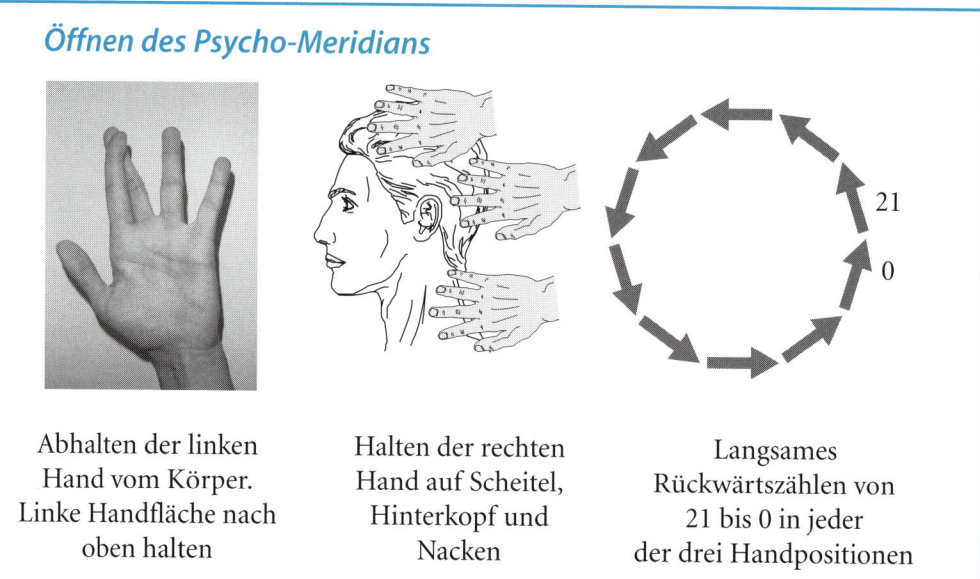

Öffnen des Psycho-Meridians

| Abhalten der linken Hand vom Körper. Linke Handfläche nach oben halten | Halten der rechten Hand auf Scheitel, Hinterkopf und Nacken | Langsames Rückwärtszählen von 21 bis 0 in jeder der drei Handpositionen |

Man geht hierzu wie folgt vor: Nachdem der Mode der psychischen Ebene im Generalfile einen positiven Armlängenreflex ergeben hat, ist klar, dass diese Ebene der augenblickliche Zugang zum System des Patienten ist. Der Psycho-Meridian wird dann durch Überkreuzen des Mittelfingers über den Zeigefinger (linke Hand) und das Abhalten der Hand vom Körper geöffnet, wobei die linke Handfläche nach oben gehalten werden muss und gleichzeitig Scheitel, Hinterkopf und Nacken mit der rechten Hand zu halten sind. In jeder dieser Stellungen soll der Patient langsam von 21 bis 0 zurückzählen.

Als Zeichen einer tief greifenden Umwälzung innerhalb des Informationssystems des Organismus stellt sich dann in der Regel ein totaler Yin-Zustand im Fünf-Quadranten-Test her. Durch eine Neueinspeicherung dieses Zustandes in Yin wird der Fünf-Quadranten-Test umgepolt, und als Ausdruck der Öffnung des Psycho-Meridian-Files ergibt sich dann wieder eine ungleiche Armlänge. Auf dem Display sind jetzt auch tief liegende Informationen für eine Testabfrage zugänglich.

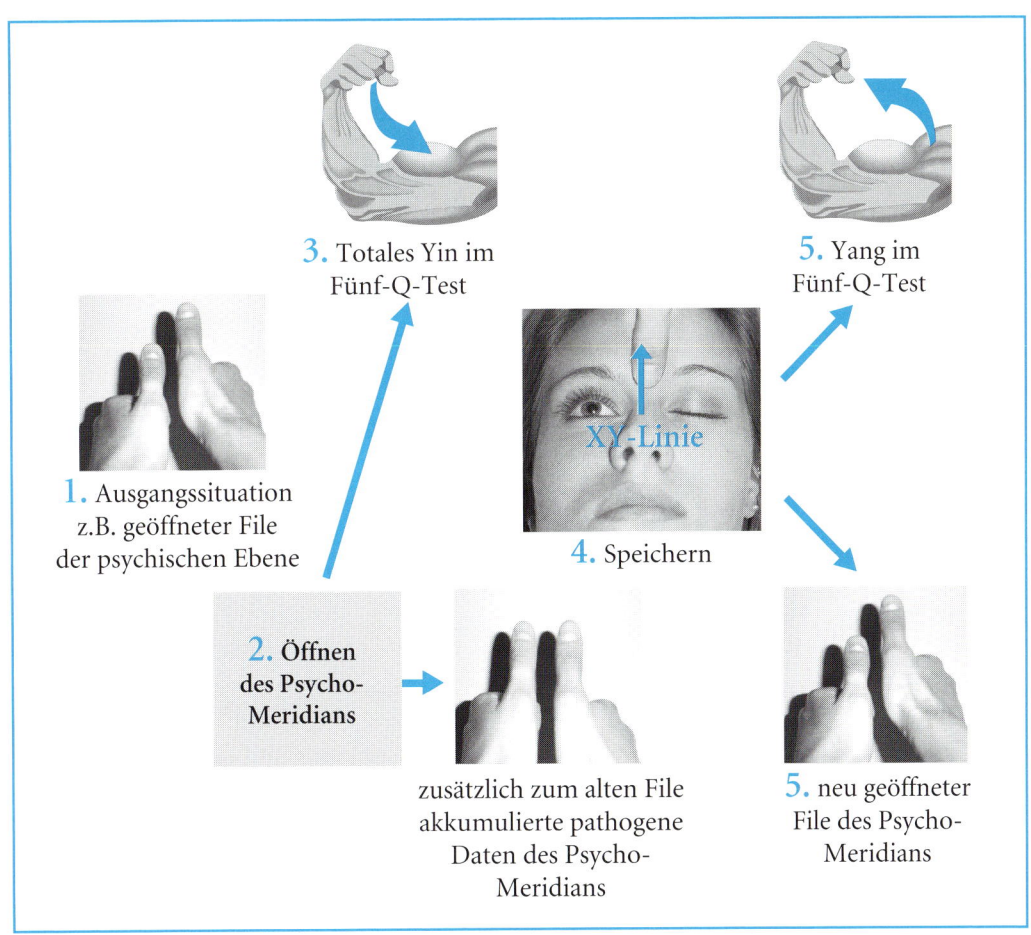

3. Totales Yin im Fünf-Q-Test

5. Yang im Fünf-Q-Test

XY-Linie

1. Ausgangssituation z.B. geöffneter File der psychischen Ebene

4. Speichern

2. Öffnen des Psycho-Meridians

zusätzlich zum alten File akkumulierte pathogene Daten des Psycho-Meridians

5. neu geöffneter File des Psycho-Meridians

Dem behandelnden Arzt stehen nun vielerlei therapeutische Möglichkeiten zur freien Wahl, denn die Systemische Kinesiologie will ihm nicht vorschreiben, welche Testschritte er als Nächstes zu machen hat. Ob er mit der Visualisation unbewusster Glaubenssätze fortfahren will, mit dem Testen des schwächsten Meridians nach der Testsystematik von Diamond oder Klinghardt oder mit der Verwendung von Blüten- oder Aura-Soma-Mitteln – die Systemische Kinesiologie will dem Arzt lediglich ein Werkzeug an die Hand geben, mit dem er je nach seinen persönlichen Präferenzen arbeiten kann.

Literaturhinweise zu Kinesiologie und Psyche:

Diamond, J.: *Der Körper lügt nicht.* Kirchzarten: VAK 2001.

Diamond, J.: *Die heilende Kraft der Emotionen.* Kirchzarten: VAK 2001.

Klinghardt, D.: *Lehrbuch der Psychokinesiologie.* Freiburg: Hermann Bauer 1996.

6.4 Die Harmonisierung von Dysorganisationen mit SkaSYNC®

Die bereits abgehandelten Formen der Dysorganisation – Switching, blockierte Regulation, Segmentation, Isolation und Computercrash – müssen grundsätzlich unter zwei Gesichtspunkten betrachtet werden: Einerseits geben sie Auskunft über augenblickliche Verarbeitungsprobleme im Organismus und liefern somit wichtige Hinweise für die Diagnose; andererseits behindern die Dysorganisationen den unverfälschten Zugriff auf wichtige Krankheitsinformationen. Es gibt also zwei Arten und Weisen, mit ihnen umzugehen:

Zum einen kann man sie für die Diagnose und mögliche Therapie der Störung nutzen. Zwei Beispiele: Ein Patient hat durch den elektromagnetischen Stress der U-Bahn, mit der er zur Praxis gekommen ist, ein Switching-Phänomen. Er könnte auch eine blockierte Regulation zeigen, die von einer Weizenunverträglichkeit herrührt, die wiederum durch das Brötchen ausgelöst wurde, das er zum Frühstück gegessen hat.

Zum anderen wäre es natürlich gut, wenn Ärzte und Therapeuten eine elegante Möglichkeit besäßen, die Dysorganisationen so weit wie möglich zu eliminieren, denn dadurch könnten sie einen freien Zugang zu tiefer liegenden Krankheitsinformationen erhalten.

Die Systemische Kinesiologie bietet hierzu eine einfache technische Möglichkeit. Die Vorstellungen, die mit der Eliminierung der Dysorganisationen verbunden sind, möchte ich in den folgenden Kapiteln diskutieren.

6.4.1 Harmonisierung als Ordnungstherapie

Bioenergetische und kinesiologische Teste setzen Reize in Form von Informationsimpulsen. Die Reaktionen, die auf diese Informationsimpulse erfolgen, werden im Rahmen eines kinesiologischen Tests abgerufen (siehe Kapitel 1). Inwieweit ein Körper aber auf eine Information nur reagiert und inwieweit er sie auch richtig „versteht", ist natürlich eine weiter gehende Frage. Denn es genügt nicht, einen lebenden Organismus einfach nur einem Informationsimpuls auszusetzen – es ist unerlässlich zu prüfen, ob es in diesem Organismus auch eine Kommunikation gibt, durch die er diese Impulse versteht.

Diese Art des Verstehens wirft aber die Frage nach dem inneren Ordnungszustand des Systems auf.

Ein System, das sich in einem Zustand hoher Unordnung befindet, kann Testfragen nur unzureichend in treffende Antwortimpulse umsetzen, weil die biologische Systemorganisation optimale Kopplungs-Phänomene voraussetzt – der Informationsaustausch zwischen den Subsystemen und den einzelnen Zellen ist von existentieller

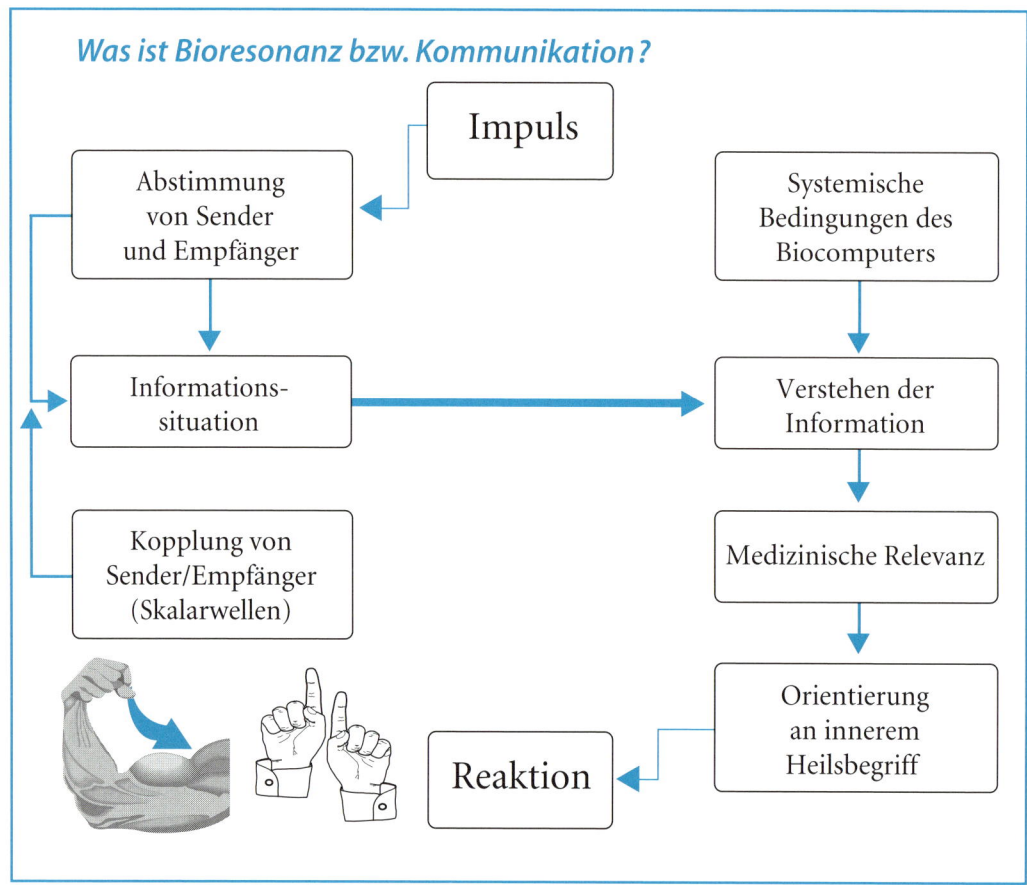

Was ist Bioresonanz bzw. Kommunikation?

Bedeutung. Die Kopplung, also das organisatorische Zusammenspiel aller Einzelteile, ist um so intensiver, je höher der Ordnungsgrad dieses Informationsaustausches zwischen den Subsystemen ist. Je höher der Kopplungsgrad ist, desto höher ist dann auch die Sensitivität des Systems, das heißt, desto größer ist seine Fähigkeit, einfließende Impulse zu verstehen und richtig in das Gesamtsystem einzuordnen.

Generell gilt: Je höher die Sensitivität eines Systems ist, desto leichter und präziser wird es auf Testfragen antworten können. Die Aussagekraft eines bioenergetischen Tests sinkt bei einem geringen Ordnungsgrad des getesteten Systems allerdings bis zum Unverwertbaren ab. Ist der Ordnungsgrad – die moderne Biophysik sagt dazu auch Kohärenz – gering, so ist beim betroffenen Organismus das Maß des Wissens um sich selbst ebenfalls gering. Ich erinnere hier nochmals an das Beispiel von dem Schokoladensüchtigen, denn seine Situation ist mit der des Organismus vergleichbar. Er wird immer nach Schokolade verlangen, auch wenn er weiß, dass sie ihm schadet, und das wird so lange so gehen, bis sein System wieder so weit in Ordnung gebracht wird, dass es die schädliche Wirkung der Schokolade erkennt.

Bei rückkoppelnden Testsystemen wie der Kinesiologie besteht daher ständig die Gefahr, dass das kranke Gewebe seinem falschen Wissen um sich selbst gemäß krankhafte Korrekturen als Testaussagen macht. Das ist die Situation, die in der amerikanischen Kinesiologie mit dem Satz „Sick tissue makes sick corrections" auf eine prägnante Formulierung gebracht worden ist.

6.4.2 Die Verarbeitungskapazität der CPU als Schlüsselgröße

In Kapitel 2.1 habe ich bereits festgestellt, dass die Verarbeitungskapazität des Zentralprozessors (CPU) die Schlüsselgröße für die Qualität der internen Reizverarbeitung darstellt. Je höher die Verarbeitungskapazität des Zentralprozessors ist, desto größer ist auch der interne Ordnungsgrad beziehungsweise die Kohärenz des Systems. Wenn wir also wieder auf unsere Modellvorstellung vom Biocomputer aus Kapitel 2.1 zurückgreifen, wird ein Ausweg aus dieser Situation sehr einfach.

Vor Beginn des biofunktionellen Tests ist sicherzustellen, dass die Verarbeitungskapazität des Zentralcomputers auf ihr Maximum gesteigert wurde und dass die Bedingungen für einen ungehemmten Informationsfluss geschaffen wurden, so weit dies möglich ist. Leider begegne ich in meiner Praxis ausschließlich Patienten, bei denen die Verarbeitungskapazität ihres Arbeitsspeichers herabgemindert ist. Wäre sie ausreichend groß, so wären die Patienten erst gar nicht krank geworden. Die Bandbreite ihrer Adaptationsmöglichkeiten wäre dann nämlich so groß, dass Reservefunktionen die Probleme ausgleichen könnten, die durch die nicht adäquate Verarbeitung der Reize entstehen.

Das heißt: Meine Klientel ist wegen der stark verminderten Verarbeitungskapazität ihres Arbeitsspeichers auch stark eingeschränkt, was die Kapazität ihrer inneren Ordnung angeht. Bioenergetische Resonanzteste lassen nun aber gerade erkennen, wie ein Körper auf die Schwingungen von Medikamenten reagiert, wenn man ihn damit in Berührung bringt. Doch was bedeutet dabei das verringerte Maß an innerer Ordnung für das Ergebnis des Tests? Und welche Informationen soll ein Therapeut überhaupt abrufen?

Für einen gesunden Körper gilt, dass die Informationen, die in Form ständig zu aktualisierender Reize hauptsächlich in der CPU verarbeitet werden, unmittelbar abrufbar sind. Bei einem chronisch Kranken stellt sich die Situation beim Testen jedoch anders dar: Zur Aufdeckung der Ursachen und Bedingungen für die chronische Entgleisung sind nicht die aktuellen, akuten Reizverarbeitungen von Interesse, sondern die alten, tiefer liegenden Informationen und ihre Speicherformen. Denn gerade diese Informationen, insbesondere die isolierten, erweisen sich bei einer Betrachtung unter onkologischem Gesichtspunkt häufig als diejenigen, die von pathogenetisch-existentieller Bedeutung sind.

Diese Informationen aus der „Unterwelt" werden nur dann beim Testen in die CPU überspielt und in einen zugriffsbereiten Zustand überführt, wenn die Kapazität des Arbeitsspeichers der CPU größer ist als die Kapazität des gesamten aktuellen Informations-Inputs. Denn ein Patient hat während des Tests natürlich auch eine Fülle von aktuellen Informationen zu verarbeiten.

Dort, wo eine unverarbeitete Information liegt, beispielsweise in isoliertem Zustand, hat sie keinerlei Verbindung zur CPU. Diese Information ist deshalb einer Fragestellung, die etwa über einen energetischen Nosodenreiz an den Körper gestellt wird, nicht zugänglich. Im schlimmsten Fall (Testreiz Carcinominum) bleibt der Testreiz ohne Reaktion, der Körper antwortet also nicht, da er nicht sagen kann, dass er das Problem, nach dem er befragt wurde, überhaupt hat. Es ist ihm als solches nicht bewusst.

Die Systemische Kinesiologie arbeitet nun mit der Umkehrung dieses Falles: Wird die Verarbeitungskapazität des Arbeitsspeichers der CPU nämlich durch eine Praetherapie erhöht, können die nicht zugriffsbereiten Speicherinhalte – etwa die isolierten – doch einer Testfrage durch homöopathische Medikamente oder Nosoden zugänglich gemacht werden. Der biofunktionelle Medikamententest wird dann ein befriedigendes Ergebnis erbringen und selbst auf die Testfrage Carcinominum mit einer positiven Resonanz reagieren.

6.4.3 Die Synchronisation der Gehirnhemisphären mit SkaSYNC®

Im Folgenden stelle ich die Harmonisierungsfunktion mit SkaSYNC® vor. Sie bietet eine praxisnahe Lösung für all die Probleme, von denen oben die Rede gewesen ist. Die Harmonisierungsfunktion von SkaSYNC® zielt darauf ab, die Verarbeitungskapazität des Arbeitsspeichers der CPU zu erhöhen und den inneren Ordnungsgrad des Organismus sowie sein Bewusstsein von sich selbst zu erhöhen.

Zum besseren Verständnis fasse ich nochmals zusammen:

- Nicht die Menge, Intensität und Spezifität der einfließenden Reize oder Belastungen entscheidet über Gesundheit oder Krankheit. Entscheidend ist die Fähigkeit des Organismus, im Moment der Reizexposition mit einer entsprechend großen Verarbeitungskapazität auf diesen Reiz zu reagieren.

- Diese Fähigkeit lässt sich im Modell des Biocomputers als Kapazität des Arbeitsspeichers definieren. Diese Kapazität wird nach der Reizverarbeitung pro Zeiteinheit bemessen, ist also ein mathematisches Produkt, und dies ist wiederum das Maß für die Dynamik der Lebensprozesse, die auf der energetischen Ebene ablaufen.

- Ist der Biocomputer in einem Zustand geringer Verarbeitungskapazität, werden auch die Informationen, die über die biofunktionellen Teste abrufbar sind, entsprechend inhaltsarm und in ihrer Vollständigkeit reduziert sein. Nun ist aber ein erkrankter Organismus dadurch gekennzeichnet, dass die prozessuale Kapazität seiner körpereigenen Regel- und Verarbeitungssysteme stark vermindert ist, denn dies ist geradezu die Voraussetzung für die Erkrankung. Das würde heißen, dass der Tester von dem Organismus, der eine Aufdeckung seiner unverarbeiteten Informationen am nötigsten hat, eben diese Informationen am schwersten und unvollkommensten abrufen kann.

- Die Qualität eines jeden bioenergetischen Testergebnisses wird also direkt proportional zu der Menge des zielgerichteten verarbeitbaren Informationsflusses zunehmen. Das heißt, erst in einem Zustand optimaler Verarbeitungsqualität wird der Zentralcomputer in der Lage sein, trennscharfe und zielgerichtete Informationen abrufen zu lassen. Dasselbe gilt für die primär wichtigen pathologischen Informationen, also für die Krankheitsinformationen, die nicht nur Ergebnis vorausgegangener Adaptationen sind, sondern echte, primär unverarbeitete und existentiell bedeutsame Informationsspeicherungen.

- Nur mit optimaler Verarbeitungskapazität ist der Zentralcomputer in der Lage, Kompensationsreaktionen wie den Switching-Effekt aufzuheben und zu „wahren", treffsicheren und reproduzierbaren Testaussagen zu kommen.

- Neurologische Dysorganisationen können durch die gesteigerte Verarbeitungskapazität des Biocomputers kompensiert werden. Ihre Störwirkung auf zielgerichtete Fragestellungen kann bei der Testung spezifischer Diagnosestellungen vernachlässigt werden.

6.4.3.1 Zielsetzung

Die moderne Kognitionswissenschaft und die Neurobiologie stellen fest, dass das Gehirn nur zum geringsten Teil mit der direkten Wahrnehmung von Außenreizen beschäftigt ist. Nur zwei Prozent der Gehirnleistung wird auf die direkte Außenwahrnehmung verwandt, die restlichen 98 Prozent dienen der internen Informationsverarbeitung. Eine erfolgreiche Reizverarbeitung hängt daher weniger von der Qualität und Intensität der Außenreize ab als vielmehr von der inneren Prozessleistung des menschlichen Gehirns.

Diese Tatsache legt die Annahme nahe, dass auch die aktuelle Stressresistenz und Intelligenz proportional zur Qualität der internen Verarbeitung ist. Phänomene, die von unverarbeitetem Stress herrühren, lassen sich in der Verhaltensphysiologie auf eine mangelnde Kooperation und Synchronisation beider Gehirnhemisphären zurückführen. Ordnet man der rechten Gehirnhälfte pauschal eher die Steuerung von intuitiven, instinktgebundenen Handlungsweisen zu, kann man der linken Gehirnhälfte um so mehr die Steuerungsqualitäten zuordnen, die an rationale erlernte Prämissen gekoppelt sind. Eine ausschließlich linksgesteuerte Stressbeantwortung ist zwar rational richtig, aber unter Umständen zu langsam, da sie in ihren Entscheidungsparametern nicht auf archaisch-instinktgebundene Verhaltensmuster zurückgreifen kann. Demgegenüber erfolgt eine ausschließlich rechtsgesteuerte Stressbeantwortung in der Regel sehr schnell und blitzartig. Da sie jedoch einer rationalen und bewussten Kontrolle entbehrt, ähnelt sie eher einem panikartigen Reaktionsmuster.

Die Zielsetzung von SkaSYNC® ist es, eine harmonisierende Abstimmung der Koordinationsprozesse beider Gehirnhemisphären zu verstärken und zu unterstützten.

> **Weiterführende Literatur zum Thema Gehirnfunktion und Kinesiologie:**
>
> Dennison, P.: *Befreite Bahnen.* Kirchzarten: VAK 1999.

6.4.3.2 Konstruktionsprinzip

Nach den positiven Erfahrungen mit dem computergestützten Testsystem SkaSys® und seiner zum Patent angemeldeten Transduzer-Schleife wurde das gleiche Konstruktionsprinzip auch auf SkaSYNC® übertragen. SkaSYNC® baut technisch auf standardisierten Kopfhörern auf, wie sie im Medien- und Unterhaltungsbereich verwendet werden. Statt der sonst in Kopfhörern befindlichen Lautsprecher wird bei SkaSYNC® allerdings auf beiden Seiten eine Transduzer-Schleifenstruktur eingebaut. Ansonsten unterscheidet sich der elektrotechnische Aufbau der SkaSYNC®-Apparatur nicht von dem handelsüblicher Kopf- oder Ohrhörer. Durch die technische Veränderung werden die Anwender in keiner Weise gesundheitlich gefährdet.

Die moderne Vakuumphysik postuliert, dass ein skalares Feld entsteht, wenn man in eine aus leitenden Strukturen bestehende Möbius-Schleife elektromagnetische Audiodateien einleitet, etwa mit Hilfe eines Tonbandes, CD-Players oder eines anderen Tonträgers. Skalare Felder entsprechen Gravitationsfeldern. Ich gehe von der Hypothese aus, dass die Bewusstseins- und Gedankenfelder, die das menschliche Gehirn als übergeordnete Feldkorrelate zu den elektromagnetischen Strömen der Gehirntätigkeit erzeugt, von ihrer Qualität her im Großen und Ganzen skalaren Feldern entsprechen.

In der Gehirnforschung hat Pribram die These geäußert, dass ein holographisches Biophotonenfeld zwischen Bewusstseinsprozessen und neurologischen Vorgängen vermitteln könnte. Doch schon vor 15 Jahren schrieb der kürzlich verstorbene Nobelpreisträger Sir John Eccles, man könne sich Pribrams holographische Gehirnfelder in Analogie zu den Wahrscheinlichkeitsfeldern der Quantenmechanik vorstellen (*Eccles 1986*). Seither beschäftigen sich Forscher wie Pribram, Roger Penrose und Stuart Hameroff (jeder von ihnen ein Vertreter der neuen Disziplin der Quantenneurodynamik) die Hypothese, dass die Prozesse im Gehirn auf der Grundlage von Quantenpotentialen und kohärenten Biophotonen zu verstehen seien (*Pribram 1993*).

Das Langzeitgedächtnis wird dabei als strukturierter Komplex von Vakuumzuständen aufgefasst und die Fähigkeit, sich an Dinge zu erinnern, auf die Emission kohärenter Biophotonensignale aus dem Vakuumzustand zurückgeführt. Bearden vertritt bereits seit längerem die Position, dass Skalarwellen die Basis von Popps Biophotonen sein könnten. Zeiger hat kürzlich sein Modell eines superflüssigen Vakuumzustandes vorgestellt. Demzufolge entspringen die gemessenen Biophotonen einem superflüssigen Feld von im Körper gespeichertem Licht. Die Eigenschaften der Biophotonen unterscheiden sich laut Zeiger deutlich von denen normaler („freier") Photonen.

Verschiedene Forschungsergebnisse aus den vergangenen Jahren lassen zudem erkennen, dass auch von lebenden Organismen, und nicht zuletzt vom Menschen, verschiedene feldartige Wirkungen ausgehen, die nicht elektromagnetisch erklärt werden können. Wir können sie als Bewusstseinsfelder bezeichnen, deren physikalischer Charakter am ehesten dem eines skalaren Feldes zuzuordnen ist. Abschließend sei hier angemerkt, dass man auch in der Bewusstseinsforschung zunehmend davon ausgeht, dass das Bewusstsein ein Feld sein könnte.

Literaturhinweise:

Bischof, M.: *Biophotonen – das Licht in unseren Zellen.* Frankfurt am Main: Zweitausendeins 1995.

Eccles, J. C., 1986: Do mental events cause neural events analogously to the probability fields of quantum mechanics? *Proceedings of the Royal Society (London) B, Vol. 227,* S. 411-428.

Lechner, J.: *Störfelddiagnostik, Medikamenten- und Materialtest, Teil II: Kinesiologie, Armlängenreflex-Test und Test-Computer SkaSys.* Kötzting: Verlag für Ganzheitliche Medizin 2000.

Pribram, K. H. (ed.): *Rethinking Neural Networks: Quantum Fields and Biological Data.* Hillsdale, N. J.: Lawrence Erlbaum 1993.

6.4.3.3 Bioinformation über Skalarwellen

Skalarwellen und skalare Felder modulieren zweidimensional statt eindimensional. Sie stellen damit Gedanken und ganze Bilder in den Raum. Sie repräsentieren einen weitaus höheren Informationsgehalt als die einfachen elektromagnetischen Sinusschwingungen der Hertz'schen Transversalwellen.

Fängt jemand eine Skalarwelle auf, die eine Information trägt, dann weiß er plötzlich etwas, das er über seine Sinnesorgane gar nicht wahrgenommen haben kann. Er erinnert sich an ein Bild oder wird sich eines früheren Bewusstseinszustandes bewusst. Wenn wir die Begriffe Feld und Bewusstseinszustand auf ein Krankheitsgeschehen übertragen, dann lässt sich Krankheit neuartig definieren: als Resultante aus dem Spannungsfeld zwischen dem ursprünglichen, genetisch präformierten Entfaltungspotential (dem ursprünglich angelegten Bewusstsein) und dem unter fortlaufenden Umgebungseinflüssen tatsächlich entstehenden phänotypischen Erscheinungsbild. Dies sind die vom Ursprünglichen abweichenden Bewusstseinszustände.

Je größer sich der Unterschied darstellt, je weiter sich das „Produkt" also von seinem „Bauplan" entfernt hat, desto geringer ist die Deckungsgleichheit zwischen den tatsächlich ablaufenden intrazellulären Prozessen und dem ursprünglichen Ziel ihrer Steuerung. Die Übereinstimmung und Harmonie zwischen der genetischen Präformation und der als individuellem augenblicklichen Erscheinungsbild empfundenen Expression sind Garanten für einen mit dem Bauplan des Organismus abgestimmten Gang der Entwicklung. Eine Dysfunktion entsteht demnach aus der Disharmonie zwischen dem vom Organismus aus inneren Zielsetzungen heraus Gewollten und dem von äußeren Bedingungen Erzwungenen.

Die inneren Zielsetzungen können einerseits genetisch-konstitutionell über die Gene und andererseits karmisch-kosmisch als „Lebensschicksal" definiert werden. Extrinsische und intrinsische Einflüsse zwingen den Organismus zu Adaptationsleistungen, die im günstigen Falle innerhalb des dynamischen Anpassungsbereichs der genetischen und karmischen Präformation liegen. Im ungünstigen Falle liegen sie außerhalb dieser beiden Anpassungsbereiche.

Das Krankheitssymptom repräsentiert ein Spannungsfeld, das durch eine pathognomonische Bewusstseinscharakteristik disharmonisierter Zell- und Organbestandteile gekennzeichnet ist. Dieses Spannungsfeld kann durch eine harmonisierende Annäherung zwischen der systemisch-genetischen Zielsetzung und der Bewusstseinsaberration der erkrankten Zell- und Organbestandteile gemindert werden. Durch SkaSYNC® kann eine vorübergehende Harmonisierung zwischen dem gesunden und dem kranken Pol erreicht werden, wobei der gesunde Pol als die jeder Zelle innewohnende Idealvorstellung und der kranke Pol als das jeder Zelle innewohnende Wissen um den Grad der augenblicklichen Abweichung von dieser Idealvorstellung aufgefasst wird. SkaSYNC® stellt zwischen den beiden Polen einen bewusstseinsmäßigen Abgleich her. Eine unmittelbar somatische Einwirkung ist davon allerdings nicht zu erwarten.

6.4.3.4 Vorgehensweise

Da bei SkaSYNC® auf keiner Seite Lautsprecher in den Kopfhörern installiert sind, kann auch keine Musik mehr zu hören sein. Die Anwendung der SkaSYNC®-Apparatur in Form von Ohrhörern erfolgt obligat auf der rechten und linken Kopfseite gleichzeitig. Dadurch kann von einem Synchronisationseffekt auf beide Gehirnhemisphären ausgegangen werden. Das SkaSYNC®-Verfahren baut darauf auf, dass hörbare Informationen in skalare Felder umgewandelt werden. Als akustische Information kommt in SkaSYNC® Musik (vorzugsweise klassische Musik) zur Anwendung, aber daneben auch positive Verstärkungssätze, wie sie in der bioenergetisch orientierten Lebenshilfe eingesetzt werden („Ich bin erfolgreich", „Ich bin liebenswert", usw.). Die Musik und die Verstärkungssätze können beide auf einem tragbaren Minidisc-Player gespeichert und abgehört werden. Der Anwender sucht sich ein Musikstück auf einem beliebigen marktüblichen Tonträger aus und spielt es, statt einen herkömmlichen Kopfhörer zu benutzen, mit der SkaSYNC®-Apparatur ab. Der Anwender kann auch einen Tonträger mit Verstärkungssätzen seiner Wahl besprechen und diese mit der SkaSYNC®-Apparatur abspielen.

Mit den Testmethoden der Systemischen Kinesiologie kann die schnell eintretende Wirkung von SkaSYNC® leicht verifiziert werden, zum Beispiel beim Vorliegen einer ungleichen Armlänge von Anfang an (siehe auch das Beispiel zur Löschung einer blockierten Regulation in Kapitel 4.5.1):

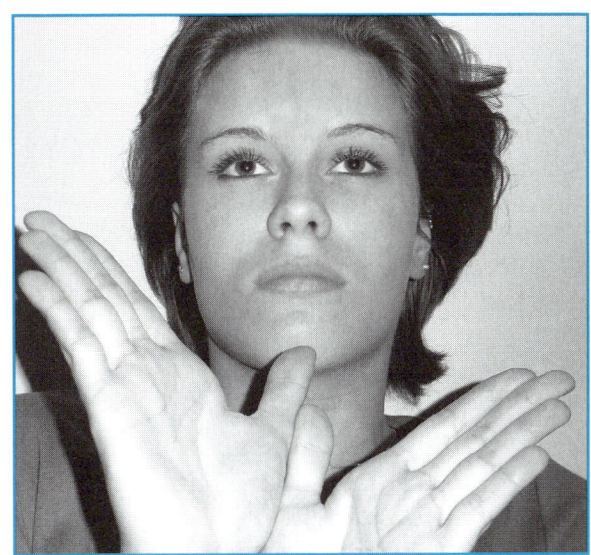

Anfangsstörung
(ungleiche Armlänge)

Unmittelbar nach der Anwendung von SkaSYNC® mit einer geeigneten Musik egalisiert sich die anfängliche Dysorganisation und die Armlänge ist beiderseits gleich:

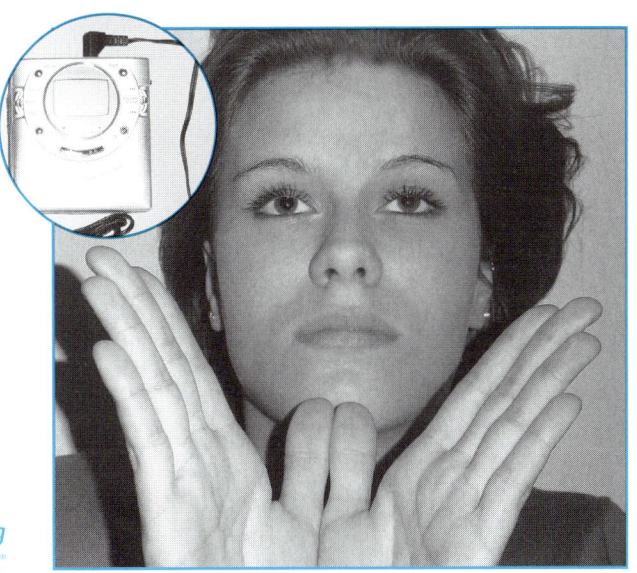

Kompensation der Anfangsstörung
(gleiche Armlänge) mit SkaSYNC®

231

6.4.3.5 Wirkungsweise

Skalarwellen beeinflussen den Organismus auf der Ebene jenes grundlegenden Informationsfeldes, das die biochemischen und physiologischen Prozesse steuert und vermutlich auch die seelischen und geistigen Vorgänge: Die Rede ist hier vom skalarwellengetragenen Bewusstseinsfeld. Durch die zweidimensionale Modulierbarkeit der Skalarwelle kann die vollständige Information eines Bildes einer einzigen Longitudinalwelle aufmoduliert werden. Eine elektromagnetische Welle könnte das nicht leisten.

Die durch SkaSYNC® erzeugten skalaren Bewusstseinsfelder greifen so weit steuernd in die Instabilitätslagen ein, dass Kognitionsprozesse induziert werden, mit denen ursprünglich gesunde und stabile Feldzustände erkannt werden können. Diese Induktionen können aber vom Organismus nur insoweit als Anstöße von außen umgesetzt werden, als sie den somatischen Möglichkeiten des Organismus entsprechen. Dadurch ist gewährleistet, dass SkaSYNC® keinerlei Wirkungen jenseits der Möglichkeiten des Organismus auslöst. Es erzwingt also keinerlei somatisch feststellbare Prozesse.

Über die durch SkaSYNC® vermittelten Bewusstseinsfelder „erkennt" der Körper problematische Zustände und kann sie korrigieren, sofern die äußeren Voraussetzungen

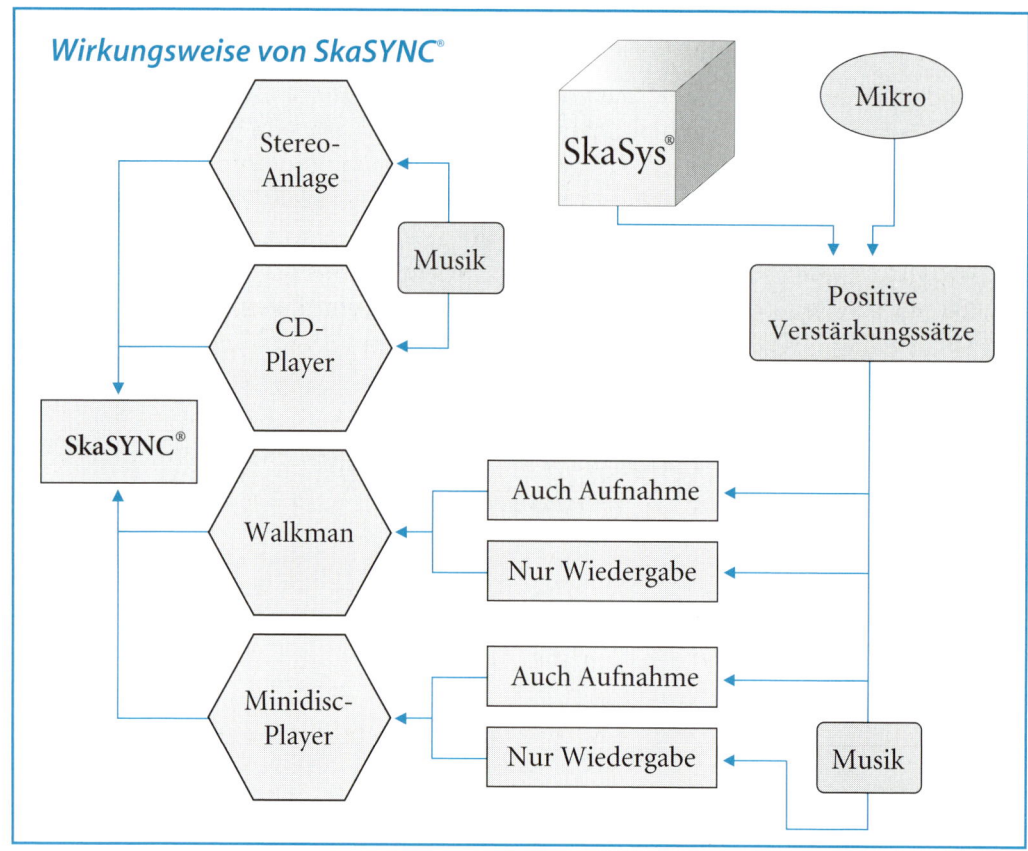

dies zulassen. Die mit der Applikation von SkaSYNC® vorzustellende Wirkungsweise lässt sich mit dem Hören von Musik vergleichen. Hört eine Person beruhigende Musik, kann ihre Stimmungslage dadurch positiv beeinflusst werden. Das subjektive Gefühl der Stressminderung und des Wohlbefindens tritt ein.

Es ist hypothetisch allerdings davon auszugehen, dass das Überspielen von Musik in Form von musikinduzierten Skalarwellen eine intensivere Informationsumsetzung ermöglicht als die Musiküberspielung durch Schallwellen. Man kann daher davon ausgehen, dass die Musikanwendung mit SkaSYNC® eine schnellere und möglicherweise auch tiefer gehende Harmonisierungsfunktion auf die Hemisphären-Dyskoordinationen ausübt. Eine Minderung der zerebralen Dyskoordination kann zu einer verminderten Stressreaktion beim Anwender oder umgekehrt zu einer erhöhten Stressresistenz führen.

Das computergestützte Testsystem SkaSys® (siehe Kapitel 6.5) erlaubt das Austesten von positiven Verstärkungssätzen und ihre Einspielung über SkaSYNC® mit Hilfe eines Walkmans oder Minidisc-Players.

6.4.3.6 Einfache Beispiele zur SkaSYNC®-Anwendung

Nachdem ich festgestellt hatte, dass die Induktion eines skalaren Feldes durch bestimmte Musik Dysregulationen beseitigen kann, habe ich diese Eigenschaft gezielt ausgebaut, um auf diese Weise die Einstiegsbedingungen in die Systemische Kinesiologie mit dem Armlängenreflex-Test zu erleichtern. Die Harmonisierung mit SkaSYNC® wird in vielen Fällen erfolgreich sein, wenn die gewählte Harmonisierungsinformation dem zu testenden Patienten individuell entspricht. Die besten Erfahrungen habe ich hierbei mit klassischer Musik gemacht. Dabei ist zu beachten: Nicht jede Musik wirkt bei jedem Patienten gleich. Manchmal geht eine Harmonisierung mit Bach hervorragend, dann wieder nur mit Vivaldi oder Mozart.

Funktioniert die Harmonisierung mit SkaSYNC® jedoch nicht, ist dies kein Beweis für das Versagen des Prinzips. Für das Nicht-Funktionieren gibt es mehrere Ursachen:

- Es wurde die falsche Musik verwendet. Dann muss man es eben mit anderen Musikstücken versuchen.

- Die Dysorganisation ist so stark, dass sie über die Harmonisierungsfunktion nicht zu beseitigen ist. In diesem Falle müssen andere Schritte ergriffen werden (siehe Kapitel 5.1). Denn die Harmonisierung wird nur in der Lage sein, die regulatorische Funktionskapazität des Organismus durch Erweiterung des Arbeitsspeichers so weit wieder herzustellen, dass oberflächliche Störungen augenblicklich wieder problemlos verarbeitet werden können. Der Körper befindet sich dann in einem Zustand der Klarheit und kann einem korrekten diagnostischen Zugriff ausgesetzt werden. Durch SkaSYNC® jedoch eine Heilung zu erwarten, wäre völlig verfehlt.

Zur Wiederholung: Phase 1-Klarheit bedeutet, dass alle informatorischen Untersysteme des Organismus – also alle Minicomputer – optimal miteinander kommunizieren und in der Lage sind, relevante Daten auf das Display zu liefern. Im Zustand der Phase 1-Klarheit befindet sich der Organismus, wenn sowohl in Yin als auch in Yang alle Muskeln im Fünf-Quadranten-Test stark sind, wenn eine gleiche Arm- und Beinlänge vorliegt, wenn die Zungenspitze am harten Gaumen keinen positiven Armlängenreflex ergibt und wenn auch kein positives Handchakra vorliegt. Wird einer dieser Punkte nicht erfüllt, besteht keine Phase 1-Klarheit, und es ist dann davon auszugehen, dass das chronische Geschehen momentan von einer akuten Dysorganisation überlagert wird.

Wie intensiv ein akuter Stresszustand mit SkaSYNC® harmonisiert und ausgeglichen werden kann, zeigt folgender Versuch. Ich empfehle jedem Anwender, diesen Versuch an einer Testperson durchzuführen:

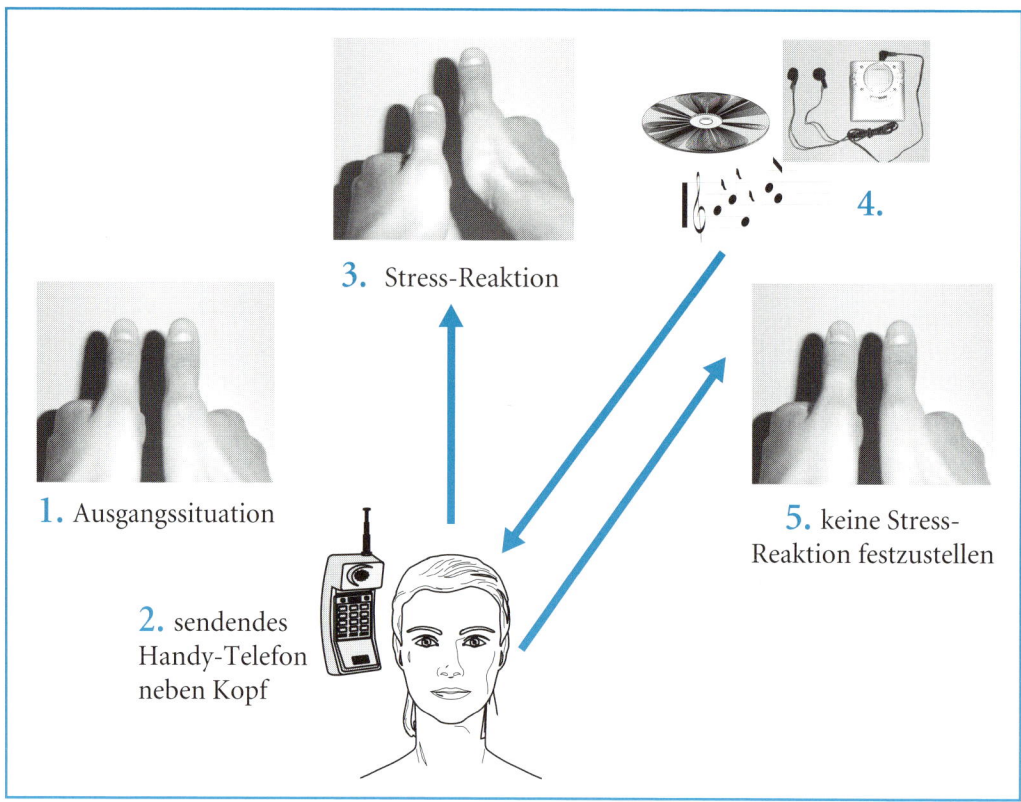

3. Stress-Reaktion

4.

1. Ausgangssituation

2. sendendes Handy-Telefon neben Kopf

5. keine Stress-Reaktion festzustellen

Ein weiteres Beispiel wäre ein Anfangs-Armlängenreflex (siehe Kapitel 4.3), der von hohen galvanischen Mundströmen herrührt, die durch verschiedene Metalle im Zahnersatz des Patienten verursacht werden (siehe Abbildung S. 233):

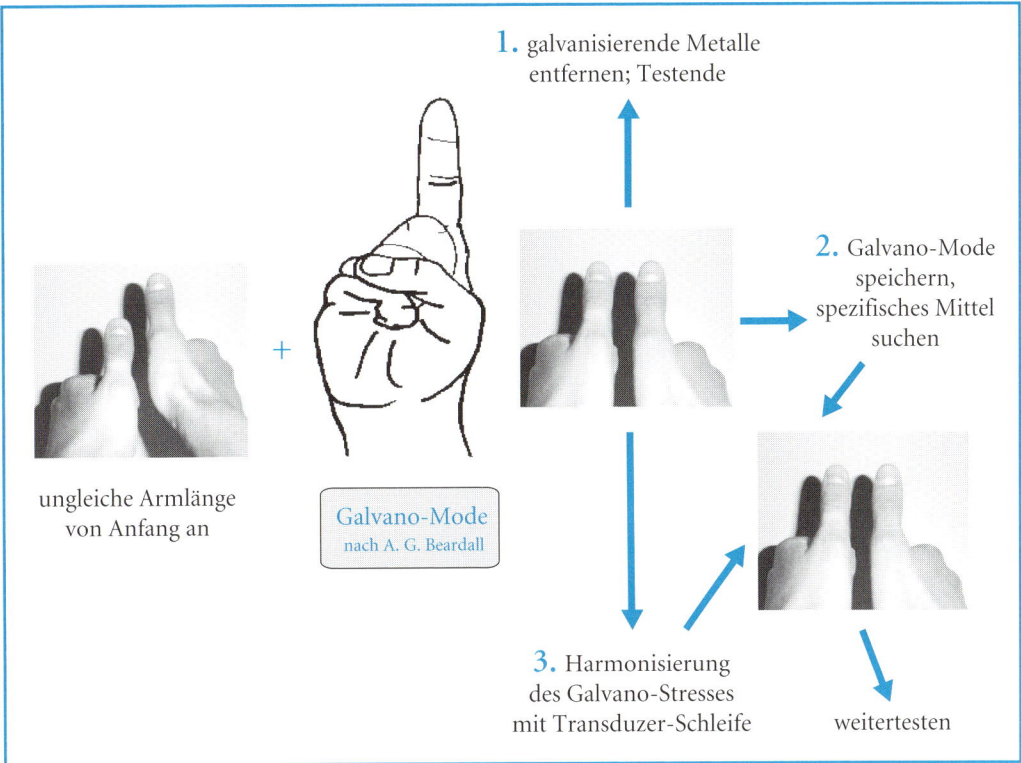

1. galvanisierende Metalle entfernen; Testende

2. Galvano-Mode speichern, spezifisches Mittel suchen

3. Harmonisierung des Galvano-Stresses mit Transduzer-Schleife

weitertesten

ungleiche Armlänge von Anfang an

Galvano-Mode
nach A. G. Beardall

Die Anwendung der SkaSYNC®-Apparatur mit Musik oder positiven Verstärkungssätzen beinhaltet in der Systemischen Kinesiologie neben der Harmonisierungsfunktion auch eine stabilisierende Unterstützungsfunktion, die sich während eines Armlängenreflex-Testes ergibt. Diese hoch willkommene und beabsichtigte Zusatzaufgabe hat auch Einfluss auf die methodischen Grundlagen der Systemischen Kinesiologie. Die SkaSYNC®-Apparatur kann mit ihrer Harmonisierungsfunktion den prozessualen Ablauf eines Tests erheblich erleichtern und vereinfachen.

SkaSYNC® schließt geöffnete spezifische Files (siehe Kapitel 3.2), das heißt, SkaSYNC® stellt die auf dem Display akkumulierten pathogenetischen Daten in der Regel wieder in das Systemgefüge zurück. Das bedeutet nicht, dass nun eine Heilung eingetreten ist! Es bedeutet allerdings, dass ein ständiges Mitlaufen von SkaSYNC® mit Musik nicht sonderlich sinnvoll ist.

Im Falle eines Computercrashs hebt SkaSYNC® den Crash in der Regel – aber nicht immer – auf, wobei der File geschlossen wird, in dem zum Zeitpunkt des Crashs gerade getestet wurde. Dieser spezifische File muss dann erneut durch eine Speicherprozedur geöffnet werden. Er bleibt nach der Harmonisierung in der Regel stabil, und der vorher eingetretene Computercrash bleibt aus, so dass nun weitergetestet werden kann.

Die Abbildungen auf diesen beiden Seiten zeigen die entsprechende Vorgehensweise:

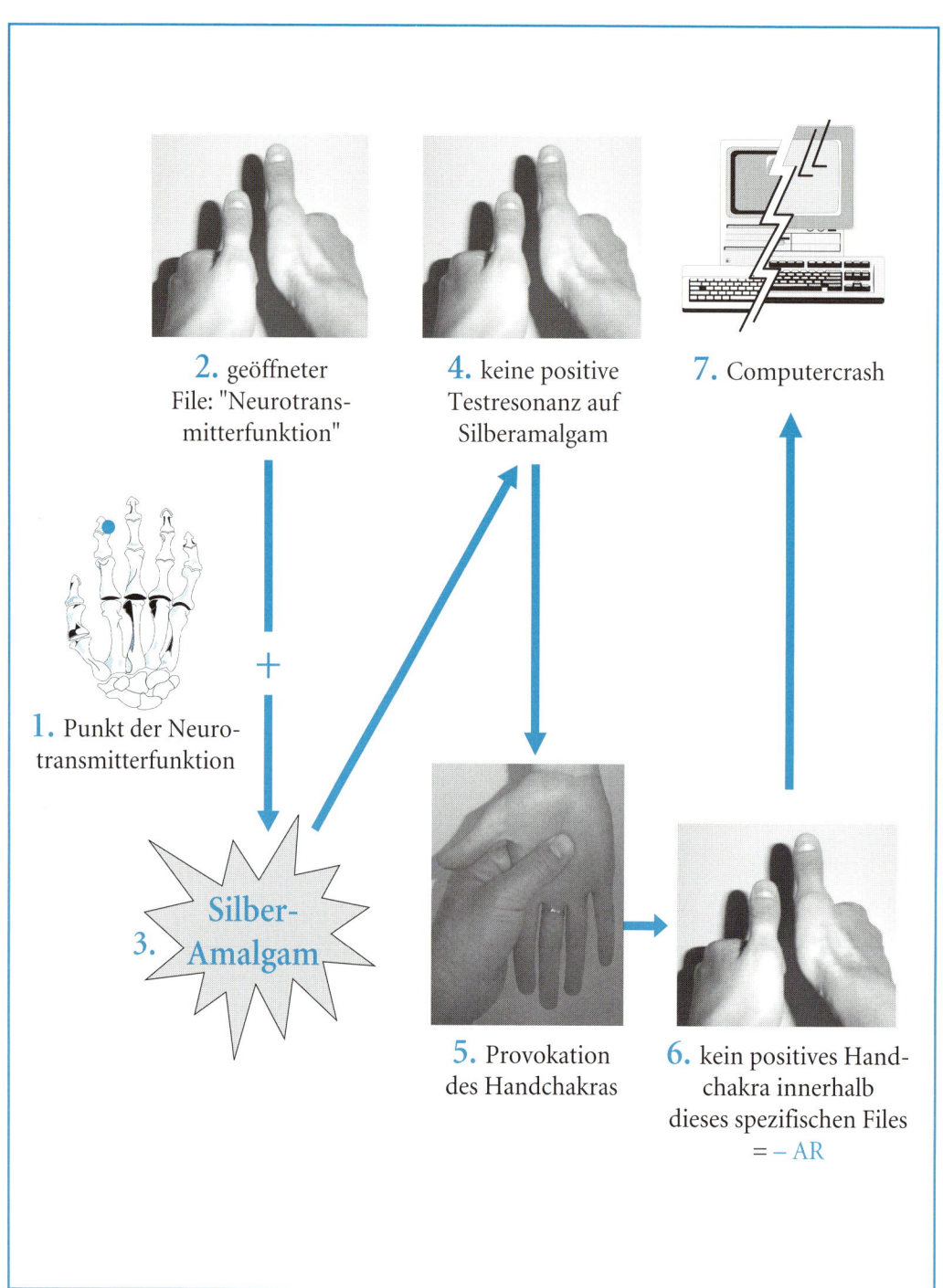

2. geöffneter
File: "Neurotrans-
mitterfunktion"

4. keine positive
Testresonanz auf
Silberamalgam

7. Computercrash

1. Punkt der Neuro-
transmitterfunktion

3. Silber-
Amalgam

5. Provokation
des Handchakras

6. kein positives Handchakra innerhalb
dieses spezifischen Files
= – AR

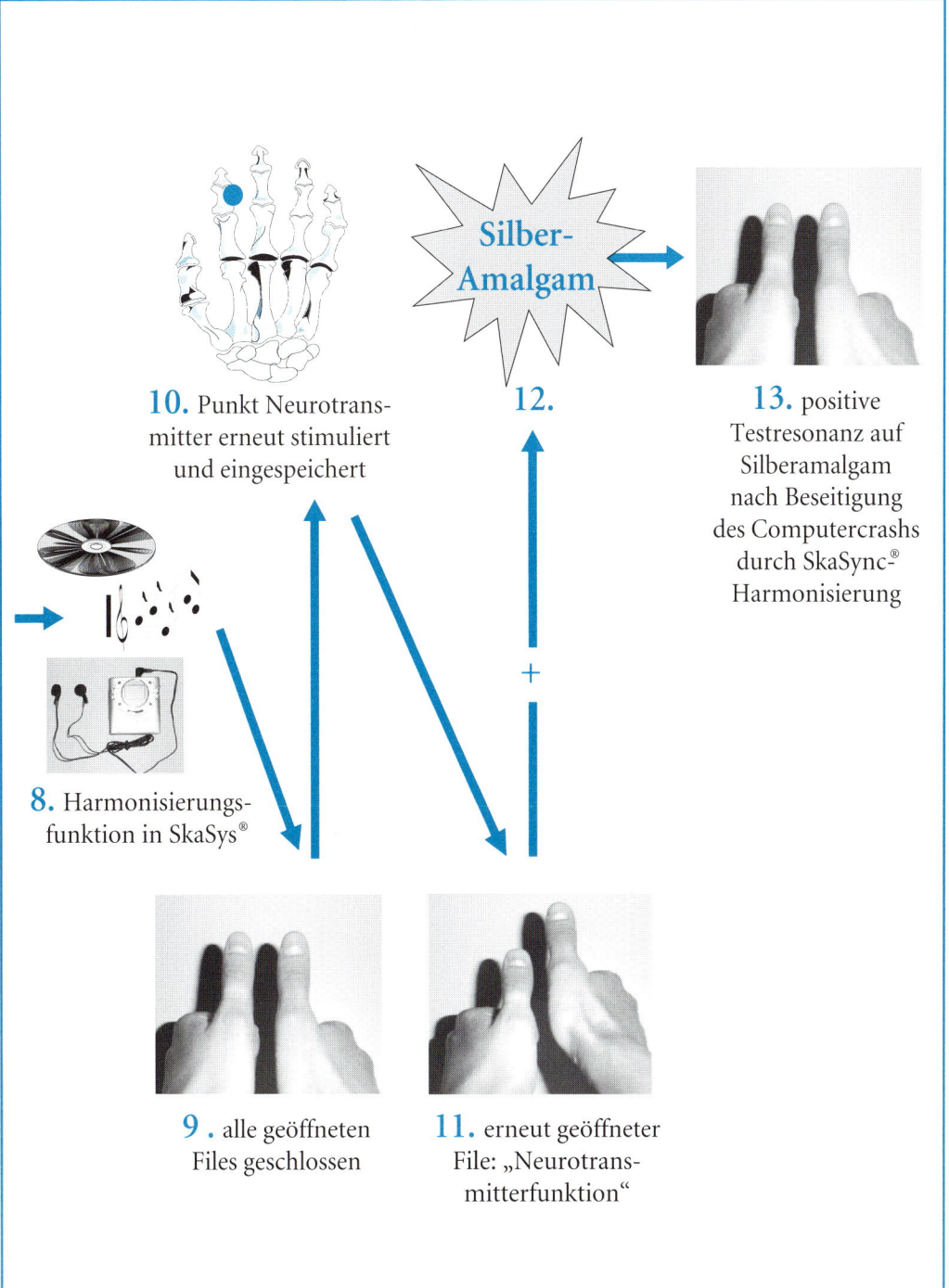

Silber-Amalgam

10. Punkt Neurotrans-
mitter erneut stimuliert
und eingespeichert

12.

13. positive
Testresonanz auf
Silberamalgam
nach Beseitigung
des Computercrashs
durch SkaSync-®
Harmonisierung

8. Harmonisierungs-
funktion in SkaSys®

9 . alle geöffneten
Files geschlossen

11. erneut geöffneter
File: „Neurotrans-
mitterfunktion"

Die folgende Abbildung zeigt schematisch die potentiellen Wirkungen von SkaSYNC®:

- Die blockierte Regulation wird wieder hergestellt.
- Der geöffnete File wird geschlossen.
- Der Computercrash wird aufgelöst.
- Alle Speicher werden gelöscht (Reset).
- Dysorganisationen werden minimiert.

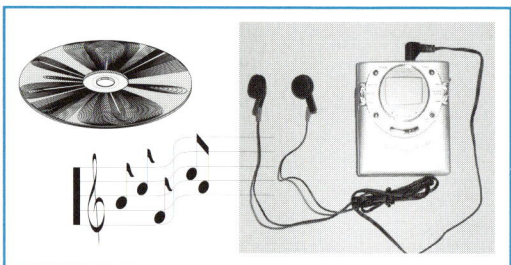

Die Aktivierung der harmonisierenden Musiküberspielung mit Hilfe von SkaSYNC® setzt im Armlängenreflex-Test in der Regel folgende Dynamik in Gang:

- Die ursprüngliche Armlänge beginnt in eine Oszillation überzugehen. So drückt sich der induzierte Verarbeitungsprozess aus.
- Solange diese Oszillation anhält, ist jede weitere Intervention zu unterlassen und die Harmonisierung mit SkaSYNC® ist so lange weiterzuführen, bis eine stabile ausgeglichene Armlänge vorliegt. Der Harmonisierungsvorgang ist dann abgeschlossen und Weitertesten im Klaren möglich.

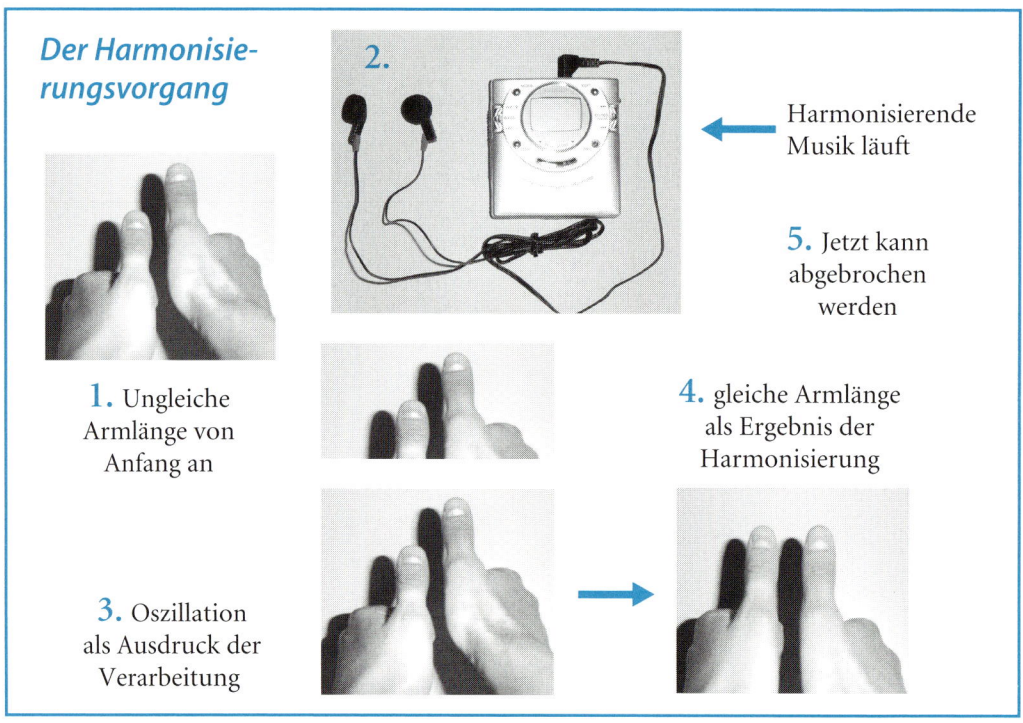

Der Harmonisierungsvorgang

2.

Harmonisierende Musik läuft

5. Jetzt kann abgebrochen werden

1. Ungleiche Armlänge von Anfang an

4. gleiche Armlänge als Ergebnis der Harmonisierung

3. Oszillation als Ausdruck der Verarbeitung

6.4.3.7 Klinische Ergebnisse

Naturgemäß sind die Ergebnisse bioenergetischer Testmethoden nur sehr schwer darstell- und objektivierbar. Einfache Möglichkeiten, Heilungsprozesse auf energetischer Ebene visuell zu dokumentieren, bieten die so genannte Kirlian-Fotografie und die Energetische Terminalpunktdiagnostik (ETD) nach Peter Mandel.

Literatur zu Kirlian-Fotografie und Energetischer Terminalpunktdiagnostik:

Mandel, P.: *Energetische Terminalpunkt-Diagnose. Kosmo-Medizin Bd. 1.* Essen: Synthesis-Verlag 1987.

Mandel, P.: *Praktisches Handbuch der Farbpunktur. Bd. 1.* Sulzbach: Energetik-Verlag 1986.

Lechner, J.: *Störfelder im Trigeminusbereich und Systemerkrankungen.* Kötzting: Verlag für Ganzheitliche Medizin 1999.

Ein Beispiel: Eine 23-jährige Patientin leidet unter einer schweren Depression, die mit völliger Antriebslosigkeit und dem Gefühl völliger Leistungsunfähigkeit verbunden ist. Ihr Studium hat die junge Frau abgebrochen, und ihr psychischer Zustand ist völlig altersuntypisch. Von ärztlicher Seite wurde die Gabe von Psychopharmaka verordnet. Durch diese hat sich der beschriebene Zustand noch mehr verschlechtert.

Die Interpretation der bei der Erstuntersuchung durchgeführten Kirlianaufnahme führt als Ergebnisse eine vollständige hormonelle Dysregulation bei völligem Ausfall des Dreifachen Erwärmers und der gesamten hormonellen Steuerung auf. Zusätzlich fallen mehrere Stoffwechselmeridiane in energetischer Hinsicht vollständig aus, insbesondere der Leber- und Milzmeridian. Besonders bemerkenswert ist die Disharmonie von rechter und linker Seite, was auf eine Lateralitätsstörung schließen lässt, genauer gesagt auf eine Disharmonie in den beiden Gehirnhemisphären.

Kirlianaufnahme bei der Erstuntersuchung

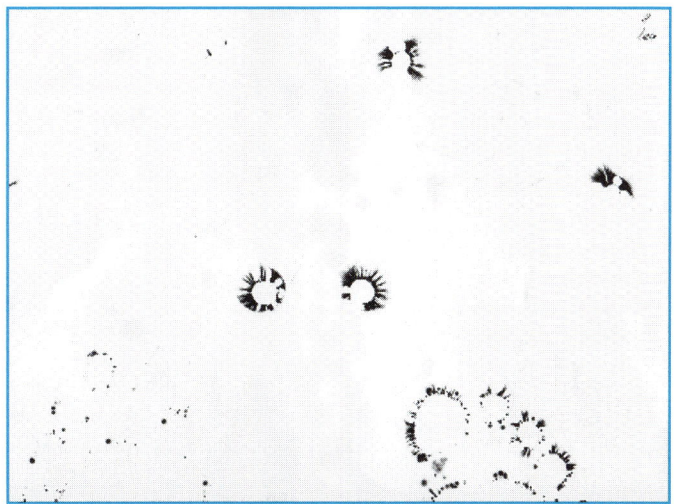

Unmittelbar nach Anfertigen dieses Bildes wurde der Patientin für fünf Minuten die SkaSYNC®-Apparatur mit eingespielten Melodien von Mozart appliziert. Als die fünf Minuten herum waren, zeigte sich jedoch keine klinische Verbesserung des akut schlechten psychischen Allgemeinzustandes. Unmittelbar danach wurde erneut eine Kirlianaufnahme angefertigt, mit verblüffendem Ergebnis: Die hormonelle Regulationsschwäche war völlig verschwunden. Die Lateralitätsstörung – also die ungleichgewichtigen Energieverteilungen auf der rechten und linken Seite – war ebenfalls völlig verschwunden.

Kirlianaufnahme nach Anwendung von SkaSYNC®

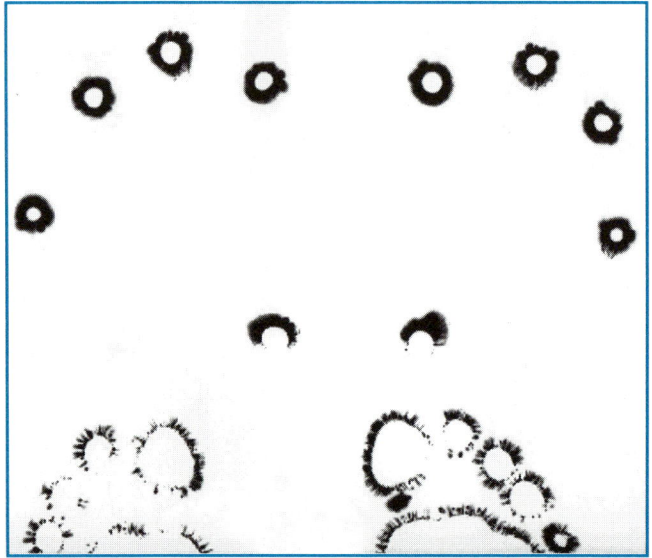

Insgesamt ist deutlich sichtbar geworden, dass trotz der Kürze der Behandlung eine intensive Reorganisation der zentralen Ordnungsstrukturen durch die SkaSYNC®-Anwendung erfolgt ist. Dieses Beispiel demonstriert sehr anschaulich die unmittelbare Wirkung, die die SkaSYNC®-Apparatur auf energetischer Ebene hat. Beim Vergleich der beiden Bilder wird deutlich, wie tief greifend die Harmonisierungsprozesse auf der energetischen Steuerungsebene ablaufen können.

6.5 Ausblick:
Die Vision eines computergestützten Testsystems

Durch die Systemische Kinesiologie mit dem Armlängenreflex-Test ergibt sich ein Zugang zu folgenden Informationen:

- **Diagnostische Informationen über eine positive binäre Antwort im Armlängen-reflex-Test:**

  Mit Hilfe von Nosoden, homöopathischen Medikamenten, Stoffwechselprodukten, Substituten, Handmodes, Akupunkturpunkten, Organen und Zellorganellen, psychischen Belastungsfaktoren, feinenergetischen Belastungsfaktoren und vielem anderen mehr.

- **Informationen über die Qualität der Datenübermittlung innerhalb des Systems:**

  Handchakra, Processing-Mode, blockierte Regulation, Segmentation von körpereigenen Daten, Isolation von körpereigenen Daten, Minicomputer.

- **Informationen über die Tiefe einer Behandlung:**

  Effizienz-Filter, Testen auf Stress-Abwehr, Konversion.

Es wäre ideal, wenn ein computergestütztes System zur Verfügung stünde, das diese erdrückende Fülle von Informationen nicht in Form von Testsätzen und Testampullen, sondern für schnelle und ökonomische Abrufe in digitaler Form bereitstellen könnte.

6.5.1 Biologische Hintergründe der Skalarwellen

In Kapitel 6.4 habe ich die Möglichkeit dargestellt, wie man auf lebende Systeme mit Hilfe von Skalarwellen Einfluss nehmen kann. Die Skalarwellen transportierten dabei akustische Informationen – nämlich Musik. Mit dem computergestützten Testsystem SkaSys® ist es gelungen, die oben formulierte Idealvorstellung zu verwirklichen und durch die Skalarwellen Biokommunikation herzustellen. SkaSys® vereinigt zwei Vorteile: Die skalarwellengestützte Bioinformation wird berührungslos übermittelt, und die computergestützte Datenbasis umfasst rund 7000 Testelemente.

Die geringe Eindringtiefe in den Körper, die transversale Schwingungsform und andere bekannte Eigenschaften der Hertz'schen Welle sind kaum dafür geeignet, eine biologische Wirksamkeit zu begründen. Mensch und Natur nutzen nur Longitudinal- oder Skalarwellen für Informationszwecke und für den Datentransfer verschlüsselter biologischer Softwareinformationen, jedoch keine Transversalwellen (Meyl). Es kann gezeigt werden, dass es sich bei Biostrahlen oder Biophotonen, mit denen einzelne Zellen kommunizieren, jeweils um Formen elektromagnetischer Longitudinalwellen handelt, die auch bei der Nervenleitung und Signalverarbeitung im menschlichen Gehirn beteiligt sind. Eine biologische Wirkung ist daher auch nur von diesen Wellen zu erwarten und nicht von der Hertz'schen Welle, die heute technisch nahezu lückenlos genutzt wird (Meyl).

Der physikalische Grund dafür, dass Kommunikation in der Biologie eher mit Skalarwellen vor sich geht und eben nicht mit elektromagnetischen Wellen, ist folgender: Wird im elektromagnetischen Bereich eine Frequenz moduliert, so wird die Wellenlänge mitmoduliert. Bei der Skalarwellenstrahlung hingegen ist die Natur hinsichtlich der Wellenlängenmodulation frei, da die Ausbreitungsgeschwindigkeit der Skalarwellen nicht fixiert ist. Dadurch wird eine ganze Dimension der Modulierbarkeit hinzugewonnen. Das ist allein schon notwendig, um Konflikte zwischen den verschiedenen biologischen Informationsträgern und in den gleichzeitig ablaufenden Informationsprozesse zu vermeiden.

6.5.2 SkaSys®: Ein skalarwellengestütztes Testsystem für die Praxis

Das SkaSys®-Testsystem setzt im Bereich bioenergetischer Teste neuartige Akzente: Es übermittelt Testinformationen berührungslos und frei von elektromagnetischem Stress. Seine Wirksamkeit baut auf einer modernen Feldtheorie auf, die sich an Quantenfeldern und an der Vakuumphysik orientiert. Die Aktivierung der Information eines Testelements oder Medikaments in SkaSys® induziert sofort ein skalarwellengetragenes Signal für das jeweilige Testelement, das über die Transduzerschleife auf das Test-Feld des Patienten übertragen wird. Zum Abruf der Testreaktionen bevorzugt SkaSys® den Armlängenreflex-Test. Alle anderen Formen des Muskeltestens, bioelektronischer Verfahren (EAV, BFD, VEGA) und RAC nach Nogier sind ebenfalls möglich.

Das SkaSys®-Testsystem besteht aus einer Software, die auf jedem herkömmlichen PC installiert werden kann. SkaSys® induziert skalare Felder, um Bioinformationen über Folgendes einzuholen:

– Akupunkturmeridiane (einschließlich der Voll'schen Sondermeridiane),

– meridianspezifisch vorselektierte Homöopathika und Nosoden,

– strukturelle Testinformationen, zum Beispiel über Zellorganellen, kraniale Knochen, usw.,

– chemische Testinformationen (etwa über Toxine, Neurotransmitter, Zytokine, usw.),

– psychoemotionale Testinformationen und Bach-Blüten, Aura-Soma-Mitteln, usw.,

– positive Verstärkungssätze zur psychoemotionalen Balancierung,

– feinenergetische Testinformationen (zum Beispiel über Viren, Miasmen, geopathische Störungen, usw.),

– Medikamente und Supplemente der gängigen naturheilkundlichen Firmen,

– Handmodes nach Beardall und anderen.

Die Testinformationen sind ökonomisch vom Computer abrufbar und können dann in einzelnen Potenzen getestet werden.

- Außer dieser Testfunktion verfügt SkaSys® auch über eine Fensterfunktion, die über viele einzelne Testelemente Auskunft gibt. Beide Funktionen ergänzen einander und machen SkaSys® zu einem vollwertigen naturheilkundlichen Lern- und Informationssystem.

Weitere Leistungen:

- Der kinesiologische Testablauf wird zur forensischen Sicherheit automatisch dokumentiert und ausgedruckt.

- Der Meridian-Test ermöglicht das Testen auf der Basis der Akupunkturmeridiane und der Voll'schen Sondermeridiane.

– Neben den vollzähligen Hand- und Fußpunkten umfasst der Merdian-Test rund 1400 meridianspezifische vorselektierte Nosoden und Homöopathika.

– Alle Meridiane und Meridianunterpunkte können mit der skalaren Inhaltsdefinition des SkaSys®-Testsystems auf ihre Resonanz überprüft werden.

– Mit Hilfe einer Filterfunktion wird der am stärksten belastete Meridian ermittelt. Dadurch vereinfacht sich die diagnostische Testroutine erheblich.

– Der am stärksten belastete Meridian wird mit den vorselektierten Nosoden und Homöopathika für den diagnostischen und therapeutischen Zugriff geöffnet.

- Die Architektur des Ebenen-Tests ist vierfach untergliedert:

– Strukturelle Ebene: Ihr werden sämtliche Organe, Gewebe und Zellorganellen sowie alle knöchernen und muskulären Bewegungssysteme zugeordnet.

– Chemische Ebene: Ihr werden sämtliche Nährstoffe und Metaboliten zugeordnet, ferner auch die Allergene, Toxine, Bakterien, Viren, Pilze und Parasiten.

– Psychische Ebene: Zu ihr zählen die psychoemotionalen Testsystematiken nach John Diamond und Dietrich Klinghardt, das Enneagramm sowie die psychosozialen, psychomentalen und psychospirituellen Testelemente; außerdem auch die Bachblüten mit den dazu gehörigen positiven Verstärkungssätzen und sämtliche Aura-Soma-Mittel.

– Informative Ebene: Sie enthält detaillierte Informationen über die geopathischen und physikalischen Felder sowie über die Narbenstörfelder. Des Weiteren enthält sie Informationen über die Toxine biologischer Fremdsysteme (Viren, Parasiten, Bakterien), über Miasmen, Konstitutionsfaktoren und Konstitutionsmittel usw.

- Die Architektur des zahnmedizinischen Test-Moduls gliedert sich folgendermaßen:

  – odontogener Störfeld-Test mit energetischem Abruf jedes einzelnen Odontons,

  – dentaler Nosoden-Test mit pathogenetischer Spezifizierung des chronischen Störfeldgeschehens nach Art und Stärke,

  – Material-Test mit allen gängigen Legierungen, Füllungsmaterialien, zahnärztlichen Werk- und Hilfsstoffen,

  – zahnärztlicher Medikamenten-Test mit allen Lokalanästhetika und sämtlichen Antibiotika,

  – Testen des isopathischen Umkehrwerts,

  – Testen der Ausleitungsmedikamente und der prä- und postoperativen Begleitmedikation.

- Der Organ-Störfeld-Test gliedert das dominante und signifikante Störfeld und die Narbenstörfelder nach ihrer Lokalisation in Kopf, Brust, Bauch und Becken.

- Der Medikamenten-Test von SkaSys® erlaubt den Zugriff auf die Testinformationen der größten naturheilkundlichen Medikamentenhersteller (Centropa, FM-Pharma, Heel, Pascoe, Phoenix, Sanum) und ihrer gängigsten Produkte. Die Materia medica eines jeden Mittels dieser Firmen kann einzeln in einem Informationsfenster aufgerufen werden. Auch dadurch wird SkaSys® zu einem vollwertigen naturheilkundlichen Lern- und Informationssystem. Mit diesem Medikamenten-Modul bietet SkaSys® zudem eine neue therapeutische Hilfestellung: Mit Hilfe einer Suchfunktion kann automatisch ein therapeutischer Index über die Krankheitsdiagnosen erstellt werden.

- SkaSys® bietet außerdem die Möglichkeit, durch den Mode-Test bioenergetische Informationen mit dem Organismus auszutauschen. Mehr als 200 Handmodes stehen als Testelemente zur Verfügung. Die Modes liegen in alphabetischer Reihenfolge vor und können wahlweise in den Testprotokollen aktiviert werden. Zusätzlich zu den bildlichen Darstellungen liefert SkaSys® auch eine ausführliche Erklärung und Beschreibung der einzelnen Handmodes an.

- Im Übrigen stellt das Testsystem in jeder Funktion einen Blocktest für die schnelle ökonomische Testung von Medikamenten zur Verfügung. In einer digitalen Auswahlstruktur können ganze Gruppen von Testelementen und Potenzen selektiv auf ihre Resonanz getestet werden. Dadurch kann eine große Zahl von Testmöglichkeiten in extrem kurzer Zeit durchgetestet werden.

- Die Harmonisierungs-Funktion in SkaSys® ist mit der Anwendung von SkaSYNC® gleichwertig, da auch sie die regulatorische Situation des Patienten stabilisiert:

– Verarbeitungsstörungen der inneren Information des Patienten wie Switching und blockierte Regulation können schnell ausgeglichen werden. Dadurch wird die Testsicherheit und Testaussage in ihrer Präzision und systemischen Relevanz ohne großen Testaufwand erhöht.

– Außerhalb eines Testes kann die Harmonisierungs-Funktion zur Kompensation von elektromagnetischem Stress und zur Erhöhung des Wohlbefindens in der Selbsttherapie eingesetzt werden.

● Zum schnellen Einstieg in die systemische Diagnose stellt SkaSys® in Anlehnung an Schimmel umfangreiche Filterfunktionen zur Verfügung. Diese Filter erlauben eine spezifische Fragestellung an die informatorischen Organisationsstrukturen des Patienten, unter anderem nach den dominanten Störfeldern und den am stärksten belasteten Meridianen, nach den durch Gedanken aktivierten Erkrankungen, nach Lebensmittelallergien, Materialunverträglichkeiten und vielem anderen mehr.

Bezugsquellen

Bücher von A. G. Beardall:

Sie sind erhältlich bei

Dr. Chris Beardall, 7338 SE Harne Street, Portland, OR 97206, USA
Tel.: (001) 503 774 3039

Bücher von J. Lechner:

Sie sind erhältlich bei

Dr. Johann Lechner, Grünwalder Straße 10 a, D–81547 München
Tel.: 0 89/6 97 00 55, Telefax 0 89/6 92 58 30
E-Mail: drlechner@aol.com

AANTK Mode-Cards:

Sie sind direkt zu beziehen bei

AANK® American Academy of Neural Kinesiology, Dr. Louisa Williams
86 Valley Road, San Anselmo, CA 94960, USA
Tel.: (001) 888 638 7255

Materialien:

– Die am Ende von Kapitel 3.7.2 aufgeführten Filter sind größtenteils erhältlich bei
  Fa. VEGA Grieshaber KG, Am Hohenstein 111, D–77761 Schiltach
  Tel. 0 78 36/5 02 19, Telefax 0 78 36/5 02 06
  Internet-Adresse: www.vegatest.de
  (Die Filter sind auch im computergestützten Testsystem SkaSys® als Bioinformationen in Form von Skalarwellen enthalten.)

– Natives Silberamalgam:
  Fa. Pierenkämper.
  Vertrieb: Schwa-Medico GmbH, Wetzlarer Straße 41-43, D–35630 Ehringshausen
  Tel. 0 64 43/83 33-1 10, Telefax 0 64 43/83 33-1 19
  Internet-Adresse: www.schwa-medico.de

– Isopathisches Silberamalgam:
  Fa. Staufen-Pharma GmbH & Co. KG, Bahnhofstraße 33-35, D–73033 Göppingen
  Tel. 0 71 61/67 62 62, Telefax 0 71 61/67 62 87
  Internet-Adresse: www.staufen-pharma.de

– Testampulle *Mercurius sol. compositum:*
  Fa. Pascoe Pharmazeutische Präparate GmbH, Schiffenberger Weg 55, D–35394 Gießen
  Tel. 06 41/79 60-0, Telefax 06 41/79 60-6 90
  Internet-Adresse: www.pascoe.de

– Kombinationspräparat *Ostitis compositum:* ebenfalls von der Fa. Pascoe, Gießen.

SkaSys® und SkaSYNC®:

Marketing und Vertrieb: SkaCOM GmbH, Grünwalder Str. 10 A, D–81547 München
Tel. 0 88 03/49 85 28, Telefax 0 88 03/49 85 31
Internet-Adresse: www.skasys.de · E-Mail: info@skasys.de

Seminare und Ausbildungsmöglichkeiten in Armlängenreflex-Test und Systemischer Kinesiologie:
Info bei SkaCOM GmbH und
IAK Freiburg, Eschbachstraße 5, D–79199 Kirchzarten bei Freiburg,
Tel. 0 76 61/98 71-0, Telefax 0 76 61/98 71-49
Internet-Adresse: www.iak-freiburg.de · E-Mail: info@iak-freiburg.de

Danksagung ━━━━━━━━━━━━━━━━━━━━

Dieses Buch entstand nicht aus sich selbst: Es ist das Ergebnis jahrelanger schöpferischer Gespräche mit meinen Freunden Alexander Rossaint, Chris Low, Erich Wühr, Manfred Speidel, Rolf Krieger, vielen anderen und nicht zu vergessen Raphael van Assche. Ein solches Buch benötigt auch Zeit, die mir ohne Vita Bergers organisatorische Hilfe nicht zur Verfügung gestanden hätte. Stephanie Mastaller übernahm die grafischen Arbeiten und stellte sich für die Fotos zur Verfügung. Ihnen allen sei an dieser Stelle für den unschätzbaren Wert Ihrer direkten und indirekten Hilfe recht herzlich gedankt.

Dr. Johann Lechner
München, im November 2001

Stichwortverzeichnis

A

Adaptation	48, 59 ff.
Adaptationskette	192
Akupunktur-Mode	110
Akupunkturmeridiane	24, 180, 215 ff.
Akupunkturpunkt	81, 86 ff.
Alphamotoneuron	16
Amalgam-Belastung	200 ff.
Amalgam-Belastungs-Score	200 ff.
Anfangs-Armlängenreflex	43 ff.
Applied Kinesiology	12, 31, 131, 204
Armlängenreflex	25 ff.
- versteckter	40 ff.
Assche, Raphael van	9, 30

B

Balance des Systems	30 ff.
Beardall, A. G.	11, 53 f., 70, 131, 135, 167
Bewertung der Armlänge	140
Bewusstsein	75
Bewusstseinsfeld, skalares	232
Biocomputer	48, 53 ff., 102
– Reset	135, 189, 191 f.
– Speichern	58
Biocomputer-Adaptations-Mode	63
Bioelektronische Funktionsdiagnostik (BDF)	68, 167
Biophotonen	74 f., 229, 241
Blindtest	71 f.
Blockade, irreversible	158
Blockierte Regulation	150 ff.

C

| Central Processing Unit (CPU) | 54, 225 f. |
| Cerebellum | 30, 56 |

Challenge 17, 191
| Clinical Kinesiology | 63, 83, 98, 167, 193 |
| Computercrash | 35, 42, 50, 57, 133 ff., 235 |

D

Dekodierungsfeld	67 f., 69 ff.
Diamond, John	220 ff.
Display	55 f., 81 f.
Dominante Hand	44, 134, 139, 200
Drei-Punkt-Beziehung	28 f.
Dysorganisation	49, 223 ff.

E

Ebenen-Modes	111 f., 165
Ein-Punkt-Beziehung	27
1-1-Punkte	216
Elektroakupunktur (EAV)	67 f., 86, 167, 204
Endokriner Computer	64, 170, 174 f., 179
Energetische Terminalpunktdiagnostik (ETD)	239 f.
Energie	12, 47

F

Feld	
– dominant störendes	211 ff.
– morphisches	70 f.
File	
– Generalfile	136 ff.
– spezifischer	93 ff.
Filter	
– nach Schimmel und anderen	126 ff.
– zur spirituellen Fehlsteuerung	128
Fünf-Quadranten-Test	94, 170 f., 215, 221

Stichwortverzeichnis

G

Gehirn	77 ff., 139, 228, 241
Gehirnhemisphären, Synchronisation der	226 ff.
Generalfile	
– Inversion	219
– Öffnen	136 ff., 200
Generalisiertes Adaptations-Syndrom (GAS)	26, 61 f.
Gewebs-Mode	110
Glaubenssätze	36
Glaubenssystem	72 f., 220 f.
Golgi-Apparat	20, 31
Goodheart, George	11, 16, 131

H

Hand, dominante	139
Handchakra, positives, auf der Zugangsebene	40 ff.
Handmode	28, 36, 70, 107 ff.
– Unterscheidung der Handmodes	109 ff.
Harmonisierung mit SkaSYNC®	223 ff.
Homöopathische Testpotenzen	116 ff.
Hypothalamus	18, 30

I

Inversion des Generalfiles	219
Isolation	49, 57, 163 ff.
Isolationsbox	163 ff., 187

K

Kaltstart	139
Kinesiologie	11 ff., 59, 76
Kinetischer Computer siehe Lokal-Computer	

Kirlian-Fotografie	185 f., 239 f.
Klarheit	
– des Systems	131 ff.
– Verlust	133
Klinghardt, Dietrich	220 ff.
Konversion	193
Kortex	56

L

Leg-lock	83
Limbisches System	18
Lokal-Computer	64, 170 ff., 178
Lokales Adaptations-Syndrom (LAS)	26, 61 f.
Lokalisationstest	204 f.

M

Mandel, Peter	185, 239
Manuelle kinesiologische Teste	13 ff.
Master-Computer	64, 171, 176
Materialtest	200 ff.
Medikamententest	67, 112 ff., 193 ff., 200 ff.
Minicomputer	50, 167 ff.
– Anregungspunkte	190 f.
– progrediente Aktivierung	64 f.
Minicomputer-Challenge	194 f.
Minicomputer-Clearing, systemisches	61, 169, 176 ff., 184, 189, 192
Motorischer Kortex	19 f.
Mudra	36
Muskel	
– Off-Stellung	12
– On-Stellung	12
Muskelketten	18 ff., 24

N

Nabelvektor	180
Nackenflexorentest	172
Normalzustand, relativer	39 f.
Nosoden	36, 119 ff.

O

Okklusionsprovokation	142
Ordnungstherapie	223 ff.
Organpräparate	36, 117 f.
Oszillation	35, 82, 144, 238

P

Phase 1-Klarheit (Phase 1-Clarity)	131 ff., 177, 234
Phasen-Umkehr	146
Point-lock	86 ff.
Polarisations-Umkehr	147
Polaritäts-Segmentations-Mode	177 f.
Polaritäts-Test	147 ff.
Potenzen, homöopathische	116
Prae-Crash	143
Pribram, Karl H.	228 f.
Primär-Computer	64, 171, 175 f., 179
Primärfeld	66 ff.
Priorisation	112 ff.
Prioritäts-Mode	109, 113 f.
Processing	135
Processing-Mode	135
Programmauswahl	18
Proprirezeptoren	19, 22
Psycho-Meridian	220 ff.
Pulssynchronisation	181 f.

Q

Quantenneurodynamik	228

R

Reflex	21
Reflexbogen	13
Regulation, blockierte	49, 57, 150 ff, 238
Regulationsblockade, totale	158 f.
Reiz *siehe* Challenge	
Reset des Biocomputers	135, 189, 191 f.
Resonanzphänomen	34, 207
Rezeptoren	17
Riddler-Punkte	103 ff.

S

Scannen (Form der Therapielokalisation)	105
Schimmel, H. W.	126 ff., 187
Segmentation	49, 57, 160 ff.
Segmentations-Mode	161
Sheldrake, Rupert	70
Skalarwellen	229 ff., 241 f.
SkaSys®	233, 242 ff.
SkaSYNC®	223 ff.
– Anwendung	233 ff.
Sondermeridiane (nach Voll)	216 f.
Speichern	
– des Biocomputers	58
– der Clearing-Situation	182 ff.
– Modalitäten	88 ff.
– Prozess	83 ff.
Spinal-Computer	64, 170, 173 f., 179
Störfeld	205 f.
– Differenzierung	207
Störfeldteste	204 ff.

Stichwortverzeichnis

Stress, akuter destabilisierender   142 f.

Stress-Abwehr   193 f.

Stressreaktion   62

Switching   49, 57, 82, 146 ff.

Sympathikotonie   141

Systemische Kinesiologie

– Definition   47

– Modellvorstellungen   48 ff., 53 ff.

– Schritte   197 ff.

T

Testverfahren, beobachterintegriertes   76 f.

Thalamus   18, 30

Therapielokalisation (TL)   35, 86, 98 ff., 214

– Grundlagen   102

Thom, Solihin   191

Tissue-Mode   110

Touch for Health   35

Toxine   36, 119 ff.

V

Vagotonie   141

VEGA-Test   68, 187

Verlust der Klarheit
während des Testens   133 ff.

Verstärkungssätze   231, 235

Verwünschungen   128

Visualisation   67, 177, 219

Vorderhorn-Motoneurone   14

X

XY-Linie   83, 154

Z

Zahn-Störfeld   204 f.

Zentraler integrativer Status (ZIS)   14

Zwei-Punkt-Beziehung   27

Über den Autor

Dr. Johann Lechner

ist Zahnarzt und betreibt seit 1980 eine Praxis in München. Sein Spezialgebiet ist die komplementäre Zahnheilkunde.

Dr. Lechner war 1998 maßgeblich an der Einführung der Zirkonoxid-Frästechnik zur Herstellung von biokompatiblem und metallfreiem Zahnersatz in Deutschland beteiligt. Im Mai 2000 stellte er gemeinsam mit Dr. Erich Wühr und der Firma HILL (Parkstein) das computergestützte Testsystem SkaSys® vor. Es ist das erste System, das zur kontaktfreien Übertragung von Bioinformationen Skalarwellen verwendet.

Vorträge über bioenergetische Testverfahren und ganzheitliche Zahnheilkunde und zahlreiche Seminare haben Lechner im In- und Ausland bekannt gemacht.

Bisherige Veröffentlichungen (Auswahl):

- *Das cranio-sakrale System.* 2. erw. Auflage Heidelberg: Haug 1996.
- *Störfelddiagnostik, Medikamenten- und Materialtest, Teil I: Theorie und Praxis des Armlängenreflextests.* Kötzting: Verlag für Ganzheitliche Medizin 1998.
- *Herd, Regulation und Information.* 2. erw. Auflage Heidelberg: Haug 1998.
- *Störfelder im Trigeminusbereich und Systemerkrankungen.* Kötzting: Verlag für Ganzheitliche Medizin 1999.
- *Störfelddiagnostik, Medikamenten- und Materialtest, Teil II:* Das Testsystem SkaSys®. Kötzting: Verlag für Ganzheitliche Medizin 2000.

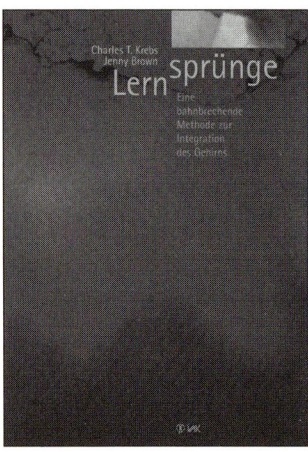

Charles T. Krebs, Jenny Brown:

Lernsprünge

Eine bahnbrechende Methode zur Integration des Gehirns

Wie kommt es, daß die einen sich mit Lernen schwer tun, während es den anderen leicht fällt? Charles Krebs erlebte beides am eigenen Leib: In einem autobiografischen Einleitungskapitel schildert er, wie er die körperliche Lähmung nach einem Tauchunfall mit Hilfe der Kinesiologie überwand.
Das Buch ist Ergebnis eines eingehenden Studiums der Funktionen und Fehlfunktionen des Gehirns. Mit der Vorstellung seines Programms zum Sondieren und Beheben von Lern- und Teilleistungsstörungen zeigt Krebs die Einwirkungsmöglichkeiten der Kinesiologie auf. Ein Buch nicht nur für Pädagogen und Fachleute, sondern für alle, die ihr Gehirnpotential voll ausschöpfen möchten.

303 Seiten, zahlreiche Abbildungen, Paperback, (18 x 24,5 cm)
ISBN 3-932098-04-8

Fred P. Gallo:

Handbuch der Energetischen Psychotherapie

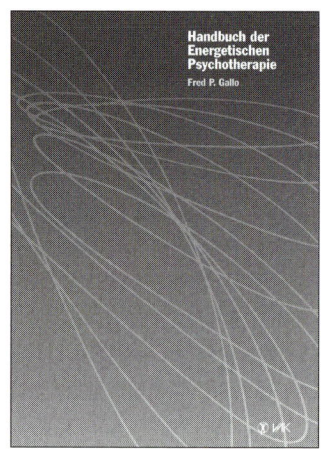

Die Energetische Psychotherapie ist eine neuartige, sich sehr rasch verbreitende Therapieform zur Diagnose und Behandlung psychischer Probleme. Diese fasst Gallo als Störungen im Verhältnis der körpereigenen Energien auf. Er zeigt, mit welchen Behandlungsmethoden das Energiesystem eines Patienten gezielt angesprochen werden kann. Erfolge lassen sich oftmals sehr schnell und schmerzfrei erzielen.
Theorie, Grundlagen und Praxis dieses völlig neuartigen Behandlungsansatzes stellt Gallo ausführlich dar – sein Buch erfüllt alle Voraussetzungen, um zum Standardwerk der Energetischen Psychotherapie zu werden.

320 Seiten, ca. 70 Fotos,
Hardcover (15 x 21,5 cm)
ISBN 3-935767-06-4

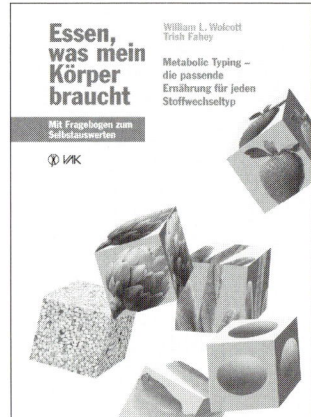

William L. Wolcott, Trish Fahey:

Essen, was mein Körper braucht

Metabolic Typing – die passende Ernährung für jeden Stoffwechseltyp

Es gibt viele Ernährungsarten, die Gesundheit und Leistungsfähigkeit versprechen. Und jede hat ihren Platz und funktioniert – nur eben nicht für jeden. Der Grund: Menschen unterscheiden sich in vielen Facetten ihres Stoffwechsels. Was für den einen gesund und leistungsfördernd ist, ist dem anderen abträglich. Diese neue Methode bestimmt die vielen individuellen Facetten des eigenen Stoffwechsel-Typs mit einem umfangreichen Fragebogen zum Selbstauswerten. So kann jeder die Ernährung finden, die ihm entspricht und gut tut.

304 Seiten, ca. 20 Abb. und zahlreiche Tabellen
Hardcover (15 x 21,5 cm)
ISBN 3-935767-08-0

Robert Frost:
Grundlagen der Applied Kinesiology

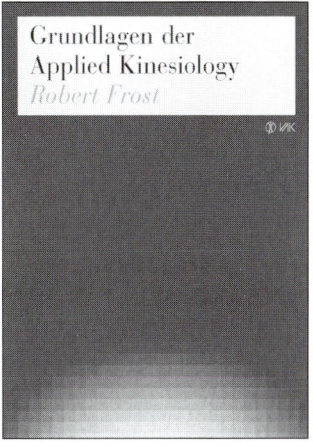

Applied Kinesiology (AK) ist die von G. Goodheart entwickelte Form des diagnostischen Muskeltestens, eine Synthese orthopädischer und naturheilkundlicher Untersuchungs- und Therapieansätze, auf der alle späteren Richtungen der Angewandten Kinesiologie fußen. Das Buch vermittelt Prinzipien und Anwendungen der AK – auch für Leser ohne medizinische Vorbildung. Test- und Stärkungstechniken für 32 Muskeln sind mit Fotos präzise beschrieben. Für Praktiker der AK wie für Kinesiologieanwender eröffnen sich hier neue Perspektiven zur Effektivierung ihrer Arbeit.

277 Seiten, zahlreiche Fotos und Abbildungen
Hardcover (18 x 24,5 cm)
ISBN 3-932098-27-7

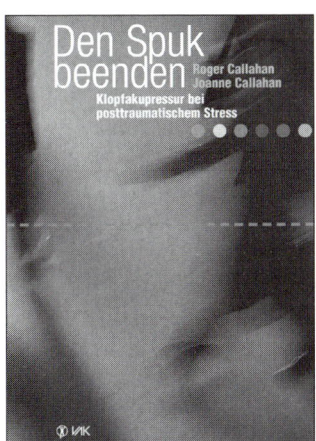

Roger J. Callahan, Joanne Callahan:
Den Spuk beenden
Klopfakupressur bei posttraumatischem Stress

Jeder von uns hatte schon einmal traumatische Erlebnisse. Manchmal können wir uns von den Ängsten, die aus schlimmen Erfahrungen resultieren, nicht mehr freimachen. Sie behindern unser Erleben in der Gegenwart wie Schreckgespenster, die uns in ihrem Bann halten. Wird dieser Stress wahrnehmbar störend, ist seine Behandlung meist schwierig. Eine Gesprächstherapie ist langwierig. Die Klopfakupressur zeigt häufig schnellere Wirkung. Dieses Buch wendet sich in erster Linie an Therapeuten, es ist aber auch für interessierte Laien verständlich.

282 Seiten, 2 Abbildungen
Paperback (15 x 21,5 cm)
ISBN 3-932098-91-9

John Diamond:
Der Körper lügt nicht

Mit einem einfachen kinesiologischen Muskeltest kann man erkennen, ob die Lebensenergie im Körper gerade gestärkt oder geschwächt wird. Der Test zeigt, ob Faktoren wie Nahrung, Kleidung, Wohnung, Lichtquellen, Bilder, Musikstücke, Gedanken … die Lebensenergie fördern oder dämpfen. Durch Stärkung (Klopfen) der Thymusdrüse kann man die Energie gegebenenfalls steigern. Ein erhellender Ratgeber für alle, die gesund und vital bleiben wollen.

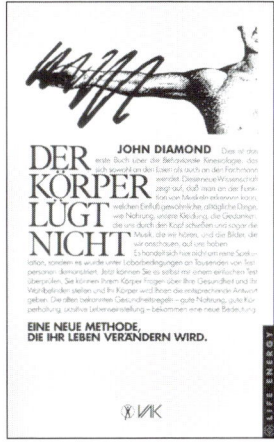

205 Seiten, zahlreiche Fotos und Abbildungen
Paperback (13 x 20,5 cm)
ISBN 3-924077-00-2